U0277253

受 浙江大学文科高水平学术著作出版基金
中央高校基本科研业务费专项基金 资助

神经科学与社会丛书

丛书主编：唐孝威 罗卫东

执行主编：李恒威

信任脑

来自神经科学的
道德认识

[美] 帕特里夏·S. 丘奇兰德（Patricia S. Churchland）◎著

袁 铎 安 晖◎译

李恒熙◎校

BRAINTRUST

ZHEJIANG UNIVERSITY PRESS

浙江大学出版社

总　　序

　　每门科学在开始时都曾是一粒隐微的种子，很多时代里它是在社会公众甚至当时主流的学术主题的视野之外缓慢地孕育和成长的；但有一天，当它变得枝繁叶茂、显赫于世时，无论是知识界还是社会公众，都会因其强劲的学科辐射力、观念影响力和社会渗透力而兴奋不已，会引起他们对这股巨大力量的深入思考，甚至会有疑虑和隐忧。现在，这门科学就是神经科学。神经科学正在加速进入现实和未来；有人说，"神经科学正在把我们推向一个新世界"；也有人说，"神经科学是第四次科技革命"。对个新世界的革命，在思想和情感上，我们需要高度关注和未雨绸缪！

　　脑损伤造成的巨大病痛，以及它引起的令人瞩目或离奇的身心变化是神经科学发展的起源。但这个起源一开始也将神经科学与对人性的理解紧紧地联系在一起。早期人类将灵魂视为神圣，但在古希腊著名医师希波克拉底(Hippocrates)超越时代的见解中，这个神圣性是因为脑在其中行使了至高无上的权力："人类应该知道，因为有了脑，我们才有了乐趣、欢笑和运动，才有了悲痛、哀伤、绝望和无尽的忧思。因为有了脑，我们才以一种独特的方式拥有了智慧、获得了知识；我们才看得见、听得到；我们才懂得美与丑、善与恶；我们才感受到甜美与无味……同样，因为有了脑，我们才会发狂和神志昏迷，才会被畏惧和恐怖所侵扰……我们之所以会经受这些折磨，是因为脑有了病恙……"即使在今天，希波克拉底的见解也是惊人的。这个惊人见解开启了两千年来关于灵与肉、心与身以及心与脑无尽的哲学思辨。历史留下了一连串的哲学理论：交互作用论、平行论、物质主义、观念主义、中立一元论、行为主义、同一性理论、功能主义、副现象论、涌现论、属性二元

1

论、泛心论……对于后来者，它们会不会变成一处处曾经辉煌、供人凭吊的思想废墟呢？

现在心智研究走到了科学的前台，走到了舞台的中央，它试图通过理解心智在所有层次——从分子，到神经元，到神经回路，到神经系统，到有机体，到社会秩序，到道德体系，到宗教情感……的机制来解析人类心智的形式和内容。

20世纪末，心智科学界目睹了"脑的十年"（The Decade of the Brain），随后又有学者倡议"心智的十年"（The Decade of the Mind）。现在一些主要发达经济体已相继推出了第二轮的"脑计划"。科学界以及国家科技发展战略和政策的制定者非常清楚地认识到，脑与心智科学（认知科学、脑科学或神经科学）将在医学、健康、教育、伦理、法律、科技竞争、新业态、国家安全、社会文化和社会福祉方面产生革命性的影响。例如，在医学和健康方面，随着老龄化社会的迫近，脑的衰老及疾病（像阿尔茨海默综合征、帕金森综合征、亨廷顿综合征以及植物状态等）已成为影响人类健康、生活质量和社会发展的巨大负担。人类迫切需要理解这些复杂的神经疾病的机理，为社会福祉铺平道路。从人类自我理解的角度看，破解心智的生物演化之谜所产生的革命性影响，有可能使人类有能力介入自身的演化，并塑造自身演化的方向；基于神经技术和人工智能技术的人造智能与自然生物智能集成后会在人类生活中产生一些我们现在还无法清楚预知的巨大改变，这种改变很可能会将我们的星球带入一个充满想象的"后人类"社会。

作为理解心智的生物性科学，神经科学对传统的人文社会科学的辐射和"侵入"已经是实实在在的了：它衍生出一系列"神经X学"，诸如神经哲学、神经现象学、神经教育学或教育神经科学、神经创新学、神经伦理学、神经经济学、神经管理学、神经法学、神经政治学、神经美学、神经宗教学等。这些衍生的交叉学科有其建立的必然性和必要性，因为神经科学的研究发现所蕴含的意义已远远超出这个学科本身，它极大地深化了人类对自身多元存在层面——哲学、教育、法律、伦理、经济、政治、美、宗教和文化等——的神经生物基础的理解。没有对这个神经生物基础的理解，人类对自身的认识就不可能完整。以教育神经科学为例，有了对脑的发育和发展阶段及运作机理的恰当认识,教育者就能"因地制宜"地建立更佳的教育实践和制定更适宜的教育政策,从而使各种学习方式——感知运动学习与抽象运算学习、正式学习与非正式学习、传授式学习与自然式学习——既能各得其所,又能自然地相互衔接和相得益彰。

"神经 X 学"对人文社会科学的"侵入"和挑战既有观念和方法的一面,也有情感的一面。这个情感的方面包括乐观的展望,但同时也是一种忧虑,即如果人被单纯地理解为复杂神经生物系统的过程、行为和模式,那么与生命相关的种种意义和价值——自由、公正、仁爱、慈悲、憧憬、欣悦、悲慨、痛楚、绝望——似乎就被科学完全蚕食掉了,人文文化似乎被此新一波神经科学文化的大潮淹没,结果人似乎成了一种生物机器,一具哲学僵尸(zombie)。但事实上,这个忧虑不可能成为现实,因为生物性从来只是人性的一个层面。相反,正像神经科学家斯蒂文·罗斯(Steven Rose)告诫的那样,神经科学需要自我警惕,它需要与人性中意义性的层面"和平共处",因为"在'我'(别管这个'我'是什么意思)体验到痛时,即使我认识到参与这种体验的内分泌和神经过程,但这并不会使我体验到的痛或者愤怒变得不'真实'。一位陷入抑郁的精神病医生,即使他在日常实践中相信情感障碍缘于5-羟色胺代谢紊乱,但他仍然会超出'单纯的化学层面'而感受到存在的绝望。一个神经生理学家,即使能够无比精细地描绘出神经冲动从运动皮层到肌肉的传导通路,但当他'选择'把胳膊举过头顶时,仍然会感觉到他在行使'自由意志'"。在神经科学中,"两种文化"必须协调!

从社会的角度看,神经科学和技术在为人类的健康和福祉铺平道路的同时,还带来另一方面的问题,即它可能带来广泛而深刻的人类伦理问题。事实上,某些问题现在已经初露端倪。例如,我们该如何有限制地使用基因增强技术和神经增强技术?读心术和思维控制必须完全禁止吗?基因和神经决定论能作为刑事犯罪者免除法律责任的理据吗?纵观历史,人类发明的所有技术都可能被滥用,神经技术可以幸免吗?人类在多大程度上可承受神经技术滥用所带来的后果?技术可以应用到人类希望它能进入的任何可能的领域,对于神经技术,我们能先验地设定它进入的规则吗?至少目前,这些问题都还是开放的。

2013 年年初，浙江大学社会科学研究院与浙江大学出版社联合设立了浙江大学文科高水平学术著作出版基金，以提升人文社会科学学术研究品质，鼓励学者潜心研究、勇于创新，通过策划出版一批国内一流、国际上有学术影响的精品力作，促进人文社会科学事业的进一步繁荣发展。

经过前期多次调研和讨论，基金管理委员会决定将神经科学与人文社会科学的互动研究列入首批资助方向。为此，浙江大学语言与认知研究中心、浙江大学物理系交叉学科实验室、浙江大学神经管理学实验室、浙江大学跨学科社会科学研究中心等机构积极合作，并广泛联合国内其他相关研究机构，推出"神经科学与社会"丛书。我们希望通过这套丛书的出版，能更好地在神经科学与人文社会科学之间架起一座相互学习、相互理解、相互镜鉴、相互交融的桥梁，从而在一个更完整的视野中理解人的本性和人类的前景。

唐孝威　罗卫东

2016 年 6 月 7 日

谁都相信是一种缺点，谁都不相信同样是一种缺点。

——塞内卡（Seneca）

这是我们这种哺乳动物的纠结：何者给予他人，何者留给自己。循此路径，控制他人并被他人所控制，就是我们所谓的道德。

——伊恩·麦克尤恩（Ian McEwan），《永恒的爱》（*Eternal Love*）

目　　录

插　图

1. 导　　论

当我在学校了解到神断法(trial_by_ordeal)时,我认为其荒谬不公。作为一种制度,它何以能在欧洲存续数百年之久?其核心理念很简单:当把被指控的贼沉到池底,或让受到指控的通奸者手握未燃尽的赤热火钳,那么在上帝的干预下,清者将自清。只有有罪者会溺水或被灼伤(至于女巫,神断法更不"宽容":若受到指控的女巫淹死了,就推定她是清白的;若她浮在水面,则为有罪,届时她会被拖上来,然后投入备好的火中)。借着空闲的时间,我和朋友合谋了一个计划。她假意诬赖我偷了她的钱包,然后我把手放在火炉上检验是否会烧伤。我们完全料到会烧伤,而且也确实如此。因此,如果测试结果显而易见,那么人们又怎么能将神断法作为司法体系加以信任呢?

从中世纪的牧师开始,针对我们这样的测试所给予的回答就是:肤浅。按照这种回答,上帝可不会屈尊降下奇迹来满足无事生非的孩子的利益。对我们来说,这个答案有点胡扯。有什么证据能表明上帝**曾经**为那些被诬 告者施行过干预呢?对那些不信者,这样的回答还有进一步的困难,诸如对那些还没有接受传教士传教的人,或者……也许对我?不过,这个回答提醒我们要留心道德实践中的那些与形而上学的(或者如我们在那时所说的,"来世的")信念有关的东西,也让我们认识到在决定是否有罪时,我们认为的那些有关公正的显而易见的东西或许根本就不是显而易见的。

我的历史老师试图将中世纪的实践放置在背景中,旨在稍微削弱一下我们对我们中世纪祖先的优越感:在神断法中,有罪之人更有可能坦白,因为他们相信上帝不会为了他们的利益而进行干预,而无辜者则相信上帝会助其脱困,因此做好了接受审判的准备。因此,就从有罪者处获取坦白而言,这个系统运作良好,即便在保护无辜者方面是糟糕的。这个回答提醒我们要留意在道德实践中存在着实效论,比起我们被引导而形成的期待来说,这种实效论会让人觉得并不那么崇高。如果你无辜地受到审判,那是多么荒谬**不公**。我可以想象我自己,在我的钢琴老师以巫术的名义指控我之后,被五花大绑、溺死河中的惨样。[1]

那么,什么是公正? 我们怎么**知道**什么算作是公正? 我们何以会认为神断法是**错误**的? 这就带我们进入了巨大而盘根错节的问题之林,这些问题关乎正确与错误、善与恶、德行与恶行。作为一名哲学家,在我成年后的大部分生活中,我都避免自己完全投入此类与道德有关的问题中。这主要是因为我无法找到一个系统的方式来穿越那个盘根错节的森林,也由于大量的当代道德哲学,尽管在学术殿堂备受崇敬,但完全不受"硬性"(hard and fast)的约束;换句话说,它与进化或者脑没有紧密的联系,因此也就冒着在纯粹的意见之海上漂流的危险,尽管这些意见个个都信心满满。毫无疑问,中世纪的那些牧师在信心满满上也不遑多让。

看起来,亚里士多德、休谟和达尔文可能是对的:我们在本性上是社会性的。但就从我们的**脑**和我们的**基因**而言,这样说的实际意思是什么呢? 要在我们的本性上取得超越宽泛直觉的进展,我们就需要坚实的东西来提出主张。没有来自演化生物学、神经科学和遗传学的相关真实数据,我不知道要如何才能将关于"我们的本性"的那些观念与坚实的东西挂钩。

尽管有些不知所措,但我开始明白,生物科学近来的发展可以让我们洞穿混乱,并开始辨明通过新材料所揭示的各种路径。长久以来,如此令人困惑的各种道德价值现象不再如此令人困惑,但困惑并不是完全廓清,而只是程度降低了。利用日渐融合的来自神经科学、进化生物学、实验心理学以及遗传学的新材料,再加上一个与这些材料相融洽的哲学框架,我们现在可以有意义地处理价值的起源问题。

我们很容易沉陷在海量的材料中,但我们可以用相当直接的方式设置故事主线。在此,我旨在解释我们的社会本性,它的真面目可能是什么,以及它与道德行为的神经平台(neural platform)有何关联。当意志变得清晰,平台**仅仅**是平台;它不是人类道德价值的完整叙述。社会实践以及更一般而言的文化并不是本书的关注点,尽管它们毋庸置疑在人们赖以生活的价值中极其重要。此外,特定的道德困境,诸如,战争何时是正义的,或遗产税是否公正,也不是本书的关注点。

虽然有些人很乐于倾听有关人类本性的一般性评论,但一旦开始讨论脑回路的细节时,他们就充耳不闻了。当我们谈论将大量有关心智的问题与神经科学的各种进展联系起来的可能性时,就会有人习惯性地摇着手指警告我们留心**科学主义**的危险。对我来说,这种警告意味着将科学带入据称与它无关的领域是一种过错,意味着受制于科学无所不能的巨大幻觉是一种过错。人们喋喋不休地说,科学主义越俎代庖了。

抱怨用科学方法理解道德犯了科学主义的错,这真的是夸大了科学能胜任的范围,因为科学事业并不想要取代艺术或人文学科。莎士比亚、莫扎特和卡拉瓦乔(Caravaggio)并不与蛋白激酶(protein kinases)和微RNA(micro RNA)相竞争。关于事物的本质,例如道德直觉的本质,哲学主张又的确容易受到批评。在此,哲学和科学在研究相同的领域,而证据应该胜过不切实际的思考。在目前的情形下,我们并不是主张科学要介入每一个困境并告诉我们何为对、何为错。相反,问题在于,**只有**更深入地了解是什么导致了人类和其他动物的社会行为,以及是什么让我们倾向于关心他人,人们才可能会更好地理解如何处理社会问题。这并非坏事。正如苏格兰哲学家亚当·斯密(1723—1790)所说的:"科学是狂热(enthusiasm)和迷信(superstition)毒害的最佳解药。"此处的**狂热**,他指的是**意识形态(ideological)的激情**。毫无疑问,他的评论尤其适用于道德领域。实际上,我们无论如何都必须承认,科学还远没有解释脑、演化或遗传方面的所有问题。我们现在较十年前所知更多;十年之后我们将知之更甚。但总会有另外的问题冒出来。

然而,责难也许会更加尖锐,它们会警告说,利用生物科学来理解道德的平台在逻辑上是荒谬的。这里的指责要说的是,这种逻辑的目的建立在一种傻瓜才会犯的错误之上,也就是从**实然是**过渡到**应然**,从**事实**过渡到**价值**。人们会义正词严地告诫说,道德告诉我们应该做什么,而生物学仅告诉

4

我们情况如何。² 由于缺乏耐心，人们可能会责备我们没有注意到另一位 18 世纪的苏格兰哲学家大卫·休谟(1711—1776)的告诫，他的告诫是你无法从关于实然的陈述中推导出应然的陈述。因此，照这种责难，我的计划既混乱又拙劣。对那些牢骚满腹的人，我的忠告是"就此打住，别再继续读下去了"。

5　　　这种责难是站不住脚的。首先，休谟是在嘲笑如下这个信念的语境中做出其评论的，这个信念就是：理性是道德的分界线，而这种理性是过分简单的，与情欲、激情和关心分离的理性。休谟认识到基础价值是我们本性的构成部分，他笃定："理性是而且仅仅应该是激情的奴隶。"³ 他所指的**激情**是比情绪更为普遍的东西，他考虑到了我们在社会或物理世界里所做行动的任何实践定向。⁴ 休谟认为，尽管道德行为受到理解与反思的影响，但它却植根于深刻的、广泛的、持久的社会动机中，他将其称为"道德情操(sentiment)"。这是我们生物本性的一部分。就像在他之前的亚里士多德和在其之后的达尔文一样，休谟也是一个彻头彻尾的自然主义者。

　　那么关于**应然**和**实然**的警告又从何而来呢？答案是，恰恰因为休谟是一名自然主义者，他就必须清晰地阐明，老练的自然主义者绝不会接受从**是什么**到**应该是什么**的简单而草率的推论。休谟向那些将道德理解视为精英——尤其是神职人员——的专属领域的人发起了挑战，这些人倾向于在描述(descriptions)与规范(prescriptions)之间做出愚蠢的推理。⁵ 例如，这些人也许会说(这是我的例子，不是休谟的)，"丈夫比他们的妻子更强壮，所以妻子应该服从自己的丈夫"，或"我们有小男孩做烟筒清洁工的传统，因此我们应该让小男孩做烟筒清洁工作"，或"厌恶畸形人是天性，因此厌恶畸形的人是正当的"。这些是愚蠢的推论，正因为休谟是自然主义者，他想要让自己和这些人以及他们的愚蠢划清界限。

　　休谟明白，他需要对如下两方面之间的复杂关系给出一个细致且合理的解释，一方面是道德决定，另一方面是诸心智过程——动机、思想、情绪、
6　记忆以及计划——动态的相互作用。大致说来，他给出了这样一个解释。他概述了在学习社会实践和塑造激情时痛苦和快乐的重要性，为实现稳定和繁荣而提供框架时制度和风俗的重要性，以及在调整现有制度和风俗时

反思和才智的重要性。[6] 他理解,除了道德原则之外,激情与动机也会彼此冲突,而且经常性地发生冲突;他也理解,在社会性情中存在着个体的可变性。

因此,延续到当代的语境中,强烈的社会欲望与提供福利的社会实践之间的关系并不简单,而且这种关系也必定不是演绎推理的关系;找到解决社会问题的好方法往往需要许多智慧、善意、协商、历史知识和情报,就好像休谟所说的那样。尽管如此,当自然主义避免了愚蠢推论的时候,它也在我们的本性——我们是怎样的、我们所关心的、对我们来说重要的——中发现了道德的根基,而无论是超自然主义(超越尘世的诸神)还是某种纯净的不切实际的理性概念都未能解释道德的"母板"(motherboard)。[7]

那么,"不能从**实然**推出**应然**"这一观念是如何获得了它在哲学上的声望,被视作是对道德的自然主义路径"既有年头又可靠"的攻击? 首先,语义上的澄清有助于解释历史。严格地说,从演绎逻辑中**推导**出命题,需要一个形式上有效的论证,即结论并非只是概率大,它必定是从前提演绎推导出的,因此没有任何回旋的余地(例如,"人皆有一死,苏格拉底是人,所以苏格拉底会死")。假设前提为真,则结论必定为真。因此,严格来讲,我们不能从关于实际状况的事实是什么(从**构建一个形式有效的论证**的意义上)推导出应当做什么。这个故事的另一部分是,许多道德哲学家,尤其是康德的追随者,认为休谟在其自然主义中犯了显而易见的错误,他们认为就道德本身而言生物学基本上不会告诉我们任何东西。所以在休谟的实然/应然观点上,他们将自然主义本末倒置了。

但作为一名自然主义者,休谟是对的。"推论"(infer)这个词比起**推导**(**derive**)具有更广的意义,人们可以利用知识、知觉、情绪、理解,并通过平衡彼此牵扯的各种考虑来推论(**搞清楚**)自己应该做什么。无论是在物理世界,还是在社会世界,我们总是这样行事的。在健康、畜牧、园艺、木工、年轻人的教育以及许多其他实践领域中,我们通常会根据实际情况和我们的背景理解来决定我们应该做什么。我的牙疼得要命? 我应当去看牙医。炉子上起火了? 我应该赶快用小苏打去灭火。我所经之路有熊出没? 我应该哼着曲子,沿着垂直的方向悄悄地走开。我们在世界上生活靠的主要不是逻辑演绎(推导)。大体上,我们对问题的解决——理解和推理——就像是一

7

个**在约束条件下实现满足**(constraint satisfaction)的过程,而不像演绎或算法的执行过程。例如,狼群观察驯鹿群,要从中锁定潜在的猎物——虚弱、孤立或幼小的驯鹿的时候。当狼群非常饥饿只许成功的时候,一只瘸腿的老年驯鹿比起一只幼小的新生驯鹿可能是更好的选择,但这会更危险;捕猎者既想保存体力,又想获得丰富的能量来源;它们要考虑河流的位置,要考虑如何才能将猎物驱赶至其他狼的包围圈,等等。人类经常会遇到类似的问题——购买汽车、设计住所、跳槽到新工作、斟酌是选择积极治疗已扩散的癌症还是选择临终关怀。无论是何种情形,有一点是清楚的,那就是大多数问题的解决都不是靠演绎推理。大多数实际的和社会的问题都是在约束条件下实现满足的问题,而且我们的脑通常会在盘算解决方案的时候做出好的决策。[8]从神经生物学上来说,我们仍旧不清楚**在约束条件下实现满足**确切指的是什么,但粗略地说,它涉及有着不同权重和可能性的各种因素,这些因素相互作用来获得对问题的适当的解决方案。它不一定是最好的解决方案,但却是一个适当的解决方案。因此,直截了当地说,我的研究计划的重点是:无法从**实然**推导出**应然**对于在实践中解决问题这一点来说没有任何影响。

鉴于动物的谋生之道,例如识别何种浆果味道不错,何处能找到多汁的
8 白蚁,如何捕到鱼,我们可以说脑通过识别它们需要关注的事件并将其分类来驾驭**因果**世界。[9]由此可以提出一个假设:驾驭**社会**世界多半是依赖于相同的神经机制——激励和驱动、奖励和预测、知觉和记忆、冲动控制和决策制定。人们能够用这些相同的机制来做出物理的或社会的决策;建立世界知识或社会知识,诸如谁性情暴躁,或在什么时候人们期待我分享食物,或抵御入侵者来保卫集体,或在战斗中放弃。[10]

一般来说,社会驾驭是因果驾驭的一个例子,它在现存的各种生态状况中塑造自身。在社会领域,生态状况包括每一个群体成员的社会行为以及他们的文化实践,其中有一些是属于"道德"或"法律"方面的。大体而言,像其他某些高度社会化的动物一样,人类在实践活动中有强烈的结群并分享的动机。我们的道德行为尽管比动物的社会行为更为复杂,但它们与这些社会行为是相似的,因为它们也代表了我们要在现存的社会生态中成功应

对的企图。

总之，基于休谟对从**实然**推出**应然**的警告而做出的针对道德行为的科学进路的惯常反对似乎并不成功，当警告局限于演绎推理的情况时就更是如此。什么是推理和解决问题，驾驭是如何运作的，神经系统是如何完成评价的，哺乳动物的脑是怎样做出决定的，要从一个尽管是纲领性的却更加深入的神经生物学视角去处理这些问题，实然不能推出应然的这句名言就要被束之高阁了。

真理似乎是，价值植根于表征关心的神经回路中，关心自我、子女、配偶、亲属及他人的福祉。这种关心形成了关于许多问题的社会推理：解决冲突、维护和平、国防、贸易、资源分配和丰富多彩的社会生活的许多其他方面。这些价值及其物质基础不仅制约着社会问题的解决，同时也是一些事实，这些事实在我们思量做什么的时候为我们提供材料，例如孩子对我们很重要，我们关心他们的福利；我们关心我们的宗族。相对于这些价值而言，对社会问题的某些解决方案**事实上**要胜过其他方案；在制定实际政策时，协商是相对于这些价值来进行的。

这里我们提出的假设是，我们人类称之为**伦理**或**道德**的东西是一个有四个维度的体系，它针对的是由环环相扣的脑过程塑造的社会行为：(1)**关心**(源于对亲属和朋友的喜爱及对他们福祉的关切)。[11] (2)**识别他人的心理状态**(源于预测他人行为而得到的好处)。(3)**在社会情境中解决问题**(例如，我们应如何分配稀缺资源、解决土地纠纷，我们应如何惩罚不法之徒)。(4)**学习社会习俗**(通过正强化和负强化，模仿，反复试验，各种条件设置和类比)。这一框架的简洁并不意味其形式、变化和神经机制的简单。相反，社会生活惊人的复杂，支撑我们社会生活的脑亦复如是。

人类学习和解决社会问题的能力受到社会基本需求的制约，我们通常将这一能力视为社会价值的基础。诚然，在不同的情境和文化中，即使共享基本的社会需求，这些价值的具体表述也可以有不同的形态和色调。按照该假设，价值比规则更为根本。奖惩制度强化了支配社会生活的各种规范，这些规范也许在深思熟虑之后最终可以被清晰地表述甚至被修正，或者仍旧作为何为"正确"的背景知识隐而不现。[12]

对那些在极其不同的条件下塑造文化的不可或缺的东西以及对 25 万年前生活在小群体中的人的社会生活状况的反思将人们引向了这样的问题:是什么将道德价值与其他价值区分开来。[13]我通常不会试图拼凑出一个关于"道德"的精确定义,我宁愿承认社会行为有一个范围,其中一些行为涉及极其严肃的事情,往往被称为"道德上的",例如奴役囚犯或漠视儿童,而其他行为则涉及并不那么重要的时刻,例如婚礼上的习俗。"道德"这个概念的边界就类似"房子"或"蔬菜"的边界一样含糊不清,即使在我们对典型情况达成一致时也是如此,这妨碍了我们给出精确的定义。[14]道德价值并不需要包含规则,尽管有时它们包含着规则;它们无须被明确陈述,但是它们可以在孩子学习如何融入社会生活的过程中被潜移默化地获得,就像孩子们不知不觉地知道了怎样让火苗继续燃烧或者如何照料山羊。

尽管我认同文化信念和实践在道德中所发挥的中心作用,但在本书中,我的目的是一般性地考察哺乳动物的社会能力(sociability),并具体地考察人的社会能力。我着手这个研究是因为我想理解,使得具有高度社会性的哺乳动物具有社会能力的脑是怎样的,并从而理解是什么奠定了道德的基础。我还想理解社会气质的可变性,渴望获得归属感和强烈的共鸣,以及形成牢固的纽带。虽然各种生物科学的路径可能会告知我们有关社会平台(social platform)的许多信息,但无论通过何种方式与途径,它都不是人类道德的全部和实质。然而,通过与有关文化的演化以及文化何以能改变物种的生态之假说相结合,[15]神经生物学视角有助于完善人类道德价值的图像,眼下,行为科学与脑科学正在逐渐拼合这幅图像。

我对于道德行为科学的贡献甚微,因为还有很多神经科学和行为遗传学的问题尚未得到回答。而且道德行为科学也并不完备,因为它聚焦于脑,而不是近来发展的文化,但现代人的脑就生存在这样的文化中。由于我们不能研究早期人类的脑和行为,也不能研究我们人类祖先的脑和行为,[16]道德行为科学也受到了限制。通过从骨骼中获得的少量 DNA,我们会逐渐了解已灭绝的古人类的基因组,并从中获得一些信息。尽管意识到所有这些局限,我仍希望如果我的假说大体上是对的,它可以对脑和行为研究有所补充。

　　虽然我综合材料和涵盖相关哲学传统的具体方法可能是新的,但本书所支持的处理人类道德的生物学进路的核心却并不新颖。这一进路可追溯到亚里士多德(前384—前322)和中国伟大的哲学家孟子(前4世纪),以及18世纪那些有智慧的苏格兰思想家大卫·休谟和亚当·斯密所处的时期;而这一进路的主要推手是查尔斯·达尔文。生物科学和社会科学的进展使得如下严肃的探索成为可能:既探索道德与形成"家庭生活方式"[17]的哺乳动物的脑的进化之间的联系,并继而探索塑造道德地形的关心和同情的起源。

　　简要说来,我在本书中展开核心论证的策略如下:第2章将给出针对社会与道德行为的演化约束的背景介绍。第3章详细介绍哺乳动物脑的演化以及它是如何支撑关心的,并且还要考察激素的作用,例如催产素的作用。第4章更为细致地探讨合作,尤其人类的合作,以及在合作和信任中催产素所发挥作用的数据。涉及基因的第5章是告诫性的,关注点为我们所知道以及不知道的脑中道德模块的"基因"。第6章则说明了归属心智状态这种能力的社会重要性,以及这种能力可能需要的脑基础。在第7章中,道德行为中规则和规则的作用则通过一种更传统的哲学形式进行讨论。第8章探讨了宗教及其与道德的关系。

2. 基于脑的价值

道德价值基于**社会**生活。处在人类道德实践根源处的是社会欲望;其中,最为根本的包括对家庭成员的依恋、对朋友的关心、对归属感的渴求。由这些价值所激发,我们会试图单独或共同地去解决会导致痛苦和不稳定以及威胁生存的问题。既然我们的脑得以组织起来珍视自我的福祉也珍视亲戚朋友的福祉,那么个人的需求和他人的需求之间就会经常产生冲突。以社会需求为基础的对社会问题的解决产生了许多处理这些冲突的方法。有一些方法比较有效,而若从长远来看或者在情况变化时,有一些方法可能造成社会的不稳定,因此就出现了文化习俗、惯例和制度。当一个孩子在这种习俗的社会生态中长大,有关对错的根深蒂固的直觉就会在他身上扎根壮大。

那么价值从哪里来? 脑何以会关心他人? 如果我的基因组织我的脑去留意我的生存、去繁衍和传递那些基因,它们又何以能组织我的脑去看重他人? 人们开始理解与这些问题有关的**一些**(但也只有一些)神经生物学上的解释。但是首先,更为根本的问题是:**无论**关心**什么**,脑何以能去关心?[1] 说得更有倾向性一点,神经元如何能够去关心呢? 一个神经元系统去关心或看重某个东西是什么意思呢? 我们对这些问题已经有了相当多的回答,并且这些答案将带领我们进入更为复杂的社会关心领域。

对所有动物而言,神经回路都是自我关心和福祉的基础,而它们是最根本意义上的价值。缺乏自我保存的动机,动物既不会存活太久,也不大可能繁衍。这一点是如此明显,以至于社会价值以及关心他人行为的存在这一点看起来实在令人感到困惑。为什么我们和其他社会性哺乳动物会关心他者呢？就我们所知,总体上,这类行为必须直接或间接地有利于相关动物的适应性。不满足这一点,行为就不可能被选中,因为行为涉及成本,尤其是能量的消耗,有时甚至有性命之忧。也就是说,除非因为关心他者而导致成本消耗的动物的利益得到补偿,否则随着时间推移,"关心他者"的动物数量会减少,而"关心自己"的动物数量会增加。种群面貌将会改变。对成本和收益做出最终核算的是繁殖成功;也就是说,基因通过种群在代与代之间传播。

产生合作行为的神经机制可能经过了许多次演化。昆虫和哺乳动物的神经系统的规模与组织迥异,例如,蚂蚁和人类产生关心他者的行为的机制差别就极大。对于使他人受益而自己承担损失而言蚂蚁可能比人类展示出更高层次的利他主义。我们所看到的人类社会能力和个体间的自愿交往,以及合作和关心他人的模式,主要归因于哺乳动物的脑独有的进化改变和大约在 3.5 亿年前早期哺乳动物所存在的进化压力。[2]在哺乳动物中——已知大约有 5700 种——所有的物种至少都有最低程度的社会性,个体聚集繁衍,而母亲则照料后代。尽管当资源的丰饶减少了竞争的时候,典型的独居动物能够具有更高的社会性,例如,有视频显示野外的北极熊和雪橇犬愉快地玩耍,但某些物种,例如狒狒和狐獴,还是要比其他物种,如黑熊和猩猩具有更高的社会性。虽然哺乳动物有着极其不同的社会生活模式,但它们脑中共有的组织特征所形成的神经机制的相似性有助于一般地解释哺乳动物何以会有社会性。

研究激素—脑相互作用的神经内分泌学提供的证据强有力地表明,在哺乳动物中(也可能在社会性鸟类中),个体借以留心它们自身福祉的神经组织被修改以激发新的价值——某些他者的福祉。[3]在哺乳动物演化的早期阶段,那些**他者**只包括无法自力更生的后代。出于生态条件和适应性的考虑,在一些哺乳动物中,对后代福祉的强烈关心扩大了,进一步延伸至亲属、朋友,甚至陌生人。这种在社会行为中向关心他者的扩展标志着最终在道德中繁盛的东西开始出现。一个物种的社会生活所采取的具体形式将在很大程度上地依赖于物种如何谋生。对一些物种而言,群居生活一般来说具有极大的优势,尤其是捕猎和抵御捕猎;对另外的物种——例如熊——来

14

说，单独觅食和自我防御就已经足够了。

催产素是一种非常古老的肽（氨基酸链）（见图 2.1），它处于哺乳动物用来关心他者的复杂适应性网络的中心，我们所见的许多不同类型的社会性都锚定在催产素上，具体是哪一种类型则取决于世系的演化。在所有脊椎动物中都发现了催产素，但是哺乳动物脑的进化使催产素适应了新的工作，这些新工作是关心后代并将这种关心拓展到更加广泛的形式所要求的。

15

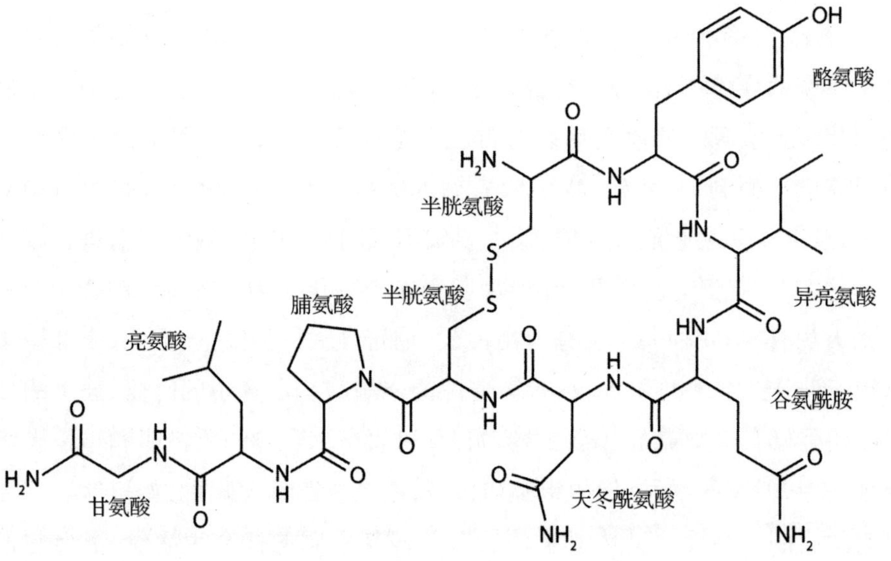

图 2.1 催产素的分子结构

图中所示为与其他分子相连的 9 个氨基酸（半胱氨酸出现了 2 次）。血红蛋白是血液中的分子，含有铁并携带着氧气，它与催产素形成对比，有大约 500 个氨基酸。因此，催产素被认为是缩氨酸（氨基酸链）。图中并没有显示催产素的三维结构。

除了催产素和其他激素的新作用以外，脑中的另外两个相互依存的演化改变对预示道德的哺乳动物的社会性至关重要。涉及的第一个改变导致了恐惧和焦虑的消极感受，并驱使着哺乳动物采取适当的行动。当哺乳动物面临与后代分离或后代面临威胁时就会产生这种消极感受，而当父母与后代重逢或渡过危险时，则会感到快乐和轻松。[4] 第二个主要改变是不断增加的学习能力，这种能力与痛苦和快乐相关联，它有助于个体获得群体中其他个体方方面面的细致知识。扩展的记忆能力极大地增强了动物预测困难和更有效地做计划的能力。这些变化还有助于整合欲望，也发展了与地域性的社会惯例相协调的"良心"（conscience）；换言之，这些变化是一系列通过学习塑造而成的社会反应，它们受到赞成和反对，更一般地说，受到情绪强有力的调整。说得更简单一些，哺乳动物被驱使着去学习社会惯例，因为调节痛苦、恐惧和焦虑的消极奖励机制会对排斥和反对做出回应，而积极奖励机制则对赞成与喜爱做出回应。 16

简言之，这里的观点是：依恋（attachment）是道德的神经平台（platform），它由分离的痛苦和陪伴的快乐体现，由复杂的神经回路和神经化学物质实现。我用的**依恋**这个词是神经内分泌学中的术语，在神经内分泌学中，它指的是将关心拓展到他人的倾向，和他人在一起的愿望，以及分离所带来的痛苦。[5]

考古学证据表明解剖学上的现代**智人**大约在 30 万年前出现在非洲。[6]文明的证据大约出现在 7.5 万年前，这些证据既有带着倒钩或打磨过尖端的锥子，也有雕刻用的赭石（例如在南非布隆伯斯洞穴所发现的[7]）。值得注意的是，在同样的时期还发现了群体间贸易的证据。[8]亚利桑那州大学的柯蒂斯·马里恩（Curtis Marean）甚至在南非尖塔顶（Pinnacle Point）发现了更早的证据（大约 11 万年前）——使用高温"加热"普通的硅结砾岩以制造极尖利的工具。这是一个了不起的认知成就，它包括一系列周密的实施步骤：挖一个沙坑，在其中将石块加热到 350 ℃并稳定在这个温度一段时间，然后慢慢降低温度。[9]木制工具可能已经普及，但即使如此，它们也基本上不会保存下来。

确定化石是否与现代人类解剖学一致虽说困难，却也还是可能的，但要确定化石的主人是否做出过现代的行为则无论如何都办不到。在这个问题上，现存的零星证据都来自考古学的发现，包括工具、物件、身体装饰物、工作—居住遗址、死者的仪式化的墓地等。一小群智人迁徙到了欧洲，在他们的遗址中发现的那些工艺品（包括洞穴壁画和工具）的制作时间大概在 4 万至 5 万年前。这些欧洲的考古发现要早于在布隆伯斯洞穴和尖塔顶的发现，它们被视为人类文化首次出现的标志，对一些人类学家而言，这表明形 17

成了不同脑的早期人类的基因改变必定出现在大约 5 万年前移民欧洲的**智人**中。现在看来,那些假定的事实和用来解释它们的理论似乎靠不住,而布隆伯斯洞穴和尖塔顶那些可以追溯至大约 7.5 万至 11 万年前的发现让这种靠不住变得更加明显。这些更古老的发现也使得"支持"语言的基因、更先进的技术或道德直到 5 万年前才出现的这一预判更加站不住脚。

按照目前已有考古发现,似乎可以做出一个基本的判断:比起倭黑猩猩和狒狒的社会生活,直到大约 15 万年以前,文化在人类的社会生活中大概都不是一个发挥较大作用的因素。很可能早期人类(包括游走在非洲、亚洲和欧洲的小群落)的大多数社会生活大概处在最初的阶段,比如他们对简单的骨制和石制工具在技术上的依赖。**简单**在我这里的意思是相对于现在的社会生活,甚或是古代(比如雅典的社会生活)而言是简单的,但相对于海狸或裸鼹鼠的社会生活就肯定不简单。

根据考古记录,生活于 25 万年前的人类的脑颅容量几乎与我们一样(大约 1300～1500 立方厘米),当然就像现在一样,那时的个体之间脑颅容量也不尽相同(相比之下,就颅的大小来说,黑猩猩的大脑约 400 立方厘米,而直立人的大脑只有 800～1100 立方厘米)。由于死亡之后脑会迅速腐烂,因此神经解剖学上的细节是否也相同当然就不得而知了。如果我们合理地假设,至少就社会倾向和问题解决能力方面而言,中石器时代(30 万～50 万年前)的人在出生的时候脑就与我们的非常相似,那么关于人类道德的神经基础的所有描述也应该适用于他们。道德实践上的文化差异在当时和现在都比比皆是,这一点是肯定的,就好像当时和现在在技术与居住方面的差异。与我们中石器时代的祖先不同,现代人经常学习阅读、骑自行车和弹吉他。学习导致脑结构的改变,因此习得这些技巧的人的脑与不曾习得的人的脑当然不同。就此而言,我的脑与约 10 万年前我祖辈的脑是不同的。然而,就我们目前所知,他们和我一样,出生的时候在社会性和认知方面有着相同的神经结构。

现在没有强有力的证据可以否认我们与我们石器时代的亲属具有大致相同的认知和社会能力这一假说,这有助于我们防止以现代的观念来审视**人性**。这意味着,尽管共享基础性的神经平台,我们也不能假定我们在非洲和欧洲的那些中石器时代的祖先有任何与我们当代人的道德信念一样的东西。[10]因此当哲学家苏珊·内曼(Susan Neiman)指出人类对道德目的有深刻的需求、人类渴望着道德进步的时候,她那富有洞见的评论大概仅仅适用于生活在不远的过去的人类,因此或许仅仅适用于那些拥有财富、长寿、闲暇以及文化背景来反思道德目的的人。[11]这种对道德进步的渴求可能是由文化培育的,就好像技术和科学进步的观念是由文化培育的一样。

要说在大多数人类历史中,我们的祖先为生死、食宿疲于奔命,不会有什么精力来思考道德进步,这一点并不让我感到惊讶,尽管我们当然不会知道他们如何打发业余时间。就好像脑并非演化来进行阅读,而是演化来做出复杂的模式识别以帮助引导行动一样,它并非演化来支持普遍人权或者陪审团审判也是完全可能的。这并不意味着道德进步的观念现在无法激励我们,但是它的确表明在将渴求道德进步的价值归属于早期**智人**,并由此归属于当下我们的本性时,我们应该小心谨慎。

与其他哺乳动物相比,人类有一个相对于他们的身体尺寸而言非常巨大的脑。从某种并不精确的意义上来说,我们比其他哺乳动物聪明:我们有更大的认知灵活性、更强的抽象能力和长期规划的能力,而且我们表现出极其突出的模仿能力和倾向。[12]但是,对于尺寸更大的脑究竟赋予了我们什么以及它如何有助于智力这些问题,我们仍旧一头雾水。[13]皮层对于决策、冲动控制以及将目标与知觉归属于他人这些方面很重要,但遗憾的是,我们对扩展的皮层和智力之间的关联了解有限。[14]有大量将智力与脑的尺寸相联系的猜测,但是除非对脑功能和组织有了更多的了解,否则它们就只能被视为不错的假说。

人类已经发展出极复杂的语言与丰富的文化,因此我们的社会性和我们的伦理价值体系也相应地变得复杂。但看起来我们的技术和艺术有可能——有人猜测也包括语言——在至少 20 万年的时间里都保持着一种相对原始的状态。例如,石制手斧似乎是尼安德特人制作和使用过的唯一工具,并且也是**智人**在大约 20 万年的实践中唯一的工具。制作矛的技术对我们来说简直不值一提,但是在 20 万年的时间中这项技术都没有出现。另一个例子是将口头言语写成文字,这对我们是平淡无奇的,但是直到 5400 年

19

前**智人**都还没有发明出书写和阅读。因此,我们不能假定拥有大容量的脑就会让发明和创新成为显而易见或必然发生的事情,无论是技术领域还是社会领域都是这样。

科学记者马特·里德利(Matt Ridley)认为一旦人们开始以物易物,一旦各种人造制品,例如鱼叉或身体饰物在群体间交易,人工创新和社会革新就开始加速。[15]有证据显示群体间的商品交换始于大约 10 万年前,这表明人类的交换行为还没有 20 万年的时间。在里德利看来,用我的东西交换你所有的不同的东西具有独特的价值,它是人类经济的转折点,标志着漫长、缓慢的技术和劳动分工的开始。如果我制作了许多鱼叉但是没有网,我就可以用我的一些鱼叉交换你的一些网,突然之间,我工具箱里的东西就翻倍了。因此,我获得食物的机会就大大增加了。

正如里德利的假说所言,交换和以物易物激励着革新和分工,这反过来又促进了更多的交易,然后又激发更多的革新和分工。虽然以物易物的那些最早的发展阶段可能难以分辨,但是总有人认识到了交易或交换的好处,因为这种实践传播开来并变得更加复杂了。这种积极的反馈环有助于培育交易中社会实践的创新,这增加了革新者和交易者增加财富的机会。

就好像没有"写作基因"人类也发明了写作一样,没有"交换基因"的帮忙,交换和交易也可能偶然出现并发展起来的。无论脑回路对它而言包括什么,解决问题的能力,也会为新行为的出现留出空间。

文化历史和演变一直是社会科学中精妙的实践和理论工作的焦点。[16]这项工作中一个重要的主题是文化演变的动力学;例如,文化演变的发展比生物演化快,文化制度能导致生态状况的变化,这反过来又会改变选择压力。[17]例如,不同商品的交易和交换(我的鱼叉换你的网)的优点就是社会生态学中变化的一个例子,通过扩大可获得资源的范围,这个变化改变了选择压力。例如,用麻绳套囊地鼠比悄悄靠近然后棒打它们更快、更可行。

大约在 1 万年前,从狩猎—采集到农业生存模式的缓慢转变开始了,这是一种文化变革,它导致了社会生活状况的许多改变。羊肉和羊奶的可靠供给,以及谷物和蔬菜的收获,在某种程度上减少了仅仅依靠觅食的不确定性。更为重要的社会变化之一是形成了更大的群体,这些群体中的许多人并不是亲属。在更大的群体中生活为改善生活品质提供了新机会,而且还导致了群体内部和群体间新的竞争形式,以及要去解决的新社会问题。

的确有证据表明,在过去1万年里基因出现过变化,但是到目前为止这些变化与脑回路、认知或者社会秉性无关,而是与一些性质有关,这些性质可以说是更顺应演化变化却不会引发一系列有害的变化。一个重要的例子是可以使成年人消化动物奶的基因的变化。如果不是因为乳糖酶——一种消化奶所需的酶,哺乳动物幼崽就不可能靠喝奶生存。在石器时代人类的乳糖酶在断奶后逐渐消失(大多数哺乳动物也是一样)。但是约1万年前——此时山羊和牛开始被驯养——碰巧携带能持续产生乳糖酶直到成年(乳糖耐受性)的人拥有了选择优势,因为他们能消化奶。因此在放牧的人口中,具有乳糖耐受性的成年人数量逐渐增加。[18]我们已经知道至少有4个不同的基因变化与乳糖耐受性相关,它们在欧洲和非洲出现于不同的时期,这可能与放牧和产奶的地域性有关。[19]

与社会和认知行为有关的基因变化的说法更难以被证明,虽然这些说法听起来有趣,但仍旧是猜测。它们有可能是真的,但是科学需要证据来佐证信念。不要忘记,基因制造蛋白质,而在蛋白质和脑回路之间有漫长的因果路径,同时在脑回路和环境间有更漫长的因果路径,它们反过来会影响基因表达和蛋白质合成。基因是基因网络的组成部分,这些网络以复杂的方式与环境相互作用。毫无疑问,我们的基因对于我们是谁以及我们的变异极为重要,但是从这样的观察,我们并不能得出任何非常具体的结论,诸如存在着"决定"公平、宗教或是旅行癖的基因。诚然,认为影响脑结构的人类基因组的变化在约20万年前就停止了是大错特错的。然而,不能仅仅通过讲述一个吸引人的故事就证明基因和行为间的因果关系,然后表明基因和行为被选中了。人类令人惊异的地方在于可以轻而易举地学到海量的东西,而在20万年前的文化处境中,人们不会有机会学到这些东西。相对于较简单的文化,在技术和制度丰富的文化中,我们学到的东西往往使我们更聪明。把手斧绑在粗壮的枝干上以制作长矛对我来说习以为常,写下交易中对方的欠账对我来说亦然,这是因为我的文化使我聪明地运用这些方法。假如我生活在20万年前的非洲,我会想到以掷长矛取代斧劈的主意吗?我

22

很怀疑。

为了简要说明，我要说说下面这件事。大约 20 年前，我带了 10 名来自加州大学圣地亚哥分校的研究生在北极漂流，他们敢于冒险从弗斯河（Firth River）的源头经博福特海（Beaufort Sea）到达北冰洋的赫歇尔岛（Herschel Island）。这些学生是班里的优等生，准备上医学院、研究所和商学院，但是对在野外跋涉一窍不通。第二天结束的时候，我们的因纽特向导把我悄悄带到一边，问我他们是否是特别愚蠢的学生。因为在尝试进行搭帐篷、准备食物、装载木筏、乘坐木筏这些活动时，他们简直笨极了。那些对我们的向导和他年幼的孩子们而言的第二本性，诸如经常观察天空看看天气变化，对这些学生来说却完全是陌生的技能。但是他们学得很快，向导对此很赞赏，过了 7 天，他就慷慨地传授他们如何跟踪一群麝香牛的技能了。

确定只有人类才有道德吗？

当我们考虑人类和其他哺乳动物脑之间的异同时，首先要考虑一个背景问题：只有人类有道德价值，还是其他动物也可以说有道德价值，尽管是适合于它们自己社会组织和生态的道德价值？因为通常在社会性哺乳动物的行为中都有共同的基本模式和机制，所以非人类是否拥有道德价值这个问题绝不是可以直截了当回答的。此外，考虑到被人类文化视为道德价值的那些东西易变形，"人类风格"的道德并非是单一的一套道德价值。对于那些残疾或多余的婴儿，有些文化接受杀婴，而在其他文化看来这在道德上是可憎的；有些文化认为吃一小口被杀死的敌人的肉是对一个勇敢战士的要求，而其他文化则认为这是残忍的。

尽管依恋可能是道德的平台，但并没有一系列简单的步骤——没有演绎运算、没有非常适用的规则——让我们从"我关心，我看重"得到针对具体道德问题的最佳答案，尤其是在复杂文化内出现的那些问题。很明显，在个体的头脑内解决社会问题是复杂的实践性操作，在那里许多相互作用的因素牵扯、竞争并约束脑所下的决定。有些约束因素优先于其他因素；有些因素会是有意识的，而有些则不会；有些能够被表达，有些则不能。通常，做出决策是一项在约束条件下实现满足的工作,当它进展顺利时,我们会说理性获胜了。[20]比个体做决定更复杂的是处理一个社会群体中的社会问题,在其中互相竞争的利益、信念、脾性以及传统都会限制群体所做出的决定,而群体中每个个体的脑也会有其自身的一套内部限制。[21]体现在制度和法律中的道德进步,似乎在很大程度上依赖于协商、制度史以及小写的政治(small-p politics)。①

将人类的社会行为作为一方,黑猩猩、狒狒、逆戟鲸、大象、猫鼬和狨猴的社会行为作为另一方,在思考这两方的差异时,最为有用的也许是搁置这样一个假设,即不多不少,恰好存在两种道德:人类的道德和动物道德。这一假设的问题在于每一个社会性物种在诸多方面看起来都是独一无二的,即使它们具有共同的特征。倭黑猩猩用性作为降低社会紧张的手段,这似乎是独一无二的,黑猩猩和狒狒不会这样;长臂猿会与邻近的群体交往,而大猩猩和狐猴不会。人类使用笑作为减少压力的方式,而对黑猩猩来说,嬉戏时的喘气并伴随的"打脸"似乎也发挥着类似的功能,[22]但是狒狒和狐猴却似乎没有类似的这种行为。在黑猩猩中,达到生殖年龄的雌性黑猩猩会离开群落去寻找新家,但是在狒狒中,则是雄性在成熟时离开。黑猩猩模式似乎也出现在某些狩猎—采集社会中,诸如北极的因纽特人。这类行为模式影响到社会阶层和等级的许多方面。在猫鼬中,雌性头领会杀死不具主导地位的雌性的孩子,并将雌性赶出族群;相反,在狒狒中,群落里所有能生育的雌性都生育孩子。此外,在一个物种内部也可能有地域性的特点(也许是**规范**,尽管没有用语言表达出来)。[23]

在人类狩猎—采集的小群体中,就像 20 世纪前的因纽特人,从其他部落营地抓捕女人是很常见的,这个惯常的做法尽管不是有意为之,但毫无疑问有助于基因池的多样化。西方社会中那些赞成通过规则处理道德问题的人可能会谴责这种做法违反道德规则。但我认为在此并不能轻易做出

① 所谓"小写的政治"是与"大写的政治"(big-p politics)相对的。大写的政治通常指的是大规模的、制度层面上的政治活动,比如一个国家的政党选举和轮替;而小写的政治通常指的是只要存在权力和利益关系就会有的活动,比如典型的有人们常说的"办公室政治"。译者注

判断,因为另一种方式,也就是近亲繁殖是有风险的。如果我是之前生活在北极的因纽特人,我不会想看到这种危险已经降临到因纽特人,即使是为了我自己,我也不想冒这种风险。在我们自己的文化中,对行为的评价常常都存在分歧。1972 年,无人区飞行员马丁·哈特维(Martin Hartwell)大无畏地同意在糟糕天气里执行一次救援飞行,结果飞机坠毁,酿成了悲剧。机上乘客包括一个迫切需要进行阑尾切除术的因纽特小孩以及随行陪护的护士。护士死于撞击,最后小孩也死了。哈特维摔断了两条腿,在徒然等待救援数周后,饥肠辘辘,濒于死亡的他吃掉了他的朋友——那个死去的护士的腿。在严寒中挨过 31 天以后,哈特维最终获救了。对这种在极端条件下的同类相食,人们看法迥异,我不确定对此是否有唯一正确的答案,即使我们了解所有的故事细节。许多吃喝不愁的人想到要吃他们的狗就很惊骇,但是传统的因纽特人对于明明吃狗可以活下去直到找到猎物,但却把自己活活饿死的这种蠢行更感到惊骇。我们都很清楚,理性的人对于这些事情可能会有分歧:处理税收的最佳方式,或者年轻人的教育,又或者什么时候发动先发制人的战争。通常存在更好或更坏的选择,但是没有唯一正确的选择;在此情况下,在约束条件下实现满足(constraint satisfaction)模型就会发挥作用——平衡和协调并做出一个适当的决定。

上述说法也表明,避免如下这个相关的假设也许是明智的,按照这一假设,只有人类才有"真正"的道德,而在这种观点看来,其他动物也许是复杂且具有社会性的,但严格来说,它们是**没有道德的**(amoral)。在某种程度上,人们所说的"道德"的意义取决于我们在何种意义上使用"**严格来说**"这个表达。但是并没有"意义的独裁者"把持着词语的使用。如果你定义词语,按照定义,真正的道德需要有语言和语言构成的规则,那么你自然能够推导出只有人类才有真正的道德。但是通过这种语义规定能获得什么进展呢?而且究竟为什么要将"真正的道德"定义为需要语言呢?有些论者,例如当代道德哲学家克里斯汀·科斯嘉德(Christine Korsgaard)坚持一种相当不同的论证:只有人是真正理性的,道德依赖于理性,因此非人类的动物没有道德。[24]因为许多种鸟和哺乳动物都表现出很好的解决问题和制订计划的能力,关于理性的这个主张显得狭窄又缺乏见识。[25]

26

非人哺乳动物具有社会性价值是显而易见的；它们关心幼崽，有时也关心配偶、亲族和旁系亲属(affiliates)；它们合作，也许还有惩罚，它们会在冲突之后达成妥协。[26]我们可以就这些价值是否真的是**道德**价值展开语义上的争论，但是对于词语的争议往往不会有收获。当然只有人才有**人**的道德。但这不过是乏味的同义反复，有什么可说的呢。我们也可以说只有猕猴才有**猕猴**的道德，并以此类推。我们同意以人观之，蚂蚁没有道德，而狒狒和倭黑猩猩的社会行为则与我们的更相近。没有家庭录像为我们提供线索，我们不知道其他古人类——**直立人**或**尼安德特人**或**海德堡人**——的社会行为与现代人类的社会行为是否极为相近。或许我们可以搁置这一问题，等待更深入的科学理解。

3. 关心与关心对象

在动物的脑内发生了什么,会让动物关心他者,或者表达**社会**价值? 根据我们提出的假设,正是存在于哺乳动物中的依恋和亲密关系(bonding)的神经化学物质提供了核心的解释。[1]因此,要理解社会价值的以脑为基础的平台,我们首先必须考虑更基本的问题,而这样的考虑会将我们带回社会性价值。这个问题就是:脑**是如何**关心? 换言之,**神经元**怎么会赋予事物以价值?

这一问题首要和最根本的部分与自我保存有关。[2]所有神经系统被组织起来去关心其所属的身体的基本生存。从演化的角度看,如下一般观点是毋庸多言的:被选择出来的是自我关心而不是自我忽视。在自我保存行为上失败的动物就没有机会传递它们的基因,而成功地维持自己身体健康的动物则会有机会传递它们的基因。动物要生存,就不得不去环境中寻找能量、水以及任何能使身体运行的东西。疼痛和恐惧就是维系

生存的信号,它们意味着需要正确的行为。不同的疼痛意味着不同的行为矫正途径。

这些一般性的观察产生了与神经机制相关的问题:例如,老鼠怎么知道它应该去寻找食物、赶紧进洞或者做窝? 有助于福祉的行为何以决定通过神经元实现?

粗略的答案是老鼠脑干和下丘脑的神经元监视着老鼠的**内环境**——身体的内部状态,这些状态与对生存很重要的各种参数相关。当动物觉察到某个特定需求时,就会产生一种驱动性的情绪。对老鼠以及我们而言,脑干和下丘脑神经元调节着身体的体温、葡萄糖水平、血压、心率以及二氧化碳含量。**体内平衡**是生物体的内部环境被调节到与生存所需的范围相近的过

程。正如神经科学家巴德·克雷格(Bud Craig)所观察到的,疼痛是一种调节体内平衡的情绪。[3]我们都很熟悉内环境中某些状况的变化,这些变化标志着我们正处于一种需要纠正的不平衡状态:氧气被切断时的惊恐、寒冷时的难受、口渴的感觉、恶心的感觉以及饿极时的痛苦。这些都伴随着明显的需求——寻找温暖、水、食物,呕吐、逃跑、拥抱,等等。

通过知觉线索,例如气味和声音,老鼠皮层下的脑结构也会评估外部世界的风险与机会。种子的气味会引诱老鼠去接近种子;发情期的雌性老鼠的气味会激起雄性老鼠的求爱行为。进入新势力范围的雄性老鼠在闻到其他雄性老鼠的尿味时会倾向于去别的地方。

对我们来说,吠叫的狗引起的恐惧或者因始料未及的烟所产生的惊慌都是明显且不愉快的感觉。脑干和下丘脑以及脑岛皮层和扣带回皮层中的皮层下结构既整合这些与生命相关的感受,也协调合适的运动(见图3.1)。交感神经系统的机制调节做出“战或逃”的反应,当威胁消失后,副交感神经系统的其他机制就会将血压和心率恢复到保能量、低消耗的“休息和消化”状态。此外,脑回路对优先事项更加敏感,因此对正在逼近的捕食者的恐惧会战胜对美味坚果的欲望或对现成雌性的渴求。脑干—边缘回路整合来自内环境和身体表层的信号,这一回路是服务于自我保存,因此也就是服务于最小自我感的基本组织。[4]维持身体的健康和福祉构成了追求更高层次的自我表达的神经生物学基架,这些更高层次的自我表达包括诸如自身属于某个社会群体以及与特定个体拥有特别亲密关系的自我感。[5]

因此,在最根本的意义上,**关心**是神经系统的底层功能。脑被组织起来寻求福祉,寻求缓解糟糕的状态。所以,直截了当地讲,自我维持和避免痛苦的回路是最基本价值的源泉,这个最基本的价值就是活着并且活得好。对青蛙、鲑鱼和蝾螈来说,基本上就只有这种类型的关心。但即使如此,被完整保存在所有脊椎动物身上的这一层次的整合也是精巧而复杂的。

即使底层回路被复杂性所掩盖,施加于自我关心的选择压力也是一目了然的。但是对**他者**的关心又要如何解释呢?就像第2章所提到的,核心的观点是,在哺乳动物的情绪、内分泌、压力以及奖赏/惩罚系统中的演化调

29

30

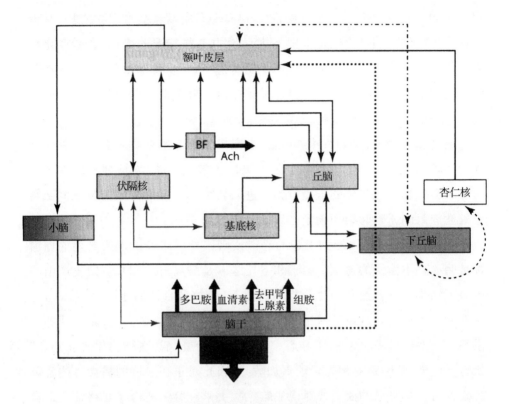

图 3.1　皮层下通路

　　这幅图展示了某些皮层下结构以及它们与皮层的联系。尤其要注意的是额叶区与皮层下区，包括那些涉及奖赏（伏隔核）与恐惧（杏仁核）的区域之间丰富的神经通路。主要是通过一种双向的方式，下丘脑与主要结构之间有着广泛的联系。从脑干出发，有四个神经投射系统，投射不同的神经化学物质，而每一个系统都会达到非常广泛的主要区域。四种神经化学物质，有时被称为神经调质，分别是血清素、去甲肾上腺素、多巴胺和组胺。本图基于约瑟夫·帕维茨（Josef Parvizi）的 "Corticocentric Myopia: Old Bias in New Cognitive Sciences," *Trends in Cognitive Sciences* 13, no. 8（2009）：354-59.（想了解杏仁核在三维空间中的位置，请参看 http://commons.wikimedia.org/wiki/File:Amygdala_small.gif.）

整有效地**拓宽**了动物所关心其福祉的个体的范围，至少对关系到生存的某些行为而言是这样。因此鼠妈妈的行为就好像新生的幼崽就在自己基本的体内平衡的范围中一样——它们必须得喂食、清洁、保暖，而且还要受到保护，不受外界各种危险的伤害，就如同鼠妈妈**自己**进食、清洁、保暖以及安全避免外界的危险一样。当幼崽受到威胁时，它们的福祉对母亲很重要，这有点像她自己的福祉对她而言很重要一样,而她就会采取适当的行为。当她幼崽的福祉处于危险之中的时候,痛苦和恐惧就会被激发,而这些体内平衡情绪既是她的感受,又是她的驱动力。这就好像"**我**"的黄金圈扩展了,从而涵盖了**我**还不能自力更生的孩子(见图 3.2)。[6]

的确,当狼或老鼠感到危险势不可挡时,她们通常会丢下幼崽,此时她们需要拯救自己,即使无法救出她们的幼崽。因此,她们体内平衡的范围扩展至涵盖幼崽这一点仍然为识别自我与深爱的他者之间的差异留有空间。面对同样势不可挡的敌人时,人类父母也可能选择救自己,虽然有时救孩子的动机会导致父母的自我牺牲。在这种糟糕的处境中,人类行为还取决于许多其他的因素,包括灾祸的性质、个人性情、社会文化背景以及其他后代的存在。这是与自我保存的非常强大的系统交织在一起但又远超越于它的非常强大的系统。这个"超越"并不是偶然的,而是与他者,尤其是亲属的福祉有着系统的关联。[7]

31

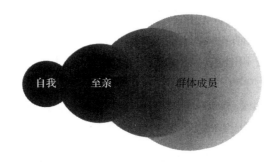

图 3.2 关心的范围

这幅画描绘了关心的范围。在哺乳动物中,服务于个体自身生存和福祉的回路发生了变动,包含了它们的幼崽。在社会哺乳动物中,这一包含也许可以囊括近亲、密友、其他群体成员,甚至是陌生人,而包含的强度取决于关系的亲疏。

从**仅仅**是自我关心迈向对哺乳动物很典型的各种各样的社会性(关心他人)的关键步骤依赖于神经和身体的机制,它使雌性哺乳动物的脑"母性化",而这继而依赖于催产素(OXT)和精氨酸加压素(AVP),以及其他激素。几乎可以肯定所有这些机制最初并不是为更广泛的社会目的而被选择的,它们仅仅是为确保雌性有资源和驱动力去哺乳、保护以及更一般地,为不能

32　自力更生的孩子的福祉奉献自己,直到这些孩子独立。较之那些倾向于忽视后代的哺乳动物,那些脑回路具有照顾后代的功能的哺乳动物会有更多的后代。

　　然而,造成关心**后代**(他者)的变动一旦完成,这种变动就可能(也许以非常细微的方式)进一步变动,这一变动造成了对**不是后代**的他者的关心,而这些他者的福祉对于个体自身及其后代的福祉是重要的。视物种及其面临的选择压力而定,不同的社会安排会被选择出来,而许多其他的脑机制也会发挥作用。因此在狼群或海狸聚集地,只有一个雄性和一个雌性进行生育;在狒狒营地和逆戟鲸群中,所有能生育的雌性都哺乳生育。环尾狐猴是母系,雌性相对于雄性占主导地位,并与多个雄性交配。河水獭和灰熊的群体由一个雌性及其幼崽组成,这个雌性会与任何向她献殷勤的合适的雄性繁殖后代。猕猴的幼崽只跟着它们的妈妈,而伶猴只会紧紧跟着爸爸。这些只是在哺乳动物中发现的一系列社会模式中的一小部分例子,但所有这些模式的基础则可能是针对催产素、其他激素和神经化学物质的感受器的不同安排。

　　神经科学家伯格斯(Porges)和卡特(Carter)提出了一个问题,即为什么哺乳动物脑中的催产素和精氨酸加压素会具备这种特殊作用。[8]他们对此的回答是,这些肽极为古老(至少有 7 亿年,早于哺乳动物),而且它们一般都参与了陆生动物体内水和矿物质的调节。早期的催产素和血管加压素——加压催产素(vasotocin)——在两栖动物的交配行为中发挥作用,并对产卵很重要。早在哺乳动物出现之前,加压催产素就参与繁殖。对于哺乳动物,水和矿物质的调节变得更加复杂,因为在怀孕期,雌性需要培育胎盘,胎儿在其中发育的羊

33　膜囊充满了羊水,而且生产后,她还要为婴儿泌乳。[9]这给我们提供了一个宽泛的线索,即为什么催产素和精氨酸加压素会参与到哺乳动物繁殖的演化修补中,以及为什么这些肽的同系物在鸟类的社会性中如此重要。正如生物学家詹姆斯·亨特(James Hunt)所观察到的,"就像多细胞性一样,社会性在多种多样的分类群中出现了很多次,并形成许多不同层次的整合"[10]。并非所有形式都可以被认为包含催产素和精氨酸加压素,而就包含催产素和精氨酸加压素的形式而言,它们包含的方式也不尽相同。

　　那么,在神经层面上,**依恋**是如何在哺乳动物中实现的? 为了进一步回

答这个问题,我们首先需要更细致地探索依恋的来龙去脉。

3.1 家庭价值:归属与期待归属

所有怀孕的哺乳动物,包括人类,其胎儿的胎盘会释放出各种激素进入母亲的血液中,这些激素具有使母亲的脑"母性化"的作用。[11]这些激素,包括雌激素、孕激素和催乳激素,主要作用于皮层下结构的神经元。[12]例如,在啮齿动物和猫科动物中,这会导致怀孕的雌性吃得更多,为即将出世的幼崽准备好窝,并找到一个看来安全的地方生产。随着分娩的临近,人类女性也会响应这种"筑窝"冲动(就像我自己的经历一样),开始精力充沛地打扫房间并完成迎接新宝宝的准备工作。在怀孕期间,催产素的量会提升(制造得更加充足);在生产时,催产素的释放起到了引起子宫收缩的作用。在哺乳期间,催产素对于母乳的分泌也至关重要。在脑中,催产素的释放激发了大量的母性行为,包括一心想着婴儿、哺乳和使婴儿保持温暖、干净和安全。在人类中,一个女性收养的婴儿也可以激发她的母性行为,而对收养的孩子的喜爱有可能与对亲生的孩子的喜爱一样强烈。[13]这也可能涉及催产素的释放。狐獴幼崽的雌性长辈们也会做出这种反应。人们已经知道,其他有自己幼崽的哺乳动物会养育其他物种的幼崽,例如一只狗会心满意足地为一只猪或一只小猫哺乳。

内源性阿片(endogenous opiates)是由我们自己的脑产生的类鸦片分子,它们可能也在母性纽带中发挥决定性的作用,在哺乳期,哺乳的女性从释放的阿片获得了愉悦的奖励。就我的体验而言,我认为哺乳期是愉悦而宁静的,在任何可识别的意义上,它并不会使你"情绪高涨"。被注射纳洛酮(一种阻断阿片类药物受体因此阻碍其影响的化学物质)的猕猴母亲不关心的孩子,而且往往会忽视它们。注射了纳洛酮的母羊会主动地拒绝自己的羊羔。虽然存在复杂的社会因素,但在人类女性海洛因"瘾君子"中,忽视或者抛弃她们婴儿的为数众多。尽管异常的催产素水平在这一点上可能发挥了作用,但有可能内源性阿片的那一点作用被"瘾君子"摄入的相对来说大量的海洛因的压倒性作用淹没了。[14]例如滥用可卡因的人类母亲相对于没有成瘾的对照组来说催产素水平更低,而且展现出更少的母性行为。[15]然而

34

通常来说照顾婴儿会获得奖励，它让人感觉很棒。相反，当婴幼儿哭泣、被带走或患病时，焦虑水平会升高，这种感受非常糟糕。

这给我们带来痛苦，或者更宽泛地说，带来负面情感，这对于哺乳动物社会行为的出现来说是举足轻重的。[16] 痛苦虽然在被体验的时候显得很简单，但它却是由令人惊讶的复杂的解剖结构所支撑，具有许多不同的专区（specialization）、组成部分、神经化学物质、回路和联结。[17] 除了催产素的变化，哺乳动物负责负面情感——痛苦、恐惧、惊恐、焦虑——的系统也会被修改。

35 在所有的脊椎动物中，恐惧、焦虑和身体上的疼痛都被作为"保护我自己"的警告信号记录在脑干和下丘脑中。通过自我保存回路，这些改变会产生一张适当行为的清单。这些基本系统的演化修改确保了哺乳动物对针对后代以及自己的威胁和伤害做出反应。这些对**保护我自己**（protect-myself）的策略适用的感受和反应也适用于**保护我的**（protect-mine）的策略。

哺乳动物脑的一个标志性特征是皮层：这是一个组织规则的有六层的薄片，它构成了大脑两个**半球**的外层（见图 3.3）。[18] 这个令人惊讶的演化发明将许多处理结构打包在一个有限的空间，灵巧地运用一个**小世界**（small-world）组织使处理能力最大化而不丧失其可接入性（accessibility）。也就是说，在局部有密集的联结，而和远处的区域的联结是稀疏的，但是通过联结良好的相邻区域，任何区域都可以通过几步和其他区域相连。我们尤其感兴趣的是表征痛苦（尤其是当与所爱分离或他们遇到危险时所产生的痛苦）的皮层的精致性。

正如神经科学家 A. D.（巴德·）克雷格［A. D. (Bud) Craig］无奈承认的那样，疼痛是一个谜。然而，过去 15 年里的重要发现——其中许多都是由克雷格和他的同事完成的——已经纠正了一些陈旧的、很被人们看重的错误概念，使得疼痛虽然有各种古怪，但却不再那么神秘。[19] 通过将疼痛归类为一种体内平衡的情绪，而不是归类为诸如压力这样的感觉，克雷格旨在强调它在服务于自我保存的更广的一系列机制中发挥的核心作用。这与视觉或听觉的作用形成了对比。视觉与听觉主要是表征外部世界，它们并不会自动携带具有驱动性的"感受"，就好像灼伤具有的那样。当然，这种比较是程度上的，因为最终说来视觉和听觉也服务于自我保存——只是有时不那么直接。就像感到渴或冷的时候，来自身体内部或者肌肉或者关节或者身体表面的疼痛信号会激活一种被感到的需要,即需要做出改正。作为维持体内平衡的动力过程的组成部分,疼痛的感觉方面可以发生变化,即使在刺激物不变的情况下也可以。例如,在激战中被击中的士兵在安全到达战地医院之前有可能都不会感到疼痛,正如他们可能不会感到渴或饿一样。

37

36

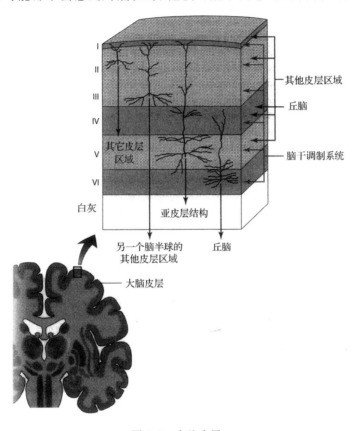

图 3.3　大脑皮层

冠状面(两耳之间的切面)的脑视图在外部表层上的灰色边缘就是皮层幔(cortical mantle)。白质与灰质的颜色差异是因为白质含有髓磷脂,髓磷脂是由富含脂肪的细胞构成的,它们包裹着神经元的轴突,由此产生的绝缘可以保证信号传递的速度更快。灰质没有髓磷脂。剖面图描述了皮层的层状组织和高度规则的结构。这幅图没有显示出神经元的密度:在 1 立方毫米皮层组织中大约有 10 万个神经元。这些神经元之间大约有 10 亿个突触连接。图片修改自 A. D. Craig, "Pain Mechanisms: Labeled Lines versus Convergence in Central Processing," *Annual Review of Neuroscience* 26 (2003):1-30, and E. G. Jones, "Laminar Distribution of Cortical Efferent Cells," in *Cellular Components of the Cerebral Cortex*, ed. A. Peters and E. G. Jones (New York: Plenum, 1984), vol. 1, pp. 521-53.

如图 3.4 所示，人类的中枢疼痛系统从被称为第一薄层(lamina I)的脊髓区域开始，这里接收来自身体组织和器官的受伤信号(伤害感受)。回路将这些信号向上输送到脊髓，进入脑干，这些信号在脑干与调节体内平衡反应的区域交互作用，然后传递至丘脑的特定区域。该系统被称为**脊髓丘脑束**，正是这个系统精确定位伤害感受信号，并形成独特的疼感类型——是为锐器所伤，还是灼伤，还是为失去而感到悲伤。脑皮层中，有两个地方在疼痛处理中发挥至关重要的作用：**脑岛**(藏在额叶下面，很容易被忽视)似乎对疼痛体验的难受性，也就是感受上的那些消极方面来说最为关键，而与脑岛相连的**前扣带皮层**则主导着疼痛的驱动的方面，也就是做出反应方面。如图 3.5 所示，脑岛连续地整合身体信号，从而产生一个全面的关于我的身体状态的报告。

信号首先到达脑岛的后侧，然后似乎会通过从脑岛后侧到前侧的一系列阶段被再次处理，这可能会提升所表征内容的复杂性和整合度。脑岛似乎表征了我的状态(state-of-me)和"我的"的状态(state-of-mine)，因为它整合了来自整个身体和脑的信号。当一种状况被脑岛记录为有问题，例如越来越冷或迫近的攻击，它就会以不安的信号作为回应，驱动做出矫正。患有前颞痴呆的病人脑岛内的神经元受到破坏，他们表现出移情反应的显著丧失以及疼痛体验减弱，这与神经解剖结果是一致的。

位于处理层次顶端的区域，也就是前脑岛，似乎只有灵长类才具有，而且人类的这一区域比起其他灵长类又要发达很多。[20]这些差异对于功能的差异而言意味着什么尚不清楚，但是它们可能与表征我的状态和"我所拥有的"的状态的复杂性有关，这也许就解释了因损失而造成的长时间的悲伤或者对未来可能的我的状态和"我所拥有的"的状态的更抽象的表征。[21]

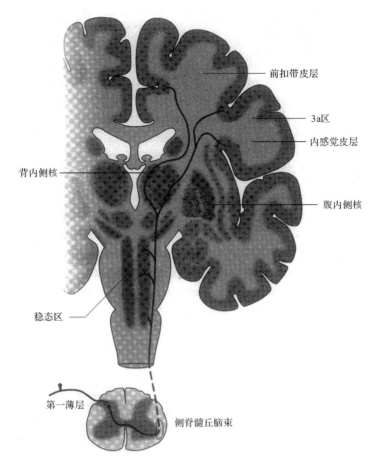

前扣带皮层

3a区

内感觉皮层

背内侧核

腹内侧核

稳态区

第一薄层

侧脊髓丘脑束

图 3.4 人类的疼痛的回路

该图描绘了冠切面视角上在人脑与脊髓中的主导的疼痛回路。皮层和其他灰质结构(主要是神经元细胞体)以较暗的灰色显示,白质(主要是被髓磷脂包裹的神经元轴突)则是较淡的灰色。注意:侧脊髓丘脑束在脑干中与调节体内平衡的区域形成连接,接着就在丘脑的两个不同的核(灰质区域)中形成了突触连接。一个丘脑核既投射到前脑岛(内感觉皮层),这一投射包含着对身体的生理状态的表征,也投射到体感皮层(3a 区);另一个核则与前扣带皮层通过神经元连接。图片来自 A. D. Craig,"Pain Mechanisms: Labeled Lines versus Convergence in Central Processing," *Annual Review of Neuroscience* 26 (2003):1-30.

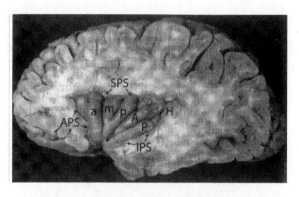

图 3.5 脑岛的解剖结构

图中是左半球脑岛的解剖学照片。图中的脑岛是通过剥离掉覆盖在其上的额叶、颞叶与顶叶部分而显示出来的。我们也可以不用切除这些部分,而是将额叶部分掀起使之与颞叶分离,然后让脑岛暴露出来。在图中,脑回(gyrus)是山状的凸起部分,脑沟(sulcus)则是沟状的凹陷部分,这是由于大脑的生长受到了头骨边界的限制,从而形成了这种凹凸不平的折叠型布局。图中标示出来的部位在不同个体身上类似,但仅仅是大致类似。小写字母 a、m、p 分别表示前脑岛中的前脑回、中脑回与后脑回;大写字母 A、P 分别表示后脑岛中的前脑回与后脑回,APS(anterior periinsular sulcus)表示前岛周沟;SPS(superior periinsular sulcus)表示上岛周沟,IPS(inferior periinsular sulcus)表示下岛周沟;大写字母 H 表示海舍尔脑回(Heschelgyrus)。图片来自 Thomas P. Naidich et al. ,"The Insula:Anatomic Study and MR Imaging Display at 1.5 T," American Journal of Neuroradiology 25 (2004):226.

因为人类有社会脑,所以不仅在我们自身的福祉受到威胁的时候,在我们的所爱的人的福祉受到威胁的时候,我们更加普遍化的疼痛系统也会让我们感到难受。将年幼的哺乳动物与它们所依恋者分开时,它们会恐惧并发出痛苦的叫声。这种恐惧和叫声是好事情,因为它们不会进食和保护自己,它们需要它们的母亲或父亲。[22]因为相同的理由,即它们的孩子需要它们,所以说哺乳动物母亲,在一些物种中是父亲,在听到自己的孩子发出痛苦的叫声时会感到焦虑和难受也同样是好事情。脑岛和前扣带皮层不仅对身体疼痛,而且也对由分离、驱逐或非难所引起的社会性痛苦以及由错误或糟糕的预测而产生的痛苦做出反应。[23]当哺乳动物母亲成功地使自己的孩子获得安全和舒适时,内源性阿片就不仅会在满足的孩子脑内,也会在安心的母亲脑内释放出来。在一起就感觉良好。即使我们对催产素和内源性阿片一无所知,我们也知道这是什么感受。

在伤害他人之后,绝大多数人,但并非所有人,都会感到懊悔、内疚和羞愧。精神病患者虽然知道在法庭表达懊悔的社会重要性,但是他们实际上并不会感受到懊悔,即使是造成了恐怖、伤残和死亡他们也不会感到懊悔。精神病患者是这样一种人,他们在社会生活中可以表现得机智迷人,但是他们没有公德心,不易形成强烈的依恋。[24]对精神病患者的研究(**精神病患者**和**反社会的人**这两个词语通常会互换使用)已经为综合一套十分确切的诊断标准提供了可能。[25]被诊断为患精神病的人在他们的犯罪记录中通常犯有六项或更多的重罪,他们不太可能形成长期的人际关系,好操纵和欺骗,对大多数事情,无论这些事情是积极的还是消极的,都不易形成深刻的感受。特德·邦迪(Ted Bundy)就是一个典型的患者,他承认在1974—1978年进行了30次谋杀,折磨受害者并奸尸;他在其言语中对其行为没有丝毫懊悔和内疚,但各方评价都认为他有魅力、很迷人。与此相对照,查尔斯·曼森(Charles Manson)是一名邪教教主,他被控合谋实施了洛杉矶1969年的塔特和拉比安卡谋杀(the Tate and LaBianca murder);他有着明显的妄想症,幻想自己正在领导一场为了人民利益的革命。

精神病患者的脑有所不同吗?似乎是这样的。目前所获得的数据显示精神病患者的脑与健康的对照组成员的脑在调节情绪、冲动和社会反应方面存在巨大差异。特别是,精神病患者脑内的**旁边缘区域**(paralimbic)无论是在解剖上(尺寸更小)还是在功能上(在情绪学习和决策任务中活动水平更低)都不同。[26]旁边缘区包括这样一些人们会料想到涉及其中的区域:调节情绪反应的皮层下结构,例如杏仁核和隔膜以及与记忆相关的结构(海马体区域);已知的参与社会互动的皮层区域,包括感受社会痛苦和愉悦的区域(脑岛、前扣带皮层、眶额叶皮层、侧颞叶,见图3.6)。[27]

对双胞胎和家庭的研究表明精神病的遗传可能性约为70%;对那些有遗传倾向的人,孩童时的遭遇,如被虐待和忽视,有可能增加遗传可能性。[28]因为按照评定精神病的标准,很大比例的服刑人员,大概30%~40%,得分很高,又因为精神病患者既具有欺骗性又具有破坏性,所以精神病是一种受到高度关注的社会疾病。精神病也提醒我们在社会互动中负面情感的重要性,提醒我们在学习

41

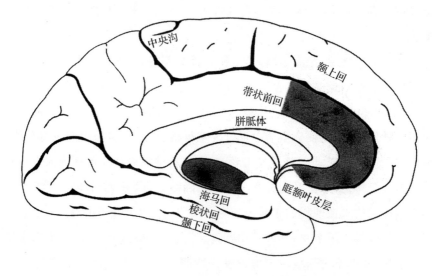

图 3.6　扣带皮层、眶额叶皮层、杏仁核和海马体

在这幅人脑的略图中可以看到前扣带皮层、眶额叶皮层(因为就位于眼眶上部而得名)、海马回、额上回、颞下回、梭状回以及胼胝体(脑两个半区之间的主要连接通路)。参见 http://commons.wikimedia.org/w/index.php?title＝Special％3ASearch&search＝anterior＋cingulate.

适当的社会行为、抑制反社会行为以及培养良心方面这种负面情感的至关重要的作用。如果你没有感到社会性的痛苦,那么一个让生活万劫不复的伤害就好像是一个漫不经心的恶作剧,也就没有什么大不了的。[29]

由于人类的脑有很大的前额叶和边缘系统,我们可以对难受做出更灵活的反应。[30]我们可以考虑避免未来痛苦的多种选择,或者我们可以为了长远利益而忍受暂时的痛苦。我们可以评估长期计划和它们可能的后果。这一点是如何实现的目前还正在研究之中,尚未获得完善的理解。[31]我们很清楚的是,延迟获得满足感通常都会涉及有意识的活动,而考虑未来的时候,总会发挥想象的能力,但这些也可以经由长期确立起来的习惯来完成,而脑的奖赏系统让这些习惯根深蒂固。[32]但就从不受到情绪影响的意义上说,这些评价不应当被解释为"严格的认知",就好像计算 29 加 57 的和是多少是严格的认知那样。事实上,评估想象中的未来事件是一种在约束条件下实现满足的过程,这种评估是由来自效价回路的信号形成的,而效价回路恰恰就是存在、福祉以及社会性的那个核心。"冰冷"的理性并不是没有情绪。相反,它是通过诸如审

42

慎、警惕和小心等态度—情感来平衡的。

哺乳动物的脑还有另一个演化上的改进,它涉及迷走神经和脑干(见图3.7)。**迷走神经**是一种管道,传输通往身体各个部分和来自身体各个部分的详细信号,身体的这些部分包括内脏、肌肉、骨骼和皮肤。在哺乳动物中,一支新的迷走神经发展出来,它改进了针对危险的一种专门化的行为反应,这种反应就是僵直,而这一改进作用深远。僵直能迷惑依赖运动来判断猎物在何处的捕食者。例如当受到惊吓时,蜥蜴可能变得僵硬。神经科学家斯蒂芬·伯格斯(Stephen Porges)[33]提出哺乳动物僵直回路的改进允许一种新行为的出现,它能使哺乳动物保持静止并降低恐惧,这样就可以**既不运动,也无恐惧**。

它为什么重要呢?因为哺乳动物母亲需要这种既不运动又无恐惧的状态,而同时还保持着警惕。从爬行动物的视角看,这是一种奇怪的混合状态,但是为了一天中能有数小时为孩子哺乳,哺乳动物母亲需要静静地躺着以便孩子能获得它们唯一的食物。它的身体一定不能处于关闭模式,而是随时准备应对危险和入侵者。当哺乳动物母亲静止不动时,它的身体和脑一定不能处在恐惧的僵直状态中,因为带着恐惧的僵直状态会调动交感神经系统,抑制催产素的作用,并因此中断乳汁的流动。相反,哺乳中的母亲必须静止,同时平静而放松,而又为危险的出现做好准备。雌性哺乳动物在交配时也需要稍微静止(想想小母牛,当公牛精力充沛地射精时,它们基本上是站着不动的),在分娩时亦是如此(四处奔走对母亲和孩子都将是危险的)。因此尽管迷走神经总被说成是又一个乏味古老的颅神经,只要在解剖学考试的时候记住就可以了,但对哺乳动物而言,它是构成我们社会本性的一个极其特殊的组成部分。

44

43

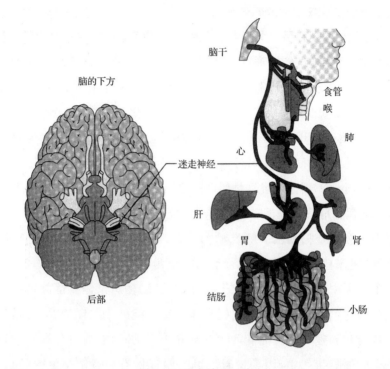

脑干

脑的下方

食管
喉

心   肺

迷走神经

肝

胃   肾

后部   结肠

小肠

图 3.7　迷走神经回路

　　左侧的略图显示了在迷走神经（第十颅神经）进入脑干时的位置，这幅图是从脑的底部来看的。右侧的略图显示了迷走神经异常广泛的神经分布。据说"直觉"（gut feeling）就来自迷走神经的信号。该图版权属于 Bloomsbury Educational Ltd.，参见 www. clinicalexams. co. uk/cranial-nerves-system. asp. 经允许有所改动。

　　小鼠、大鼠以及许多其他哺乳动物对身体而言只有较小前额叶皮层，脑干和其他皮层下结构在整合信号和做决定中发挥着首要作用，例如是不是要现在逃跑稍后进食，是继续战斗还是来日再试，要不要冒着疼痛保护幼崽，抵御掠食者。灵长类动物中，例如猴子、黑猩猩和人类，更大的前额叶皮层意味着皮层下结构参与但并非经常在决策中居于主导地位，尽管在惊恐时，它们会居于主导。[34]因此在灵长类中，刺激和行为之间存在着更灵活、更复杂的联系。巴瑞·肯文尼（Barry Keverne）将这种松散视为一种从固定行为模式中的解放，我们能从脑小的哺乳动物身上观察到这种固定行为模式。[35]

　　在疼痛、恐惧、愉悦的荆棘小路上行进，奖励系统会给予更多的回报。正如神经科学家鲁道夫·列纳斯(Rodolfo Llinás)所指出的,预测是脑的终极也是最普遍的功能。[36] 那是因为在引导行为时,预测性操作有助于生存和福祉。预测得越好,个体就更可能免于被猎捕,找到好的食物以及避免风险。如同复利的魔法,通过感知输入和运动输出之间的神经网络的扩张,预测能力以指数递增,变得更加有力和抽象。早期哺乳动物能够使用它们的新皮层更加有效地预测一种处境在何时会出现麻烦。脑大的哺乳动物在其预测和行为中甚至更聪明。[37] 对于社会性哺乳动物来说,预测他者将做什么具有无可比拟的价值:对方会做出什么呢,是分享、撕咬、袭击、交配,还是其他什么?

对社会性麻烦的预测通常携带着情绪效价,并以某种和环境相适应的方式激发预防性行为。此外,幼崽学习预测母亲以及和它同窝出生的幼崽的行为,它们会开始预测在某些预备性活动之后接下来的可能是什么,是嬉戏,受到伤害,还是其他什么。唐·塔克(Don Tucker)及其同事认为,这标志着开始对其他个体的目标进行适度的内部表征,[38] 这种表征要比对运动的预测更抽象,但是它依赖于已经习得的由新皮层的神经元介导的联系。[39] 直到最近动物行为实验才致力于发现非人动物是否对于他者的目的和观点具有心智模型,其中一些结果令人吃惊。生态学家尼古拉·克莱顿(Nicola Clayton)发现,灌丛鸦能理解其他灌丛鸦看到的东西,并相应调整其储藏行为。[40] 如果一只级别高的鸦看到了其他鸦储藏坚果,这只储藏食物的鸦就会移走食物,但如果这只观望的鸦处于低级别,就不会发生这样的事。

黑猩猩已被证明完全能用类似的方式调整它们的行为。黑猩猩母亲会预测它的孩子如果抢了成年雄性黑猩猩的食物,就会激起雄性领袖的敌意反应。当母亲看穿小黑猩猩的意图时会感觉到预期的痛苦,然后在麻烦发生前将其带走。就人类而言,这些毫不起眼但有用的预测工具产生了关于他人心智状态的更为全面的图示,即"心智理论",其中充满了诸如"目的"和"信念"这样的抽象表征("心智理论"的神经生物学解释将在第 4 章和第 6 章中更详细地讨论)。

日益增长的对哺乳动物中依恋关系的神经生物学理解与神经系统在各个物种中普遍存在这一观察是一致的:人类、老鼠和蛞蝓的神经元是相同的,而且其功能也相同;影响神经元和肌肉的各种各样的神经化学物质在脊椎动物动物和无脊椎动物中实质上是相同的;身体和脑发育的基本模式在脊椎和无脊椎动物中也是相同的。令人吃惊的是现存神经结构中不太大的一些改变,如听觉区

45

46 的扩展或者表征手指触觉的区域的扩大,能够导致新的结果,例如更强的区别声音模式或触觉模式的能力。[41] 按照这种思路,神经生物学家雅克·潘克塞普(Jaak Panksepp)认为哺乳动物在社会隔离中表现出的烦恼可能是对更为古老的在非哺乳动物中常见的**位置偏好的改动**,而位置偏好意味着在陌生的位置会伴随着焦虑。[42] 熟悉会让人感到愉悦,因为熟悉会带来更大的可预测性,而这意味着焦虑的减少。和群体中其他人相处感到的愉悦利用了在安全和熟悉、"休息和消化"的状况中会感到舒服的那个回路。哺乳动物的演化改变——这一改变使得我们与所依恋的人分离会感到痛苦——从脑回路的视角看去可能是毫不起眼的改变,但是它们在宏观层次上产生了全新的结果:将关心扩展至他人。

生物演化并不是从零开始设计一整套新机制以达到适应性,而是一点一点改变已经存在的机制。社会情绪、价值和行为都不是一个全新的工程规划的结果,相反,它是现存安排与机制相适应的产物,而这些安排和机制与自我保存回路紧密相连,一方面是战斗、僵直和逃走的回路,另一方面是休息和消化的回路。例如,被排斥、分离和受到非难所造成的痛苦并不需要一个全新的系统,而是利用、扩展和修改了在哺乳动物以前的物种中就已经存在的、与身体疼痛和体内平衡情绪相关的系统。下一节中,我们会更仔细地看一看某些哺乳动物的神经系统是将如何依恋扩展超出后代这一牢固圈子的。

3.2　配偶依恋

尽管长期的配偶依恋有时被认为是人类独有的模式,但是它已在约3%的哺乳动物中被发现,包括海狸、狨猴、伶猴、长臂猿、加利福尼亚鹿鼠、草原田鼠47 和松田鼠。[43] 但是,大多数哺乳动物即使有社会性,它们在交配时也要么是混杂的,要么是季节性的。绝大部分鸟类——约90%——都有强烈的配偶偏好和长期关系。[44] 与我们最近的亲属——黑猩猩和倭黑猩猩——没有长期的配偶关系,大多数啮齿动物和猴子也一样。

长期的配偶依恋是社会性的非常重要的一种形式:我们爱他人,我们想和他约会,与她在一起,见证她的成功,关爱他。当我们与伴侣分离,或者他们受到伤害或受到威胁时,我们会感到沮丧。当伴侣死去,活着的人常常会感到痛苦,生活失去了寄托。[45]但是正如对啮齿动物和人类的基因研究所发现的那样,配偶依恋并不意味着性的排他性。[46]这或许与基因多样性有关,对常见的鼹型鼠的研究也表明了这一点,鼹型鼠有个令人回味的科学名称:**隐鼠**(Cryptomys hottentotus hottentotus)。[47]我们现在要问一个问题:例如,我们看到了草原田鼠有强烈的配偶偏好,那么脑内的什么东西能够解释为什么草原田鼠倾向于一生都与其配偶在一起,而山区田鼠却并非如此呢?

田鼠是啮齿动物,看起来极像短尾巴的胖老鼠。草原田鼠和山区田鼠,虽然身体外形上类似,但是它们的社会性全然不同:草原田鼠的配偶是一生的,而山区田鼠没有显现出配偶偏好。雄性草原田鼠守护雌性田鼠及窝穴以抵御入侵者,而它们也分担对幼崽的养育、舔舐、看管以及保护的责任。在山区田鼠中,只有雌性养育幼崽,且养育的时间比草原田鼠短。总体的社会化水平也有区别。将它们随意放在一个大房间里,草原田鼠总是聚集在相对亲密的范围内,而山区田鼠更乐意单独待着。

草原田鼠的雌雄配偶是扩展了的家庭群体的基础,这个群体还包括帮忙保护更小的幼崽。但山区田鼠就不是这样。由于山区田鼠和草原田鼠的脑的整体结构极其相似,要发现何种神经生物学上的不同可以解释它们在社会性方面的突出差异,我们可以比较它们的脑的微观结构层次。

20世纪70年代,当伊利诺伊大学的神经内分泌学家苏·卡特(Sue Carter)在观察到草原田鼠具有很强的配偶偏好,而且第一次交配就会形成这样的纽带之后就一直在研究激素对脑和行为的影响。卡特对这种惊人的现象很好奇,她猜测性激素——或许是雌性激素——是解释田鼠不同寻常的依恋模式的关键。虽然这是一个不错的猜测,但是她的实验并不支持雌性激素假说。卡特另觅他途,她仔细考虑了生物学家巴瑞·肯文尼对绵羊所做的杰出的神经内分泌学研究工作。[48]肯文尼的实验表明,将催产素注射到发情的**不管不顾**的母羊脑内能够使其产生充满母性的行为,包括母羊—羊羔关系。就像任何牧羊场主都熟悉的那样,很难让一只母羊与一只失去双亲的羊羔结合起来,即使是那些生下死产羊羔,会很乐意照顾羊羔的母羊也不例外。因此这是一个让人非常吃惊的结果。如果母子间的依恋关系是由催产素调节的,那么这种依恋关系会拓展到配偶关系吗?事实上后来的状况表明,卡特的预感是极富成果的,它开启了大范围的研究工作。了解了这一研究,我开始猜测

48

可以将其与这样一种关心联系起来，这种关心是我们将其与人类的道德行为相联系的那种关心。[49]或许，休谟会将它视为"道德情操"的萌芽。

配偶依恋的机制

正如已经提到的，催产素是非常简单、非常古老的肽；它是由 9 个氨基酸连接组成的链（相反，血红蛋白是极复杂的链，由 500 个以上的氨基酸连接组成）。催产素有一个姐妹分子（sibling molecule），即**精氨酸加压素**，它们似乎从一个共同祖先演化而来，只有两个氨基酸不同。与催产素一样，在脑和身体中都能找到精氨酸加压素，它在稳定血压和体液平衡方面起到了至关重要的作用。

49   催产素和精氨酸加压素在下丘脑中自然释放，并广泛地扩散到其他皮层下区域，例如涉及奖励的区域（包括伏隔核），调节性行为的区域（隔膜），以及调节养育行为的区域。雌性体内的催产素比雄性更多。精氨酸加压素从其他皮层下区域被释放，包括内侧杏仁核、侧间隔和室周核，而雄性体内的精氨酸加压素比雌性体内多。随着雄性进入青春期，精氨酸加压素的水平会上升，并且在性唤起时被释放，并只在射精前下降。在雄鼠中，催产素促进了勃起功能，在性高潮时达到最高峰，在性高潮后约 30 分钟内下降至基准水平。[50]**促肾上腺皮层激素释放因子**（CRF）在哺乳动物的社会生活中也发挥着重要作用。它与压力有关，因此也与焦虑及其不适有关。当动物感到安全、舒适时，它们的催产素水平会上升，而它们的促肾上腺皮层激素释放因子会从"战斗还是逃跑"的这样一种水平上下降。相应地，焦虑就减少了。然而，很明显，促肾上腺皮层激素释放因子的适当水平增进了雄性草原田鼠之间的联系。[51]

为了发挥作用，催产素和精氨酸加压素绑定在神经元表层特定的受体蛋白质上，因此催产素对于行为的作用依赖于其相对的丰富性，同时也依赖于在特定脑区神经元上的受体密度。例如，展示出其幼崽有高水平的舔舐和梳洗行为的雌鼠比其他雌鼠拥有更为密集的催产素受体。在神经系统中，催产素只有一种受体，但是精氨酸加压素有两种不同的受体。与一种受体绑定会让配偶在结合和养育行为方面发挥作用，而与另一种受体绑定则与焦虑和进攻有关，典型的就是在保护配偶方面。[52]

在**到目前为止**的研究中,雌性山区田鼠和雌性草原田鼠间主要的神经生理学差异在于后者脑的**两个特定**的皮层下区域有更为密集的催产素和精氨酸加压素受体:**腹侧苍白球**和**伏隔核**(两者都是奖励—惩罚系统的组成部分,见图 3.8)。[53]虽然所有哺乳动物的中枢神经系统里都有催产素和精氨酸加压素,且都有两者的受体,但实验证明正是这两个特定的、高度联结的区域内受体的密度造成了社会行为的关键差异。如果实验时堵塞受体以致催产素和精氨酸加压素无法绑定,那么这些被处理过的田鼠在第一次交配后就无法结合在一起,也无法展现草原田鼠典型的社会行为。神经生物学就是神经生物学,因此如果进一步的因素,例如神经回路和其他激素水平的变化,在物种的个体是否会一贯地形成长期关系上发挥了重要作用,我们也无须惊讶。因此我们最好将与长期关系相关的高水平的受体密集度这一事实看成是整个故事的开始,而不是结束。

这两种肽,也就是催产素和精氨酸加压素,绑定它们各自的受体会对神经元产生什么影响?对这些细节的研究正在进行,但还没有完整的答案。而且,即使是对田鼠来说这个答案也肯定是复杂的,因为受影响的神经元是更大系统的一部分,这意味着在其他方面——知觉、记忆等——的进程将会受影响。尽管有简化的风险,但我们可以标记出一些突出的属性。催产素会在积极的社会交往中释放,而且它已经被表明能够抑制防御性行为,例如战斗、逃跑和僵直。它似乎是通过与下丘脑—脑垂体—肾上腺轴的交互作用以抑制杏仁核内的活动来做到这些的,而杏仁核是一个演化上的古老结构,在它的各种功能中就有对恐惧反应的调节。催产素的释放通常也会抑制脑干中战或逃的自动反应,通常还会减少神经系统对压力源的反应。值得注意的是,它的效果是对情境敏感的。给雄性老鼠用催产素,会增加其对入侵者的进攻性,但是会降低其对幼崽的进攻性。

在草原田鼠中发现的受体密度的状况会扩展到其他一夫一妻制的物种吗?对狨猴[54]、伶猴[55]和加利福尼亚鹿鼠(加州白足鼠)来说答案似乎是**肯定**的。相较而言,杂乱交配的物种,如猕猴、白足鼠在催产素和精氨酸加压素受体的状况方面和山区田鼠(杂乱交配的)类似。人类解剖学中,与受体密集度相关的可供比较的事实还无法确定,因为对受体做标记的注射方法不能运用到活生生的人身上,而将这种方法用于死亡的脑又是无效的。但是,因为物种间的机制和结构是**高度保守**的,所以一个合理的猜测就是相较于山区田鼠、黑猩猩,那些形成

50

52

长期稳定关系的人类所具有的受体密度与草原田鼠、狨猴和长臂猿更类似。

51

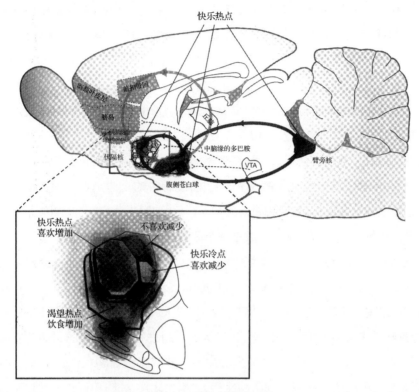

图 3.8　鼠脑的奖赏系统

　　这幅图显示了奖励系统的主要回路。三个关键的皮层下结构是伏隔阂、腹侧苍白球以及臂旁核。与快乐热点联系的主要皮层结构是前扣带、眶额叶皮层、脑岛以及腹内侧额叶皮层。腹侧被盖区包含着释放多巴胺的神经元,这些神经元投射进腹侧苍白球、伏隔阂和眶额叶皮层,它们对奖励学习是很重要的。所有这些结构和回路在人类的脑中一应俱全。引自 Kent C. Berridge and Morten Kringelbach,"Affective Neuroscience of Pleasure:Reward in Humans and Animals," *Psychopharmacology* 199 (2008):457-80.

　　通过研究人类的基因—脑—行为间的联系,海克·托斯特(Heike Tost)最近的报告指出表达催产素受体的基因的一个特定变体与人类社会性的某些类型的变化有关,包括某些类型的社会障碍。[56] **等位基因**(rs53576 是我们知道的催产素受体基因,而 rs53576A 则是等位基因)与特定的解剖差异(相对于正常对照组)相关:下丘脑中灰质体积变小;下丘脑和杏仁核之间以及下丘脑和前扣带皮层之间的连接增多;而且只是在男性中,杏仁核内的灰质容量增加了。[57]这是否会造成脑活动的差异呢? 在一个明显带有情绪反应的任务中,他们测试了这一点,发现杏仁核活动的水平下降了。

从行为上来说,按照已经建立并完善起来的自我评定标准,等位基因与下降的社会性(归属需求、同情别人、敏感的养育行为、形成长期依恋关系的能力等)联系在一起。[58]目前还没有技术能在活着的被试中确定受体的密度和分布,因此研究的重点集中在已知的隔离催产素的神经结构(如下丘脑)或者与有催产素受体的区域有着丰富联系的神经结构(如杏仁核)。为了解释社会性情的差异,托斯特等提出在携带 rs53576A 等位基因的人中,非标准的结构和下丘脑、杏仁核和前扣带间的连接通常可能会造成对社会交往并不那么积极,甚至是消极的感受。在对照组的被试看来或许是温和愉悦的交往,例如在杂货店排队时与陌生人闲谈、帮助邻居捡起掉在地上的食品,对这些被试来说却并不让人觉得快乐。由于我们已经知道杏仁核在对恐惧的感受、对恐惧的反应以及积极的社会反应中所具有的重要作用,这也就可以理解了。[59]在人类的社会性中有许多因素发挥作用,而正如我们将在第5章讨论的,单一的基因很少有巨大的影响,但它是多节点基因网络的组成部分,也是基因—脑—环境这个始终在循环的网络的组成部分。因此,有关催产素受体基因的一个重要变异的发现固然重要,但它可能只是人类社会性及其变化这一故事的一部分。

让我们来看看其他因素,试想一下母性行为对幼崽催产素水平及其随后的社会行为产生的代际效应。迈克尔·米尼(Michael Meaney)和他的同事发现,具有高水平母性行为的老鼠母亲也具有高水平的催产素;其母性行为的接受者也会具有高水平的催产素,这已被证明与母亲的舔舐和梳理行为有关。当这些雌性幼崽成年并有了自己的孩子时,它们也极具母性,有高水平的催产素,进而它们的孩子也有高水平的催产素。[60]交叉培育实验表明,在这一结果中,婴幼儿早期经验中的养育行为比基因更具影响力。[61]类似的结果也显示在对猕猴的研究中。[62]就人类而言,更高的催产素水平与高水平的母性互动相关,进而又与在婴儿中的高水平催产素相关。正如露丝·菲尔德曼(Ruth Feldman)及其同事提出的,在非人类中,催产素、养育行为以及幼崽的社会能力之间存在生物反馈环,而人类也同样可以获得这一反馈环。[63]

3.3　除了催产素还有什么？

相对雌性而言，我们更了解血管加压素对雄性的作用。它是雄性与配偶结合所必不可少的，或许它也会在进攻中发挥作用，尤其是保护子嗣和配偶时。然而，在有些条件下，精氨酸加压素发挥着与催产素相反的作用。因此给予雄性田鼠精氨酸加压素会提高其活动和兴奋的水平，相对于"友好的"姿态来说，这与防御姿态更相关。给雌性田鼠服用催产素会降低其活动并使其安静，而给雄性田鼠服用精氨酸加压素则似乎起到相反的作用。当然无论是产前还是产后，催产素和精氨酸加压素系统都会和其他激素，例如雌性激素、黄体酮相互作用。它们也与诸如多巴胺和血清素等神经递质相互作用，[64] 而具体细节还在研究中（神经递质有很多种，它们是由神经元分泌的物质，在散布到两个神经元间的空隙后会结合到另一个神经元上，这样在空间上分离的神经元之间会形成一种交流。被释放的物质将增加或降低接收递质的神经元被激活的可能性）。

除了催产素和精氨酸加压素系统，**多巴胺系统**对于社会行为的表达似乎也很重要。多巴胺是一种神经递质，它在许多功能中发挥着多重作用。它有两种受体类型，D1 和 D2，[65] 它们与社会行为有特别的关联，且每一种都有不同的功能。我们已经了解到多巴胺对于学习至关重要，当动物了解世界并开始根据一件事的出现来预测另一件事的时候，多巴胺会作为奖惩系统中神经元变化的中介。例如，草原田鼠要和它们的配偶结合在一起，它们需要能够识别与其结成配偶的田鼠，而识别需要学习，学习则需要多巴胺。

近来，多巴胺已被确定在配偶结合和养育行为中发挥作用。进入 D2 多巴胺受体对于配偶结合的形成必不可少，而激活 D1 多巴胺受体则会阻碍配偶结合。随着结合的形成，D1 受体会上调，阻止第二个结合的形成。多巴胺要在配偶结合中发挥作用，它的 D2 受体就必须位于奖励系统中同一个神经元的催产素受体旁边；对于雌性，这种共位（co-localizing）安排必须存在于伏隔核内，而对于雄性，它必须存在于腹侧苍白球内（这两个结构都是奖惩系统的一部分）。

分离的动物重聚或对子嗣的求救信号做出满意的反应后，脑中就会释放内源性阿片。[66] 在行为上，这一点可以从一只狗与其同伴或主人重逢时所展现的喜悦观察到,这个行为完全不同于要把它装进宠物箱时的闷闷不乐的表情。例如,重逢的狗会相互舔对方的脸,向着对方跳跃,精力充沛地摇摆。对内源性阿片作用的确切本质,它与其他激素(例如催乳素)以及与催产素和精氨酸加压素间的相互作用仍在研究之中。尽管故事还不完整,且我们知道得越多就越复杂,但这个故事(也就是催产素和精氨酸加压素受体密度与依恋有关这一点)的核心已经不再那么神秘了。

我已经强调过催产素和促皮层素释放因子这种应激激素之间的复杂关系,但一项最为引人注目的发现将这一复杂性扩展至未曾预料的一般健康和创伤治疗的领域。在压力的状况下,例如处于管控状态中,创伤愈合会减缓,这种结果在人类和啮齿动物中都能发现。重要的是,研究已经表明,给予催产素能够加速处于压力状态的老鼠伤口的愈合。这个发现引发了一个有趣的问题,即关于催产素和其他已知对伤口愈合发挥作用的物质之间的关系,例如与循环细胞因子(免疫系统反应的一部分),以及其他减轻炎症的物质之间的关系。在最近一篇文章中,神经科学家让-菲利普·古因(Jean-Philippe Gouin)和同事[67]测试了人类被试的伤口愈合情况。在这个测试中,37 对夫妇被准许留院观察 24 小时,这些夫妇表现出各异的情感或紧张程度。在此期间他们参加了一个"结构化社会支持互动任务"。在入院时会检测他们唾液中催产素和精氨酸加压素的水平。一个发现是,更高的催产素和精氨酸加压素水平与支持性的、充满感情的人际关系相关,而更低的水平则与配偶之间的"消极沟通"有关。就"创伤"而言,在每个人的前臂上生成一个小的水疱,连续 8 天每天评估一次水疱的愈合进展,到第 12 天再次评估。不考虑统计因素,基本的结果是具有高水平催产素的人明显愈合得更快,而拥有高水平精氨酸加压素的女性也是如此。

同时值得一提的是,由于创伤后应激障碍对认知疗法来说非常顽固,有人建议出于治疗的目的,在治疗中使用催产素。由于催产素水平与在别人陪伴时所感到的安全、信任和愉悦之间的关系,又由于弱化条件性恐惧反应涉及弱化杏仁核对刺激的反应,这一治疗策略还处在严格的考量中。[68]

3.4 雄性养育

在前面的叙述中我们追溯了一些已知的配偶结合方面的内容,但还需要再谈谈雄性田鼠得以表现出自发养育行为的机制。新的数据表明,它也主要但并不完全是由催产素和精氨酸加压素调节的。神经科学家凯伦·贝尔斯(Karen Bales)证明,能繁殖而无经验的雄性田鼠对置于它们面前的幼崽会自发地进行**异亲养育**(非亲属抚养),既有消极的(与幼崽挤在一起),也有积极的养育行为(找回并舔舐幼崽)。[69]但是,如果雄性田鼠被注射了阻碍催产素受体和精氨酸加压素受体的物质,异亲养育性会降低,而对幼崽的攻击性会增加。在阻碍物剂量较少时,对幼崽的反应也会较慢,攻击也较少,这表明存在着剂量依赖性。如果仅仅一种受体类型(催产素受体或精氨酸加压素受体)被阻碍,并没有什么影响。因此,任何一个受体似乎都足以调节异亲养育。最后,结果表明,对于能繁殖而无经验的雄性草原田鼠,仅仅将幼崽暴露给它就能提升它的催产素水平,降低其皮层酮水平(一种应激激素),并且增加其后与雌性田鼠结合的可能性。

演化生物学家可能会问为什么雄性草原田鼠会为养育幼崽而操劳,更不用说异亲养育——对于它们和它们的基因来说,这其中有些什么呢? 毕竟,山地田鼠幼崽没有父亲的帮助时情况也很好。据我所知,对此还没有完全确定的答案。但是,山地田鼠和草原田鼠的生活环境迥异,相比之下,山地田鼠在岩石和林中的灌木里有大量可供保护的掩盖物,草原田鼠可能更容易因老鹰和茶隼的捕猎而受到伤害。在开阔的草原,雄性田鼠的养育行为有助于保护窝穴,通过带来额外的食物,雄性田鼠能养育更强壮的、更能抵御捕猎的幼崽。不管怎样,在田鼠中所发现的催产素和精氨酸加压素调节养育行为这一事实也暗示了一个更为一般的观点,即在哺乳动物中,扩展的社会能力可能是由基因上相当小的变动而产生的,这个变动导致了回路、神经化学物质以及支持新水平的社会能力的受体的变化。

早在对草原田鼠一夫一妻的配偶结合的研究中,就暗示了一夫一妻制的配偶与其他田鼠的基因差异可能和某个特定 DNA 链的变体有关,这一 DNA 链调节血管加压素受体的表达。研究发现,草原田鼠体内的这一特定 DNA 链比山地田鼠体内的长,这就提出了一个问题,即配偶间形成长期结合关系的其他物种是否也是这样。遗憾的是,对其他物种的进一步研究却对这一暗示提出了质疑。很明显这里涉及多重机制,而基因分析表明,一夫一妻制的配偶模式在哺乳动物中经过了许多次的演化,甚至在白足鼠属中就有两次。[70]谈论"一夫一妻的基因"会让人找不着北。[71]

人类的配偶依恋又如何呢? 从本性上说,我们类似于草原田鼠吗? 答案似乎是人类在其配偶安排上是灵活的。强烈的依恋的确是常见的,但是根据人类学家乔治·默多克(George Murdock)和苏珊娜·威尔森(Suzanne Wilson)的研究,83％的社会允许婚姻的一夫多妻制模式。然而,根据情况的不同,即使允许一夫多妻,由于大多数男人并不富裕,所以他们很可能只有一个妻子。[72]因此,尽管那些更富有的男人可能有不止一个妻子,但一夫一妻制可能实际上很流行。在历史上,这样的记载比比皆是:一个富翁可能与一个特定的女性保持特殊、长期的依恋关系,而同时享有其他许多女人,并让她们怀孕。因此即使一夫多妻是一个地方的风俗,个体的倾向也可能会导致长期的依恋关系。

其他17％的社会,包括现代和古代(例如古希腊和罗马),一夫一妻制已经是风俗了。婚姻风俗的文化差异产生的原因主要在于生态和文化条件的差异,尤其是在财产继承的时候,是否存在关于财产和其他形式财富的继承惯例。

借鉴历史和人种志方面的材料,演化生物学家罗拉·福尔图纳托(Laura Fortunato)和马尔科·阿切特(Marco Archetti)认为,当有多个妻子,每位又都有孩子,因此就有多位继承人的时候,将资源转让给所有继承人会消耗它们的价值;例如,把土地分块继承下去会使土地越来越小,不足以养活靠土地为生的家庭。[73]男人可能会选择一位特定的妻子,其孩子继承所有的财富,但这导致了后代间的竞争,一般来说,这种解决方案是不稳定的。在这些条件下,一个能增进其子孙福祉的更稳定的策略就是拥有一个妻子,以确保对后代的父权,并只对她的孩子大量投资。福尔图纳托和阿切特注意到一夫一妻制出现于欧亚大陆,当时农耕开始普及,土地和牧群作为一种重要财富的来源传给后代。一旦某些做法成为规范,一旦它们会带来利益并规避麻烦,一旦它们被社会的支持和不支持所强化,那么它们似乎当然就体现为完成事情的唯一正确的方法。

3.5　依附和道德有何关系?

很可能,催产素、精氨酸加压素和受体分布的范围是解释人类这样一种社会性的重要因素,而这种神经生物学理解对于人类道德的起源和基础有更广泛的启示。人类,像狒狒、猕猴、狼和其他一些哺乳动物一样,有强烈的社会性。我们的脑被组织起来以便照料我们自己的利益,以及亲属和朋友的利益。虽然社会生活带来许多益处，但它也的确增加了群体的内部竞争，以及兄弟姐妹、配偶和邻居间对资源的争夺。解决社会问题既以依恋为基础，也由于对名誉的关心和对惩罚和驱逐的恐惧而形成，这导致了降低冲突的各种方式，例如那些涉及外部威胁和内部竞争的冲突。因此在人类中，作为一种社会习俗，一夫一妻制可能是减少女性间竞争和继承各种资源的好策略。有些社会解决办法比较有效，它们为群体内部的稳定和安全创造了空间，而其他方法从长远来看可能具有社会不稳定性，或者当条件改变时又不适用于社会成员的福祉。社会行为和道德行为看起来都是同一个行动谱系的组成部分，在这一谱系上，那些我们认为是"道德的"的活动可能比那些单纯的社会活动，例如给新妈妈带一份礼物，涉及更严重的后果。社会行为和道德行为是一个单一连续体的组成部分，这一观点一定程度上受到神经科学数据的支持，这些数据表明无论被试看到的是一个单纯的社会实践，还是习惯认为的"道德的"事件，他的前额叶皮层的相同区域都表现得更加活跃。[74]

在人类中，当社会问题的解决方法变得根深蒂固时，文化习俗、惯例和制度会稳步地改变。习俗可能是明确学会的，比如学会不在餐桌上舔餐刀，也可能是暗暗学会的，比如学会可接纳的拥抱亲吻亲戚朋友的方式。人类是卓越的学习者，更是卓越的模仿者。有时不知不觉地，我们就能学会言谈举止、风格、技术、习俗和群体内的象征符号。

解决社会问题可能是更普遍地解决问题的一个实例，它会用到设想和评估所计划活动的后果的能力，而许多人的这种能力非常强。它还会用到根据条件变化修正眼前的操作和技术的能力，这种能力可能与游戏有关。社会科学家对人类在社会实践中的文化差异有着翔实而广泛的记录，从土地所有权到银行管理制度到对无礼行为的适当回应以及幽默的各种恰当方式。[75]但是正如在身体修饰或畜牧业方面存在常见的跨文化主题一样，在惩罚、冲突的解决方法、配偶和孩子的互动、财产所有权和群体防御等方面也存在共同的主题。例如作为对社会不当行为的一种惩罚形式，刻意回避在许多文化和物种中是共存的，冲突后的和解通常包括抚摸和安抚，常常还有仪式化的服从姿态。刻意回避与和解抚摸都与神经回路中独特的改变有关，这些改变与苦恼和舒服有着因果上的关系。

社会实践的共同性部分是基于我们基本的社会欲望及其神经生物学机制的相似性，而这些机制为所有哺乳动物所有，但不同的物种又有不同的变动。是什么让人类的脑实现文化积累，又是何种生态条件支撑着它，这些问题还悬而未决。[76]

第4章中，我们将更细致地看一看就如下这个方面，神经科学和人类学能够告诉我们什么，这个方面就是信任和合作的扩展，从有亲属关系的个体构成的小群体扩展到熟人然后再扩展到陌生人。

在哺乳动物的社会性中许多脑过程参与其中，但有三个突出的主要因素：(1)迫切关心自己、后代、配偶和旁支的福祉；(2)评估和预测自己和他者在特定环境下有何种感受和如何行动的能力；(3)一种与内化社会习俗并应用这些习俗相关的"奖励—惩罚"神经系统，通常是与了解父母、兄弟姐妹和其他群体成员的期望和生活方式相关的。[77]

物种个体所采用的社会性的具体形式依赖于他们的生态位和他们如何谋生。社会性不是全有或全无，而是程度性的。美洲狮具有最低程度的社会性，人类则具有高度的社会性，而乌鸦位于两者之间。社会性也深深地依赖于食物资源。正如本杰明·基勒姆(Benjamin Kilham)在其精彩的研究中所表明的，除了妈妈—幼崽群体之外，被标准划分为独居生物的黑熊会具有令人吃惊的社会性，只要有足够的食物养活每一只黑熊。[78]最后，在一个物种内部，个体之间存在相当大的变化，而且如上所述，其中的一些变化也许不仅在某种程度上依赖于催产素受体基因，而且也依赖于婴幼儿与父母间的互动。有些人是有高度群体导向的，而且对名誉很敏感，而有些人则心安理得地生活在社会的边缘，对其古怪行为怡然自若；更极端地，有些人有明显不利的社会障碍症，例如自闭症。

如果道德价值锚定在与社会性有关的神经生物学之上，如果合作是一个重要的与道德相关的行为，那么我们研究的下一步就是更深入地审视合作，并最终探究互相信任的、互相合作的互动如何能够在并没有亲属关系的朋友和陌生人中间经常出现。同时，我们需要认识到，社会性也有它黑暗的一面，而且在人类中，它实际上可能非常黑暗。

61

62

4. 合作与信任

我们愿意照顾未自立的婴幼儿,然后还有配偶、亲属和旁支,进一步会扩展到其他人,这就是人类社会化的关键转变。[1] 位于复杂的神经联结网络核心的是催产素,它是哺乳动物体内一种强大的肽,被用于组织脑,从而使自我关心扩展至婴幼儿,继而扩展至更广泛的关系圈。催产素与信任相关,主要是由于它在提高对他者的容忍度时发挥了作用,以及对恐惧和回避反应进行向下调节。在安全情况下,当动物和朋友、家人在一起并且催产素水平较高时,它们会互相梳理、抚摸,且通常都很放松。此外,梳理和抚摸似乎能提高催产素水平,导致进一步放松,这暗示存在生物行为循环。[2] 虽然催产素和内源性阿片之间的关系还不清楚,但从我们已经了解到的不多的东西来看,在许多情况下,当催产素被释放时,内源性阿片似乎也会被释放。行善则喜——至少有时是这样。

本章旨在进一步考察作为社会现象的**合作**,还有合作现象如何与那些依赖于催产素、精氨酸加压素以及与它们的各种受体组合的社会行为相联系。接下来要辩护和阐释的第一个初步的观点是,就哺乳动物的合作而言,不大可能只有一个单一的机制。第二个初步的观点是一些物种中的一些社会行为,例如雄性草原田鼠实施的异亲养育(养育他人的孩子),就其本身来说可能并不是选择出来的,而有可能是神经回路依赖于环境的副产品,而神经回路是支撑被选择的行为所必需的,例如照顾幼崽的一般倾向就是被选择出来的,当附近的幼崽事实上是自己的孩子时,这个倾向通常就会展现出来。第三,正如罗伯特·博伊德(Robert Boyd)和皮特·瑞切森(Peter Richerson)所指出的,[3] 在人类中,合作扩展到亲属和已知部落成员之外可能仅仅是在农业出现之后才普遍发展起来的,也就是大约 1 万年前。当主要食物来源是狩猎和觅食时,就好像人类学家弗朗兹·博厄思(Franz Boas)在 1883 年至 1884 年所研究的各种因纽特人部落的那种情况,除了一年一度的集会以交换工具和其他货物,以及与家人再次联系之外,资源的竞争会将部落隔离。[4]

来自田野人类学家——这些人类学家研究来自迥异群体的人在玩诸如"最后通牒"和"独裁者"这样的金钱交换游戏时的行为模式——的新数据有力地显示了在具有更大"市场整合"(market integration)的群体中,对陌生人信任和与其合作的水平也更高(人类学家使用"市场整合"这个术语意指在群体自身种植或狩猎所获得的食物中,他们购买或交换回来的食物中所拥有的卡路里的比重)。[5]当人类的定居点规模达到上千人时,与非亲属熟人和陌生人之间的互动的优势就会非常明显,这种优势足以将贸易中的公平实践稳固下来。逐渐地,各种组织合作和惩罚不合作的制度就出现了——这些制度会调整各种活动,诸如土地所有权、继承、物物交换和贸易以及分摊公共事务的成本。[6]仿真模型和人类学数据表明,比起较小的群体,更大群体往往拥有更多和更复杂的工具。[7]类似的,更大群体往往也有更为复杂的社会实践,包括涉及信任的贸易和交换。

如果能够依靠制度安排来确保对已知和未知参与人的一个合理的信任度水平,信任就会扩展到亲属和熟人之外。虽然初生制度的特征是通过对亲属的背景性社会依附关系来塑造的,但它也可能受其他各种因素的影响:需要解决的问题的性质、惩罚违反者的意愿、个别参与者的癖好以及制度出现之前人们是如何行事的。因此延展到亲属和熟人构成的小群体之外的合作系统可能极大地依赖于文化——依赖于信仰、态度、被群体广泛采纳的已习得的习惯以及旨在降低与陌生人合作风险的制度安排。

如约瑟夫·亨利希(Joseph Henrich)及其同事注意到的,分享宗教制度也许是将信任的边界扩展到与陌生人短暂互动的一种方式。[8]这样的效果可能是因为当人们知道惯例被分享了的时候,行为的可预测性也就增加了。狩猎采集者没有体验过合作惯例的益处,也没有获得适合于这种互动的习惯,而比起他们,被市场整合的个体更有可能在与陌生人的交易

65

中显示出信任。当已确立的制度不可靠或腐化的时候,信任就瓦解了,对陌生人、熟人,甚至是家庭成员的怀疑反倒成了常态。在近来的时代中,制度性信任崩溃的一个绝好而又悲剧性的例子就出现在斯大林统治下的苏联及其以后。[9]

4.1　哺乳动物中的合作究竟是什么?

合作并非如哺乳这样的单一的行为模式。在动物的行为中,什么才能被视为合作呢?为清楚起见,演化生物学家给出了合作和其他相关术语的精确意义:[10]

1. 如果一个行为对于实施者和接受者都有一个适当的后果,该行为就是**社会性的**。

2. 当一个行为有益于实施者而对接受者代价不菲(＋/－)时,该行为就是**自私的**。

3. 对双方都有利的行为是相互**有利的**(＋/＋)。

4. 对接受者有利而需实施者付出代价的行为是**利他的**(－/＋)。

5. 对实施者和接受者而言都是代价不菲的行为是**恶意的**(－/－)。

6. 一个行为是**代价不菲**还是**有利**可图基于如下两个方面来界定:

(i)终生适当的后果(而非短期后果);

(ii)适当的后果与整个群体相关,而不只是与个体或和个体互动的社会群体相关。

7. **合作**是对另一个个体(接受者)提供益处的行为,这一行为的发展依赖于对接受者而言有利的影响。

这些说明非常有用,尤其是对阐明"适当的后果"包括什么,因为评估行为的适当性总是在科学家中成为争论的源头,而有一些争论实则只是语义上的。尽管这些定义是有用的,但我还是对于采纳最后一个有关合作的定义持有疑虑,因为就本书的目的而言,它似乎排除了人类大量的通常被称为**合作**的行为。原因如下。

根据上述定义,要被视为合作,行为就必须有益于接受者才能**被选择**。

这样在狨猴和伶猴中,共同抚养可能会被选择,而在狐獴中则是放哨行为。该规定的基本思路在于:如果没有"被选择"的规定,我们可以说大象和蜣螂合作以提供丰富的粪便。但是没有人真的认为应当将大象的肠部运动视为是与蜣螂合作。相反,蜣螂在演化中利用了丰富的食物源,而就像实际的情况一样,在有大象的地方,蜣螂可以获得丰富的食物。因此为了避免这种荒谬,要在定义中写下这样的要求:被视为合作的行为是因为对接受者具有有利的影响而被选择出来的。大象丰富的排泄物并不是作为与蜣螂互动的组成部分被选择出来的,因此它们不是合作的例子。

虽然这样的修正对排除将大象与蜣螂作为合作的例子是有用的,但是它也冒着将人类完美而又寻常的合作情况排除在外的风险。我的邻居和我一起修理拖拉机,因为这有利于我们双方,而且一个人单干很难达成目标,通常这就会被称为合作。但是,因为共同修理拖拉机的行为可能不是自然选择的结果(我们的脑演化不是为了去修拖拉机),那么按照生物学家的定义,我们所做的事情就没有资格称为合作。然而,它确实可以算作互利(＋/＋),而且根据生物学家的定义,这个词并不意味着行为是被选择的(见上述定义)。如果我们遵循上述提供的合作的定义,我们必须接受这样的结果,即大多数人类的共同事业都不是合作。当演化生物学家只是与其他演化生物学家谈论时,这也许没问题。这一语境面临的麻烦是这个定义需要改变通常的用法,而除非谈论的好处是压倒性的,否则这样的改变常常会造成不可收拾的混乱。我们会使用**互助论**这个词,但是它并没有囊括**合作**所具有的所有形式。我能说"我们要合作(cooperate)吗",但是说"我们要互助(mutualize)吗"听起来就很蠢。我们听到的是"比利在学校不太合作",而不是"比利不善于互助"或诸如此类的说法。

对于某些形式的灵长类动物的(从一种不确切的意义上说)合作而言,这个定义也许过于严苛。在哥斯达黎加洛马斯巴布达生物保护区,田野人类学家观察到白脸卷尾猴(white-faced capuchin)通过合作,将一只被蟒蛇缠住的幼猴救出。一些群体成员会用身体攻击蛇,而其他成员则从蛇盘起来的身体中拔出猴子。当猴群首领到了以后,它开始从母猴攻击的反方向击打,也可能撕咬蟒蛇。这对于解救幼猴是有效的。卷尾猴也会和其他卷尾猴群合作以展开侵略性攻击。[11]因为卷尾猴群总是抱团,所以从蛇嘴下救出群体成员这个举动本身就不是被选择的,但对群体成员的强烈关心却是被选择的。因此卷尾猴在各种环境下合作,它们会根据群体成员所处的困境,运用它们过去的知识和解决问题的能力而采取适当的行动。

《牛津英语词典》对"合作"这个词列出的一个基本义项是:"合作的行为就是朝着相同的目标、目的或效果一起工作的行为;携手运作。""携手努力"的想法似乎道出了人类的许多集体努力,而且也可能道出了其他灵长类的集体努力。而它似乎的确排除了大象和蝼蟥的例子。此处就我们的目的而言,这种描述的优点在于它对于选择的问题是开放的,而只是要求某种层次的目标导向。这个描述可能对蚂蚁和鱼的行为并不那么有用,但或许就我们的目的而言,由于还没有任何关于合作的单一定义能适用于所有物种,暂时遵循《牛津英语词典》可能是明智的。

4.2 哺乳动物中的合作:几个例子

哺乳动物的合作可以采取许多形式,从为同伴梳理以除去寄生虫,如狒狒和黑猩猩,到不断缩小包围圈以捕鱼,如海豚和逆戟鲸。一些物种进行"领地合唱",即它们会集体发出警告性呼叫以对抗可能进入其领土的入侵者。在一个物种中,合作行为对于当地环境和个体的社会性差异很敏感。

梳洗似乎会给双方带来愉悦,这可能是因为支持舔舐婴儿和被舔的回路——这对于清洁以及正常的脑发育至关重要——具有会让双方感到快乐的部分,这一行为会一直持续到成熟期。[12]虽然研究者已经费了很大的功夫根据对这种社会安排的选择性优势来解释为他者梳理这个行为,但是至少对一些梳理行为来说,一种更简单的解释就是梳理行为会让梳洗者和被梳洗者都感到愉悦,而且如果没有其他事情可做,这是一个愉悦的消磨时间的方式。代价小,而收获大。人类对闲聊的嗜好和狒狒的梳理行为极其相似。[13]

挤作一团取暖也是一种合作形式,虽然是一种简单的形式,在寒冷的夜晚,这种合作会让挤在一起的所有个体都从对这种紧密的靠近的容忍中获益。挤作一团是双亲和后代之间的一种典型行为,而成年个体挤在一起抵御寒冷则是对付天气问题的一种显而易见的解决方案。因此这并不是需要援引特定回路或特殊基因贡献来进行解释的情况。注意:根据前一节所列出的**合作**的生物学定义,如果合作只是针对脑理解的问题的解决方案,那么在寒冷中挤在一起也许就没有资格被看作是合作,而仅仅只是互助。

合作性捕猎在狼、非洲野狗、海豚、逆戟鲸、鸟类(如乌鸦)中都能看到。这是一种与抱团取暖非常不同的合作形式,这样说尤其是因为它涉及对变化中的情况的复杂、有组织且快速的反应。[14]对合作性捕猎难以展开神经生物学研究,而这一研究也并未得到很好的理解。但是就聪明这个词的某种日常意义来说,进行合作性捕猎的哺乳动物往往是聪明的,而且它们也善于根据目标和意图的性质预测其他个体的行为。然而,提到了智能也就提出了在无语言的动物中如何定义、衡量和测试智能的难题,更遑论野外观察与在圈养状态中测试两者孰为重要,以及对"拟人论"信手拈来的批评。[15]

在哺乳动物中异亲养育被认为是罕见的,但也的确存在。虽然对圈养黑猩猩的研究表明它们并不在意非亲属的困境,但是在克里斯托夫·伯施(Christophe Boesch)及其同事近来发表的关于野外研究的报告中,有 18 个孤儿收养的例子,这其中半数都是雄性所为。[16]在草原田鼠中,雄性育儿,而其兄弟姐妹也通常会帮助养育幼崽。狐獴中也有异亲养育,一个或两个姨妈会帮助母亲照顾幼崽,而且它们在照顾的过程中甚至可能开始分泌乳汁。野生红领狐猴进行广泛的异亲养育,包括将幼崽隐藏于树冠、守护巢穴、运输和异亲护理。[17]生活在大集体中的普通猕猴也表现出异亲养育,包括携带和提供物资,尤其是由兄弟姐妹来养育。

主动拒绝养育他人的后代会在一些哺乳动物中被选择出来,这些哺乳动物的幼崽在出生后立刻就能行走,而且在不受到阻碍的情况下很容易就能窃取其他母亲的资源。例如,绵羊通过踢或用头顶撞的方式阻止有需要的孤儿(孤儿可以通过气味识别出来)。在绵羊中,异亲养育很少见,这并不奇怪,因为养育后代的成本高而预期可得的收益低。然而,异亲抚养(对整个种群来说,以及从长远来看)的适应性结果对一些物种似乎是积极的,这取决于物种的生存方式。

物种间也存在合作(这种合作同样也是互利的),比如当乌鸦带着郊狼来到麋鹿的尸体旁时,它预想着一旦郊狼尖利的牙齿分解了麋鹿的尸体,它就可以来打扫战场了。[18]当然,人类和狗以多种方式合作,时间可能有 3 万年之久了。[19]人类用狒狒来协助牧羊。赫什(Hoesch)详细叙述了雌性狒狒阿尔法(Ahla)如何在早上带着农夫的山羊出门,发现捕食者如何发出警告,以及晚上如何带领山羊回到羊圈,为山羊梳洗,并定期护送走散的小羊回到妈妈身边。[20]

4.2 信任与催产素:它对人类有什么影响?

本书主要的假说,即道德源自依恋和结合的神经生物学,依赖于这样一个想法:可以调整哺乳动物中的催产素和血管加压素网络,从而使关心对象超出个体自己的幼崽而扩展至其他个体,而且有这样一个网络作为背景,学习和解决问题的能力就会被用来服务于个体的社会生活。因此,我们可以预测合作和信任对催产素水平是敏感的。这产生了一个重要问题:催产素水平的变化会影响人类的合作行为吗?

其中一种研究路线旨在通过给予定量的催产素并观察信任或合作行为是否会变化来考察催产素对人类行为的影响。催产素通常是使用鼻用喷雾来给予的,因此催产素从鼻腔内的气味受体经脑内嗅球通道到达皮层下脑部区域。下一步,也就是找到一个给予催产素就可以对其产生可测量、有意义的效果的合适行为,则需要非凡的独创性。

迈克尔·克斯菲尔德(Michael Kosfeld)是一名神经经济学家(他研究脑如何做出决定)。他问了这样一个问题:如果被试在玩一款信任在其成功(比如赚得更多)中发挥决定性作用的经济游戏之前被给予催产素,他们会比未被给予催产素的对照组被试更加成功吗?[21]为回答这一问题,他和同事选择了"信任"这一款决策("经济")类游戏。"信任"这款游戏是这样操作的。一个玩家是**投资者**,一个是**受托人**,但是他们不能彼此交谈或见面,而且他们的身份也被隐瞒了。这些当然是人为的,但它避免了使人混淆的因

71

72

素,例如可能影响行为的友谊和外表。在开始时发给每个玩家 12 美元(真钱)。然后投资者可以向受托人投资 0 美元、4 美元、8 美元或者 12 美元。实验者会把投资的金额增至三倍并支付给受托人,例如,如果投资者投资 8 美元,受托人就会累积到(8×3)+12=36 美元。受托人可以按照他的想法退还或多或少的钱给投资者。受托人退还的更多,投资者在下一轮游戏中就能投资更多,因此从长远看双方就会做得更好。简单的数学运算揭示出,如果受托人在接受第一次投资后通过返还比例可观的钱数向投资人示意自己值得信任,那么双方的收益会被最大化。在这些条件下,如果投资者能够信任并慷慨地投资,在几个回合之后,二者就能赚到很多。问题在于投资者的信任水平能否因被给予催产素而被改变。

答案是**肯定的**。克斯菲尔德实验中的被试进行了四轮实验。通过鼻用喷雾被给予催产素的被试明显更愿意信任受托人,在 45% 的时间中会投出金钱(在给予安慰剂的对照组中是 21%),而且在每次转账中比对照组多投资 17%。重要的是,如果投资者相信和他玩游戏的受托人是一个电脑程序而不是人类,就不会有这样的效果。进一步的,虽然催产素鼻用喷雾对**投资者**行为产生影响,但对**受托人**行为没有产生影响。这不难理解,因为尽管像我们在接下来看到的那样,受托人的确需要识别投资者在什么时候发出了信任的信号(即投资了其大部分金钱),但受托人这个角色的成功并不需要信任。

特定的精神疾病会影响受托人和投资者成功协商合作行为的能力吗?具有启发性的证据来自对患有边缘性人格障碍(BPD)的个体的研究。边缘性人格障碍是一种严重的精神疾病,它的特征是表现出情绪、人际关系、自我形象和行为方面的不稳定,而且信任水平低或者随意波动。据说大约有 2% 的人口深受其折磨,它给患者和家庭成员带来了极大的痛苦。

神经心理学家布鲁克斯·金-卡萨斯(Brooks King-Casas)研究了 55 例之前被诊断为患有 BPD 的患者,以便确认与病理学相关的脑部区域。[22] 在研究的行为部分,BPD 被试在"信任"游戏中以受托人的身份玩了 10 个回合,而健康的对照组则扮演投资者的角色。对照组则由健康对照组的投资者—受托人二人组成。如前所述,收益最大化的最佳策略是投资者在开始时做

73

出相当高的投资，而受托人返还超过投资者投入的金额以示信任（记住实验者会将投资者投给受托人的金额增至三倍）。一旦信任建立，谨慎的投资者会向受托人投资更多。如果信任因为差额（shortfall）而破裂，那么受托人的慷慨大方则显示出想要修补信任的愿望。

患有 BPD 的受托人在建立或维持信任关系中表现糟糕，在示意信任以修补信任裂痕时也表现糟糕，即使在实验者督促他这样做时也不例外。结果，患有 BPD 的被试在游戏中的收益要低于健康志愿者的收益。他们自我报告的信任水平也比健康的对照组低。使用功能磁共振成像，可以比较健康对照组和 BPD 被试的皮层活动水平。一个差异涉及前脑岛，我们已经知道在因为拒绝和违反规范而产生的普遍不适中前脑岛发挥着作用（见第 2章）。更具体而言，金-卡萨斯发现在 BPD 被试中，从投资者处接受"不公平"的小数额并没有增加前脑岛的活动，而**支出**不公平的金额却会增加活动。这暗示着这些被试预期会被不公平地对待，而与此同时又能评估不公平的金额是多少。与此对照，在健康的对照组中，"不公平"交易，无论是接受的不公平还是支出的不公平，都伴着前脑岛活动的增加。金-卡萨斯认为前脑岛的这一反应与 BPD 患者对他人的低预期和对他人的消极评价这种典型的状况是一致的。

74　　　显而易见的实验想法是给予 BPD 被试催产素，然后观察信任行为和识别"信任我"（trust-me）信号的能力是否提高。虽然说起来这是一个简单的想法，但是考虑到要得出有意义的结论所需的患者数量，再加上由于患有BPD，他们对参与实验并不情愿，因此这实际上是一个颇为冒险而又困难的实验。然而，来自金-卡萨斯研究的已有结论的确给了我们对信任的复杂性的有趣一瞥，而且还提醒我们，如果形成和维系与他人的信任关系的能力低弱，就会降低合作所带来的许多利益。难以形成信任关系的个体处于巨大的不利之中。

在最近一项以健康男性作为被试的研究中，神经心理学家卡斯滕·德·德勒（Carsten De Dreu）研究了一个对我的假设尤具吸引力的问题：鼻内的催产素对于内群体的合作、与外群体成员的合作以及对外群体成员的敌意有何影响？[23]和早前的那些研究一样，这个测试也涉及用真钱玩游戏。

在这个游戏中,一个被试相对于内群体的同伴(另外两个人)得利,或者整个群体得利,或者会在代价最小的情况下让外群体遭受金钱的损失。游戏的设计是结构化的:合作使群体收益最大,自私使个人收益最大,而允许对外群体的恶意惩罚不会连累内群体成员,而外群体成员会付出代价。游戏具体设计如下:给每个被试 10 欧元。就个人而言,留在手上的每一欧元就值 1 欧元;对贡献到**群体内**资金池里的每一欧元,实验者会给包括贡献者在内的内群体每个成员增加 0.5 欧元;对于贡献到**群体间**资金池的每一欧元,实验者会给包括贡献者在内的内群体每个成员增加 0.5 欧元,而且还会扣除外群体的每位成员 0.5 欧元。这样的安排为表达对外群体成员的敌意留出了空间,关键是它并不会让内群体成员付出代价。人们被随意划分为组,并在计算机上开始游戏,每个玩家的贡献情况都彼此保密。

基本发现是,那些被给予鼻内催产素的男性显然合作性更强(平均而言比对照组给予内群体更多的合作),但是对外群体的敌意则基本没变。被试被划分为**自我主义者**(通常是铁公鸡一毛不拔)、**内群体合作者**(通常会向内群体资金池贡献)或者**外群体厌恶者**(通常会选择恶意贡献),实验者发现这些类别所占比例是:在对照组中,52% 是**自我主义者**,20% 是内群体合作者,而 28% 是外群体厌恶者。相反,给予了鼻内催产素的人中,17% 是**自我主义者**,58% 是内群体合作者,而 25% 是外群体厌恶者(与对照组没有明显的差异)。这一结论的确显示了催产素对于群体内合作的重大影响。游戏设计的人为性当然也就允许可量化的结果,但是人为性意味着在推广到普通的日常生活的各种状况时一定要小心谨慎。在日常生活中,个体常常彼此熟悉,过去的交往会影响他们的感情,他们属于有时会重合,有时不会重合的一系列群体(家庭、同事、打高尔夫球的搭档、练瑜伽的伙伴、教会成员等)。顺便说一下,让人困惑的是,有四分之一的被试,其中既有给予鼻内催产素的,也有对照组的,他们愿意让外群体成员付出代价,而除了实验之外,这些外群体成员与他们没有任何联系。

在一项不同的研究中,神经经济学家保罗·察可(Paul Zak)通过给予健康对照组鼻内催产素试图确定在如下两种情形中慷慨的水平是否有差异:其中一种情形是,接受者能够做出反应并因此能够影响到最终的结果,而与此相对的另一种情形是，接受者接受了被给予的东西，但是不能做出反应。[24]每一对被试要么玩"最后通牒"游戏，要么玩"独裁者"游戏，只玩一次。在"最后通牒"游戏中，实验者给决策者1（DM1）一些钱，例如10美元，他可以将其中的一部分（从0美元到10美元的任何金额）给决策者2（DM2）。如果DM2接受了这一部分，钱就落袋为安，归属于他们个人，游戏结束。但是如果DM2 **拒绝**接受这一部分，**双方就竹篮打水，分文没有**。通过"最后通牒"游戏进行的测试表明，平均来看，被试的美国人倾向于认为DM1所给出的76 钱不能低过一个限度，比如30％，如果DM1给出的钱低于这个限度，就会被看作是侮辱性的，而DM2会拒绝接受，这样双方都无利可图。

在"独裁者"游戏中，接受者不做任何决定，不做任何反应，因此也不能影响最后的结果。独裁者怎么说，钱就怎么分。因此有两种玩家：给钱的独裁者和被动的接受者。

与对照组出钱者的行为相比，被给予催产素的出钱者的行为是怎样的呢？在"最后通牒"游戏中，被给予催产素的出钱者所出的钱要比对照组多21％。但是在"独裁者"游戏中，催产素没有产生任何影响。这表明，在"最后通牒"游戏中，面对可以拒绝接受所给的钱并分文无获这种可能性，预期接受者玩家（DM2）会有怎样的反应会对给出多少钱产生影响。察克对此结果的解释是，玩"最后通牒"游戏的被给予催产素的被试对接受者——给他们的钱数太低会冒犯他们，他们会因此而拒绝接受——会有更强烈的共情感受（feeling of empathy）。对此我要提出一个稍有不同的解释：在预期彼此间的互动时，注射了催产素的被试会对他人的感受有更强烈的觉察。出钱者音可能会被拒绝，而我们没有人喜欢出钱被拒的感觉，因为它意味着反对。按照这个解释，被给予催产素的被试对于拒绝比对照组更敏感一些，因此对于其他玩家的感受和可能的反应也就更为警惕。这个解释导致了更宽泛的心智归因问题，以及更普遍的使用"心智理论"在社会情境下预测行为的问题。

在社会生活中的成功取决于对他人的做事方式与状况的了解；预测的机制，也就是给出他人心智状态的模型，越精细和精准，优势就越大。很有可能的是，因为更大的脑使得预测未来事件，包括预测他者的可能是惩罚也可能是奖励的社会行为,变得可能,在哺乳动物中,察觉子嗣的各种痛苦并对其做出反应的这种基本能力的提升会产生出将目标、意图和情绪归于他者的更为奇特的能力。[25]在论述社会技能的第 6 章,我们会更进一步探究关于心智归因的神经基础的假说。此处我们仅仅考虑催产素水平的改变是否会影响"心智理论"实验中的准确度。答案是**肯定的**。在关于催产素在识别他人心理状态作用的研究中,心理学家表明被给予鼻内催产素的男性提升了他们在任务中的表现。研究者使用"用眼睛读心"的测试,该测试最初是由西蒙·巴伦-科恩(Simon Baron-Cohen)发展起来的。[26]在测试中,被试看见一个人正表现出某种情绪,但是被试只能看见这个人的**眼睛**。被试的任务是从四个选项中选择这个人在思考或感受的内容。起初的几个例子很容易,但是随着测试的进行,例子变得越来越复杂。在最困难的例子中,催产素带来的被试表现的提升是最为显著的。

77

当我们以为我们已经或多或少把握住一个现象的时候,新数据却表明事情远不是如此。事实上,在完成要求识别情绪性面孔的任务中,经由鼻用喷雾给予催产素对男性和女性的神经影响是不同的。因为这个差异,有一项研究使用功能磁共振成像在男性被试观察恐惧的面孔或让人感到恐惧的场景或者是没有情绪的对象时扫描他们。与早先那些表明催产素降低了恐惧与焦虑水平的数据一致,这些接受了催产素喷雾的被试杏仁核与脑干区域的活动降低了。[27]但是,另一组研究人员后来的研究却发现当这项实验的被试是女性时,结果却不同。[28]更准确地说,(相对于对照组)接受了催产素的被试在对恐惧的面孔做出反应时,左杏仁核、梭状回以及上颞回的活动增加了。在看到愤怒和快乐的面孔时,所有这些区域,再加上额下回,活动都会增加(见图 3.6 和图 6.3)。

在一项涉及向男性和女性被试**施用**精氨酸加压素的研究中,心理学家发现被试男性和女性在看到不熟悉的面孔时,他们的面部反应和知觉有着显著的差别。[29]被给予精氨酸加压素的女性在面对不熟悉的女性的照片时,表现出具有亲和力(我们做朋友吧)的面部表情,比起对照组的女性被试,她们会把这些面孔看得更为友善。被给予精氨酸加压素的男性对不熟悉的男性的照片的反应则是出现前额皱眉肌的活动(皱眉),比起正常对照组被试,

78

他们会觉得这些面孔更不友善。研究者注意到在所有被试中,恐吓和恐惧的面孔会增加自主反应,因此会提高焦虑的水平。他们认为,这些数据支持了如下假说,即在焦虑时,女性倾向于使用"照顾和帮助"策略,而不是对男性来说更为典型的"战或逃"策略。[30]

鉴于在精氨酸加压素(男性身上比女性多)和催产素(女性身上比男性多)受体密度方面的性别差异,在这项展开的研究中有可能会看到性别差异越发的重要,[31]而且这一差异可能实际上是在诸如下丘脑这样的结构中皮层下回路的差异。[32]当然,在同一性别之内也存在个体差异。

被给予鼻内催产素的被试会察觉到他们有意识的态度中的任何转变吗,例如会有更强烈的信任感吗?到目前为止答案似乎是否定的。尽管进一步研究也许会在某些情况中发现催产素对觉知有更为显著的影响,但目前催产素所造成的影响似乎是微妙的,这个影响位于有意识觉知的水平之下。许多人会问催产素是否会有足够积极的影响,这样当我们希望缓解紧张关系的时候,比如在联合国大会的辩论期间,就可以施以催产素。在互联网上有各种公司在为催产素鼻用喷雾打广告,将其当作在商务中提高信任的途径。[33]在施用催产素的时候,我们必须慎之又慎。有时我们倾向于认为好东西越多越好[就像梅·韦斯特(Mae West)的名言所说的那样,好事太多才精彩],但是通常并非如此。众所周知,生物学常常都符合∩型曲线——对事物的最大影响范围通常既不在最大值也不在最小值。过犹不及。

神经科学家对额外催产素会造成什么影响很好奇,当看到给原本正常的雌性草原田鼠施以额外的催产素反倒造成了它对其配偶依恋关系的减弱,他们很是惊讶。而且,额外的催产素也可以导致雌性草原田鼠进入发情期。[34]当催产素很可能对人类女性造成非常不同的影响时,这些材料就是一种警告式的提醒:催产素是一种强大的激素,它在脑和身体中发挥着许多作用。就像人们不能滥用雌性激素和睾丸素这两种性激素一样,人们也不能滥用催产素。事实是,药用催产素的长期效果尚不清楚,而儿童可能尤其容易受到伤害。[35]

另一个警告来自托马斯·鲍姆加特纳(Thomas Baumgartner)及其同事所得到的研究结果。当信任被破坏,也就是当受托人把钱再拿出来的时候

79

很吝啬,玩"信任"游戏的对照组被试通常都会调整金钱交易的水平。然而,被给予催产素的被试,倾向于维持其高水平的信任,无论信任是否被破坏。[36]在实际情形中,这样一种不变通不大可能对被试有利。现实生活中,在面对相反证据时还固执地维持信任的人就好像是一个慷慨的傻瓜,他会不断地被骗子欺骗。我们教导孩子要警惕某种行为和某种人,一刀切的信任会招致祸端。

催产素能够用于治疗吗?一些研究团队已经在思考这样一个问题:在自闭症谱系障碍患者中,负责感受安全和信任的回路以及相关的解读情绪的能力是否因为某种不明的原因出了差错,而给予催产素是否可以改善状况?由于很难找到有效治疗自闭症谱系障碍的方法,给予催产素似乎是一个很有吸引力的研究路径。基于这个考虑,神经科学家艾瑞克·豪兰德(Eric Hollander)对一组成年的自闭症患者和阿斯伯格综合征患者静脉注射催产素,然后要求他们分辨他们所听的演讲中的情感(开心、冷漠、生气或悲伤)。为了避免混淆那些使得解释变得不可能的变量,每个句子的内容都是中性的:只有**韵律**,也就是节奏和声调,是带着情绪的。与对照组被试相比,给予催产素使得测试组表现出显著的改善,而且这一改善会保持数周之久。[37]在一个相关的实验中,研究者注意到在被给予催产素的被试中,自闭症谱系障碍患者典型的重复性行为减少了。在更近的一系列实验中,神经科学家安杰拉·西里古(Angela Sirigu)报告了30名患有高功能自闭症谱系障碍的被试在吸入催产素之后出现的显著的积极效果。[38]这些效果包括在"橄榄球"这款电脑游戏中与进行社会合作的电脑搭档(socially cooperative computer parters)有更长时间的眼神交流和更深入的交往。尽管这些结论有所暗示,但仍然需要通过进一步的研究补充数据,而且重要的是不要过分解读这些结论。

如果催产素缺乏是造成自闭症谱系障碍的因素之一,那么在催产素网络中具体是什么被改变了——例如,皮层下结构中的催产素受体或通路,或者下丘脑中的催产素合成?或者是其他什么?有几项基于对其成员患有自闭症谱系障碍的家族的遗传分析的研究报告了催产素受体基因的变异(例如,多态性)。令人遗憾的是,近来更多的分析对催产素受体或其异常在自

80

闭症谱系障碍中发挥重要作用这一假说提出了质疑。[39]确切地说,为什么实验给予催产素会具有报告中的效果这一点仍旧是未知的。

　　另一个被描述为非常初步的结果表明,童年遭受虐待或忽视的女性的脑脊液中催产素水平明显低于没有遭受童年虐待或忽视的人。[40]虐待的种类包括身体虐待、情感虐待、性虐待,以及身体或情感上的忽视。那些称自己遭受了三次以上创伤的被试,其催产素水平要远低于只有一次创伤的被试。在报告中并没有提到这些被试的社会行为,作者已经预先声明还应该针对更大的样本数进行研究,目前并不能在因果关系上得出任何结论。虽说如此,但如果进一步的研究提供了存在因果联系的证据,那么该结果将具有重要的社会影响。正如第 3 章提到的,另一个可能的治疗性干预涉及对认知疗法有抵抗力的创伤后应激障碍。尽管医疗干预是研究的一个重要方向,但在这里,我们仍旧要提醒:干预应该慎重。[41]

　　虽然所讨论的数据表明社会行为和催产素、精氨酸加压素及其受体之间存在重要的关系,但是理解这些关系的确切本性需要对知觉如何影响情绪并被情绪影响,以及决定是如何做出的这些问题有更深入的理解。[42]此外,要记住催产素不应被视为社会性/认知功能分子。它是复杂、灵活、而又互动的基因网络,也就是基因—神经元—神经化学—环境互动与神经元—身体互动的一部分。[43]

4.3　惩罚与合作

　　合作的社会性动物会得到利益,但那些逃避付出代价的骗子甚至能得到更多的利益。没有选择性惩罚,骗子就可能会更加成功地散布它的基因,随着时间推移,骗子就会逐渐地主导种群。[44]既然实际并非如此,那么合理的假设是欺骗被阻止了。在高度社会性哺乳动物中,刻意回避是一种强有力的惩罚方式,尤其是因为落单者会获得的资源可能更少而又会受到更多捕食者的攻击。例如,在耗时 7 年的时间中,贝克福(Bekoff)发现试图独自谋生的土狼 60% 到一岁时就死了,而在群体中生活到一岁时死亡的只有20%。[45]人们已经在土狼中发现了对行事不公的惩罚,而在猕猴中也已经观察到对发现好的食物却不报信的猕猴的惩罚。[46]

如生物学家蒂姆·科拉顿-布洛克(Tim Clutton-Brock)所说,在通常群体规模小,群体中的个体彼此认识,合作成本的支出和利益的获得都是即时的情况下,搭便车(获利而不支出成本)问题就会减少。[47]在这些条件下,大概没有什么机会让搭便车的行为得以发展。早期人类生活可能满足了这些相对简单的条件。当然,除此之外,群体中的许多个体可能都是亲戚,因此由催产素调节的"关心"会扩展至同族。

研究者通过经济学游戏研究人类中对吝啬和偷懒者的惩罚问题。在一项实验中,神经经济学家恩斯特·费尔(Ernst Fehr)和西蒙·盖切特(Simon Gächter)比较了在一个公共商品游戏中参与者的行为。[48]游戏是这样的:每个玩家都得到一罐钱,他可以在公共资金里放任意金额,或是给自己留一些。实验者会将公共资金中的钱数乘以一个因数,例如3(它比1大,但是少于玩家的人数),最后公共资金中的钱将平分,每一位玩家得到其中一份,并且他们每个人都保有自己留在罐中的钱。当每个人都将他们全部的钱放入公共资金时,作为整体的团体表现最优。一旦将规则解释清楚,每个玩家都会对此一目了然。然而个体被试却要在其他玩家有钱投入公共资金,而他自己却一毛不拔的时候表现最优。这是因为他投入公共资金的每一个单位的钱的回报少于1。

费尔和盖切特让被试在两种条件下游戏:一种有惩罚,一种没有。重要的是,这些实验中的惩罚对于实施惩罚的个体来说代价不菲:一个玩家要减少另外一个玩家私人钱罐里的钱以惩罚另外一个玩家,他就必须用他自己钱罐里的钱支付一笔费用。这个游戏在四人一组的群体中进行,为了防止个体在10轮游戏的过程中发展信誉,被试是匿名的,而且群体的构成在每一轮中都会随机地变动。

费尔和盖切特发现在无惩罚条件下,游戏者对公共资金的出资最初还算大方,但在随后的游戏轮数中就开始减少,一直到搭便车(不出钱)成为主导策略,这一发现与以前不包括惩罚的研究是一致的。在可以施加惩罚时,他们发现被试愿意惩罚其他出资极少或不出资到公共资金的个人。即使惩罚者这样做会遭受损失,而且尽管事实上,由于游戏设计的是随机匿名玩家,惩罚者不会再与被惩罚的个体有互动(即使有互动,彼此也不知道),惩罚者也愿意施加惩罚。

可以施加惩罚对合作产生了戏剧性的影响:在惩罚条件下,平均出资比在无惩罚条件下高出 2～4 倍,而在可以施加惩罚时,最后一轮的出资高出 6～7.5 倍。此外,甚至只有有可能施加惩罚才对增进合作都是有效的方式。有一个实验期间,被试玩了一个 20 轮的游戏,其中在前 10 轮中不可施加惩罚;这个时候,可以观察到标准的出资模式,即出资额从最初的还算大方开始下降。但是当从第 11 轮开始可以施加惩罚时,出资水平立即升至约第 10 轮水平的 4 倍,而且直到最终第 20 轮都在持续增长。

费尔和盖切特随后的一项研究表明,所谓的"利他性惩罚"的相关心理机制是指对非出资者(背叛者)的负面情绪。[49](惩罚是"利他的",因为,如上所提到的,它代价不菲而且又不会给惩罚者带来任何实际利益。实际上人们会付出代价去惩罚背叛者,即使他们是"第三方",是仅仅旁观游戏而并不亲身参与其中的个体。[50])这一研究的设计和行为的结果与之前的那些研究非常相似。在惩罚和不惩罚的条件下,参与者玩的都是随机的公共商品游戏,游戏中玩家是匿名的。在惩罚条件下,出资再一次明显地更高,而从惩罚转换到不惩罚,或者相反,都会导致平均出资水平立即改变。当可以选择惩罚时,出资水平立即上升并持续攀升;当惩罚被撤销时,出资水平立即下降并持续走低。在一个典型的 6 轮游戏中,尽管惩罚会付出代价,但惩罚的频率再次提高:84.3% 的被试至少惩罚他人 1 次,而 34.4% 的被试则惩罚他人超过 5 次。到目前为止,背叛者是惩罚行为最为频繁的对象,占总数的 74.2%,而合作者(他们的出资高于平均数)往往都是实施惩罚的人。

在最近的实验中,费尔和盖切特猜测,针对背叛者的负面情绪也许是利他性惩罚的直接机制。为了检测这一假设,他们给刚刚完成公共物品游戏的被试书面描述了假设的场景。一个示例场景如下:"假设你决定在一个项目中投资 16 法郎。第二个人投资 14 法郎,第三个人投资 18 法郎,第四个人投资 2 法郎。现在你碰巧遇到第四个人。请指出你对该人的感受。"[51]

被试可以使用 7 分制来表明他们会感觉到有多愤怒,其中 7 分表征愤怒的最高水平。在上述这个场景中,相对于背叛者,个体已经出了更多的钱。在这个场景中,47%的被试选择了 6 或者 7 的愤怒水平,还有 37%选择了 5 的愤怒水平。此外,当给被试呈现一个相反的假设场景,他们在其中是背叛者(而其他人是高出资者)并请他们为其他人预期会有的愤怒程度评级,他们再次给出了非常高的愤怒等级,74.5%的人选择了 6 或 7,还有 22.5%选择了 5。

这些研究显示,愤怒是标准道德行为(即惩罚做坏事的人)的强大驱动力。而且,大多数人都意识到这一点,就好像如果他们背叛,他们预期其他人会有的愤怒的评级所显示的那样。后一事实也许有助于解释在从无惩罚状况到惩罚状况转换时所看到的出资额的立即上涨。因此,情绪可能在如下的方面都发挥了重要作用,即不但在做道德判断的实际过程中,而且在激发针对这些判断的行为反应以及(通过预期这种情绪驱动的反应)在一开始就阻止人们做出不道德的行为。[52]

不足为奇,名声对于公共物品游戏中出现的合作和惩罚模式是重要的,一如在现实生活中那样。[53]神经经济学家贝提娜·罗肯巴克(Bettina Rockenbach)和曼弗雷德·米林克司(Manfred Milinksi)感兴趣的是,在通过拒绝给予帮助来惩罚吝啬者的时候,不吝啬的玩家如何利用吝啬的名声(我的描述)这一点。此外,他们还想在如下两者之间进行比较,即基于名声而拒绝给予帮助所具有的效力与付出代价的惩罚,也就是惩罚者必须要花钱来惩罚吝啬者。上面所描述的公共物品游戏仍旧是一种实验工具。而设计这一实验背后的想法是,在后实验阶段(实际上就是公共物品游戏的第二个阶段),名声有可能是得到奖励,也有可能受到该惩罚。[54]游戏中的选项有**不惩罚**、**代价昂贵的惩罚**(惩罚者要付出代价来惩罚搭便车的人),以及实验者称为**间接互惠**的东西,也就是在后游戏阶段的交易,对此要做一点解释:在公共物品游戏玩了许多轮之后,那些已经建立起"好名声"的玩家可以在公共物品阶段用到 3 个货币单位(three monetary units)。他们有机会帮助其他的玩家,而这些玩家转而又会获得被实验者增至 3 倍的赠款。间接互惠提供了机会来减少施加惩罚的代价,也就是拒绝帮助搭便车者。在有些实验中,两种惩罚方式——间接互惠和代价不菲的直接惩罚——都是选项。搭便车者有可能被一个惩罚者撞上两次——一次是直接惩罚,另一次是拒绝帮助。实际的情

85

况表明有两种惩罚的游戏尤其有趣。

也许这么说有过分简化这个非常复杂的实验的风险:我们在此说到的这个基本发现的有趣之处在于,尽管被试最初倾向于选择不惩罚组,但是大多数人给出选择的时候会调整他们的偏好,转向施加惩罚但却要付出不菲代价的组,而且比起单一惩罚机制(只有直接的惩罚)来说,他们更喜欢双重惩罚机制。而且,当可以降低因惩罚而付出的代价时,会发生两件事情:惩罚者付出代价做出(直接)惩罚的情况——这种情况是根据为群体内每个成员所分配的惩罚点(publishment points)的平均数来衡量的——下降了大约一半,但是当用到直接惩罚的时候,这种惩罚要比它作为唯一可用的选项时更加严厉(无论如何,我都要指出,如果我是玩家,我会有这样的倾向,因为如果有人在意识到有两种惩罚方式的时候仍旧吃白食,那么倘若他得到强有力的推动,他就会更加肆无忌惮)。[55]最后,向公共物品池的出资有一个净增长,这样也就增加了每一个人的收益。这些实验也起到了提醒的作用:惩罚可以采用多种方式;它们可能形成互动的效果;人们总想要不劳而获者付出代价,即使这会使他们自己付出代价。值得信任的名声是有价值的。[56]

4.4 社会张力对合作的影响

哺乳动物的脑在进化中发生了变化,这个变化将关心扩展到自身之外。有了这一背景理解,我们就可以考察这样一个说法:在高度社会化的动物中,合作行为的水平和程度会因为物种中典型的气质差异(temperamental differences)而增强或成为可能,而这些气质差异本身又与对物种中群体来说典型的社会结构相关。相关的气质差异的神经生物学解释还处于初始的研究阶段,在此我们将仅仅关注行为本身。

视具体物种和各种条件而定,社会生活可能会有大量的背景性张力。群体生活提供利益,但是它也一定会在群体内产生对手、竞争者和麻烦事。个体要在一起生活,在一起觅食,但地位低的个体在获得食物、获得好的睡觉地点以及交配时要警惕更具主导地位的个体;更具主导地位的个体不得不提防那些野心勃勃的家伙的挑战。当群体等级森严,而且要通过武力来维护体面或者提升等级时,对低阶或高阶的恐惧,或多或少就成为常态。

对雄性而言,位列高阶的主要好处是获得雌性,以及优先获得食物;明显的代价是要维持高水平的警觉和不时地通过身体互动的方式压制挑衅者;不太明显的代价则是限制了能够互惠的合作,因为它们难以跨等级建立合作安排。例如,高阶的雄性往往难以忍受与低阶雄性分享食物,反过来,后者在与期望着完全控制合作过程的高阶雄性的合作中也见不到任何好处。这表明,在那些统治阶层较强且由武力来维系的社会组织中,合作可能相当有限。雌性间的合作对等级也许一样是敏感的,比如在狒狒中就是那样。心理学家布莱恩·黑尔(Brian Hare)已经对社会张力及其对合作的影响的问题进行了研究,[57]下面我将概述其主要结论。[58]

倭黑猩猩总是比大猩猩更悠闲,这可以说是因为它们的觅食区在刚果河南岸,那里比黑猩猩在刚果河北岸的觅食区有更多结果实的大树。[59]正如黑尔解释的:"总体上来说,相对于黑猩猩,大片的果实以及更多的高质量的草本植物(倭黑猩猩在没有果实的时候可以转而依赖的)降低了倭黑猩猩共同进食和群体生活的成本。"[60]随着觅食竞争的降低,武力就可能减少,因此也就有更为放松的生活方式。更为放松意味着在进食时倭黑猩猩会容忍其他倭黑猩猩就在近旁。相反,黑猩猩有着相当高压的社会组织,这个组织由雄性支配,等级森严。在倭黑猩猩的群体中,雌性联系紧密,尤其在亲属中,而雄性虽然有等级优势,但雌性却可以联合起来对付一个雄性。雌性倭黑猩猩会从雄性那里获取食物,并会攻击拒绝给食物的雄性,这种行为在环尾狐猴中也是常见的,但在黑猩猩中几乎看不到。在进食时,黑猩猩也不大可能像倭黑猩猩那样容忍低阶或高阶的旁观者出现在近旁。[61]

黑尔想知道,在需要两个动物合作解决问题时,悠闲的倭黑猩猩是否可能比社会关系更为紧张的黑猩猩更容易成功。[62]为了测试这个想法,他们将两个食盘放在笼子中的一个台子上,相距 2.7 米,以此来训练黑猩猩。为再次获得食物,两只黑猩猩必须同时拉动绳子的末端。黑猩猩轻易就学会了这一任务,紧接着改变实验,只将一个食盘放置在台子上,如果黑猩猩成功地将台子向前拉,它们就能够分享到食物。黑尔观察到,如果黑猩猩与"朋友"(大致上，就是与其同一等级的一只黑猩猩)共事，合作就是平顺的，但是如果它不是与朋友配对，比如是与更高阶的黑猩猩配对，合作就会失败，即使它们都知道为了获得食物应该做些什么。在其他实验中，黑猩猩可以去找另一只黑猩猩帮忙来进行拉一个食盘的任务。在这种条件下，黑猩猩通常选择它们了解的，擅长这一任务而且也对它们友好的黑猩猩。

倭黑猩猩又是怎么做的呢？尽管黑猩猩在这个任务上更加老练，但即使没有经验的倭黑猩猩也表现得比它们出色。这一点在只有一个食盘作为诱饵时一目了然。在将放置食盘的台子推进去以后，两只倭黑猩猩会共享这一个食盘，但黑猩猩面对一个食盘的情况却很谨慎，要么是避免与更占优势的黑猩猩互动，要么是因为更占优势的黑猩猩无法抑制地要占有全部食物。有趣的是，在两个猕猴物种中更早就发现了这类似的结果：等级严格的恒河猴比等级松散的通金猕猴更少合作，前者在社交时容易动怒，而后者在社交中更为随和。[63]

在分析结果时，黑尔提出，一个物种的社会系统和支持这一社会系统的气质组合(temperamental portfolio)可以使得这一物种有一个相对高的合作

89　水平。黑猩猩和狒狒都很聪明，知道如何合作，也理解合作互动的价值。但是黑猩猩的社会系统使合作受到更大的限制。如上所述，在野外，倭黑猩猩比黑猩猩生活在一个资源更富足的环境中，这可能让更随和的气质得以滋长。可以说，在一个高度竞争的食物环境中，黑猩猩在进食期间更高水平的进攻性和社会不容忍性通常对它们很有好处。

4.5　演化与人类合作

正如黑尔提出的，[64]可靠的合作在个体具有随和气质的灵长类中最容易出现。这就提出了一个有趣的问题：智人在气质上更类似于黑猩猩还是倭黑猩猩？草原猿类的生活要比森林猿类的生活更容易和更富足吗？如果是这样，这会使宽松的社会组织成为可能吗？这种组织会让社会紧张氛围更低，有利于更多的合作吗？人类的气质似乎差异很大，从紧张急躁到悠闲懒散，而这些气质毫无疑问受到了许多环境因素的影响。然而，

当代人能够容忍和享受与各种人的交流表明,在某些方面,一般来说,我们在气质上也许更类似于倭黑猩猩而不是黑猩猩。与这样一个看法形成对照的是一个发人深省的事实:只要条件具备,人们似乎很容易发动对外群体个体的攻击,而在历史上这种攻击已经是人类生活的标准特征。[65]无论如何,比黑猩猩更为随和的气质,更少的群体内的恐惧与攻击,可以使得合作经常出现,这样合作就逐渐成为一种标准实践,并且因为它所带来的结果而受到重视。

人类学家们提出在如下两个方面——一方面是人类从事合作行为的这种倾向的演化,另一方面是人类后代的长期依赖性——之间存在着一个中间环节,他们需要亲族——配偶以及常常是兄弟姐妹和朋友——来照顾年幼者。根据这一假说,合作养育是一个成功的繁衍策略。[66]父母的合作甚至更为根本。因为人类婴儿需要特别长的时间才能成熟,在看护后代到其能够成功摆脱依赖的过程中,父亲发挥着重要作用。由于人类后代的依赖性,就传播其基因的策略而言,与其与多位女性交配并养育许多竞争力弱的子女,不如帮助养育选定的少数人以加强其竞争力。假定合作养育增强适应性,在其他条件都相同的情况下,长期的配对也许是比随意交配更好的繁衍策略。萨拉·赫尔迪(Sarah Hrdy)讨论了几个亚马逊狩猎—园艺部落(包括阿切人、卡内拉人、曼都鲁库人和麦哈纳库人)的情况。女性和不止一个男性结合是这些部落的常态,这些男性会合作以养育"他们的"孩子。正如赫尔迪提到的那样,"阿切人相信胎儿是与母亲有性关系的几个男性的混合物……麦哈纳库人则打趣这种联合养育,将其称为'所有男性集体劳动的项目'"。这样养育的孩子比那些没有多个父亲的孩子具有更高的存活率。[67]

赫尔迪提出合作养育至少可以追溯到直立人,他们的脑容量(800～1100立方厘米)虽说比**智人**小,但却是南方古猿的两倍。她的论证有两个部分。第一,脑的尺寸预示了孩子会有长时间的依赖期,这种状况下选择合作养育会更加有利(头必须小到婴儿能通过产道,在出生后头和脑才开始变大)。例如,与猕猴相反,人类婴儿在出生时非常不成熟。赫尔迪的第二点与两性体型有关。化石表明,在直立人中,男性身材只比女性高大大约

91 18％，大致类似于现代人类中的两性体型（男性身体平均比女性高大15％），这与现存的黑猩猩以及南方古猿极为不同。与此处相关的生物学是，一夫多妻制物种（包括鸟类和哺乳动物）的两性体型差异要比一夫一妻制物种的大，大概是这样一来，雄性能监督属于它的雌性并抵挡其他追求者。因此雄性大猩猩相对于雌性大猩猩来说很魁梧，雄性海象相对于雌性也很魁梧。但是一夫一妻制的狨猴和伶猴，雄性和雌性在体型上并无差别。

研究者相信配偶依恋会通过如下方式对两性体型差异产生影响：当没有太大的必要通过战斗以保护属于它的雌性的安全并管束它们的时候，雄性庞大的体型会成为一种弊端而不是利益。除了满足自己的食物需求，人类男性要帮助女性，为她们提供丰富的食物以发育胎儿并保证乳汁，而且成长缓慢的孩子需要高质量的食物来达到成熟。[68]除非巨大的体型能够服务于其他的目的，比如和其他雄性搏斗，否则它就只能是用来填饱一张大嘴。随着一代一代的配偶结成长期的关系，雄性与雌性之间的巨大的体型差异一般来说就趋于消失了。精神病学家伦道夫·内瑟（Randolph Nesse）提到了另一个因素[69]：在一定程度上，雄性的慷慨和合作起到的作用就好像孔雀的尾巴。也就是说，如果一个雄性展示出慷慨和合作，这就极好地反映了它整体的力量和健康，如此一来，它就向雌性展示了它作为配偶的有利之处。因此，按照内瑟的假说，性选择会垂青一些社会美德。

合作养育与由催产素和血管加压素网络锚定的稳定的配偶联系是一致的。它可能意味着，对于人类，诸如直立人、海德堡人和智人，信任是家庭中的一条典型的底线，而且当利益和声誉允许时，可以轻易延伸至小群体中的亲属和旁支。信任使合作变成可能，而合作与更丰富的食物资源相关，在击退食腐动物以及在猎获大型动物中尤其如此。群体内部的武力被加以控

92 制，而针对外群体的攻击依旧频繁。像黑猩猩一样，人类会杀死外群体的个体，而与倭黑猩猩不同，雌性支配雄性似乎并不常见。[70]

来自于狨猴行为的数据对如下假说给予了一定的支持：合作养育不仅伴随而且也使更为广泛的合作变得更加容易。狨猴形成了长期的配偶结合并共同养育，它们愿意帮助其他狨猴，而并不期待互惠或回报，这与人类有些相似。神经经济学家恩斯特·费尔的实验室设计了一个实验，一只被关

在笼子中的猕猴可以拉开一个托盘以看到邻近笼子中的猕猴得到食物,尽管它自己得不到食物。友善的猕猴确实会(在所有适当的控制装置都具备的情况下)尽力帮助陌生的猕猴,即使它们知道自己一无所得。这只幸运的猕猴虽然就近在眼前,但并不是自己的什么朋友或家人。[71]相反,黑猩猩和猕猴却不愿意如此无私地尽力提供帮助,这一点很典型,即使是在幼崽需要食物或安抚的时候也是如此。有趣的是,雄性猕猴比雌性更可能展示出这种慷慨大方。

演化理论家塞缪尔·鲍尔斯(Samuel Bowles)提出了另一个关于人类合作倾向的假说,这个假说着眼于侵犯。[72]如果祖先群体(大约25~100人)参与致命的群体间竞争,在这种竞争中,战斗中成功的群体拿走被征服群体的资源后,那么就需要分配资源(分享战利品、与其他家庭分享食物,以及男性之间对彼此与女性之间的纽带的尊重)来奖励那些愿意冒生命危险的成员。资源分配,以及对其他男性的妻子的尊重,有助于确保未来的忠诚和减少群体内的竞争。因此,鲍尔斯推断,如果部落冲突伴随着资源分配的做法,那么利他主义的基因将通过种群传播。除了许多其他的方面,鲍尔斯的假说是否可靠还取决于在人类的祖先群体中是否发生过致命的群体间的竞争,而在这一点上很难得到有力的证据。在这一问题上,他最近的考古学数据分析显示,约5万年前,暴力的确解释了异乎寻常的死亡人数。[73]尽管在有些地点并没有暴力死亡的证据,但在另一些地点,有大约46%的人是死于暴力的。对这些考古地点取一个平均值,大约14%的人似乎是死于暴力行为,这是一个相当高的数字。这是否是群体间冲突的证据仍未确定。接下来的问题是,考虑到选择压力似乎限于男性之中,那么是否有必要对女性中的利他主义做出另外的解释。

鲍尔斯认为,狩猎—采集社会的人种志的数据和历史数据也支持存在着相当大数量的冲突的可能,而狩猎—采集社会的生活状况与人类早期可能有的生活状况类似。战争是常有的事,还是偶然才会出现,生态状况也许是一个关键的判别因素。研究者认为,在与欧洲人接触之前,因纽特群体间的冲突事实上并不存在,虽然数据显示,文化和语言上迥然不同的因纽特人和克里人之间在沿哈得孙湾和詹姆斯湾的海岸上的冲突屡见不鲜。虽然从

93

有关因纽特人早期生活的报道中区分想象与事实仍旧困难,但确定的是,他们的生活处境极端的严酷和危险,而且群体规模小,每一个群体人数也就在8~25人之间。因纽特人会杀死在他们领地被擒获的陌生人,即使该陌生人也是因纽特人,并因为复仇而杀戮,但是他们似乎很少爆发因纽特群体之间的全面冲突。[74]群体之间的通婚使得其他群体有了自己的亲族,这可以抑制部落冲突。生态要求以及要不断地对抗饥饿也许意味着战争要付出难以承受的代价,除了突袭克里人可以抢走他们的女人做妻子这点好处之外,战争的结果可能是得不偿失。

松散的等级和相对随和的气质、将合作养育扩展到群体的合作、性选择以及致命的群体间的竞争是有关人类合作演化的四个假设,这四个假设并不相互排斥。鉴于缺少30万年前人类社会生活的证据,随着新证据的出现,这些假设各自的命运如何,我们拭目以待。

在经历了严格的狩猎—采集生活之后,人类开始享受农业所带来的好处,这时候,社会生活的性质出现了巨大的变化。农耕和畜牧养活了更多的人,群体开始扩大,但并没有减少所在区域的资源。交易在更广泛的规模上进行。新的劳动分工出现了,有了牧羊人、造船者、木匠等。新的社会问题出现了,文化习俗以及技术变得更复杂。做事情的新方法出现了,包括跨越部落边界的合作。依赖于脑的自我平衡的情绪是社会性的必要条件,并在一个人自我平衡的范围内向后代、亲族和旁支扩展。社会性也依赖于脑的学习能力,这些学习是通过模仿、试错、调节以及指令进行的。到目前为止,我们还很少说到基因对脑组织在支持社会性方面的贡献。第5章将关注基因的问题,以及在了解基因是如何影响我们的社会行为方面。

5. 网络化:基因、脑和行为

作为哺乳动物,人类的合作能力极为突出,特别是在亲族之间,但也在陌生人之间展开,尤其是如果条件允许且有利可图。将这种能力视作"我们的本性"已经驱使许多进化生物学家和心理学家推测合作的基因基础。对此已经有人提出了告诫:大量的人类合作行为可以通过许多能力来解释,而不是生物学上界定的合作(也就是合作是被选择的)。例如,强烈的社交倾向以及受到归属感和学习社会习俗的驱动也许足以解释许多"合作"的例子。

在人们的相处和提供帮助方面还有其他什么因素要考虑呢?推迟满足感以及压抑代价高昂的冲动的能力(被称为执行功能)对于获取社会技能以及使合作行为变得有利很重要。很多人都擅于计算长期利益、短期利益,他们经常在能带来一般利益的真正合作和虚假的合作之间做出区分,后一种合作实际上是野心勃勃想大发横财的人的幌子。另外,人类能很好地借鉴过去的经验,寻找其与当前问题的相似之处,并采用相似的解决方法。当亚里士多德在其《尼各马可伦理学》中详细讨论通过经验得到社会美德和智慧的时候,他所想到的大概就是这些能力。[1] 其中的一些能力,无论是一起还是各自,都对解释人类合作的许多例子大有帮助;如修一座桥以便更好地到达牧场,这需要合作移动大木头并把它们放置到各自的位置。这样一些考虑增加了如下的可能性:就合作**本身**而言,它与特定基因的巨大效力之间也许并没有因果上的联系,即使背景性神经生物学功能,例如照顾后代和配偶以及避免惩罚和反对的欲望,具有很高的可遗传性。这与下面这个发现非常相似:尽管果蝇的攻击性可以在实验室中选择出来,并因此具有可遗传性，但攻击**本身**却与用来产生攻击行为的特定基因的巨大效力之间没有因果上的联系（下面会详细论述）。

我的想法是，关心，例如针对自己、亲属和旁支的关心，能频繁地导致哺乳动物和鸟类中通常所谓的合作行为，而有助于关心回路的基因背景对通常的合作情形具有比以前所设想的更多的解释作用。按照这种分析，与为保护后代而做出的攻击一样，合作也是依恋和关爱的表现。这虽说并没有排除合作有特定的基因基础，但它的确要求人们慎重对待**用来合作的基因**这个说法。近来在果蝇基因与行为之间建立联系的企图让这个说法更加突出，下面就让我们来看一看。

在他们全面而又富可读性的著作《基因如何影响行为》（2010）一书中，遗传学家乔纳森·弗林特（Jonathan Flint）、拉尔夫·格林斯潘（Ralph Greenspan）和肯尼斯·肯德勒（Kenneth Kendler）列出了要满足"X 为 Y 的基因"这一断言所需的标准：

97 　　　我们可做如下概括：如果基因 X 在所有已知的环境下与某个行为特性或精神疾病具有紧密的特定的联系，而且从 X 到 Y 的生理路径是简短的或已经有了清楚的理解，那么把 X 说成是 Y 的基因是恰当的……基因对行为具有**特定**的作用吗？几乎可以肯定是没有的。[2]

5.1　基因网络

正如拉尔夫·格林斯潘所观察到的，[3]基因和行为间的关系不是一对一，甚至也不是一对多的，而是多对多的。如今遗传学家已经广泛地理解了这一点的重要性，它正在稳步地破坏基因对于某个特定行为，比如攻击与合作，具有巨大效力这样一个观点。让我们从支持一对多映射的证据开始。**基因多效性**（pleiotropy）——一个基因在表现型（生物体具有的特性）的许多不同且功能相异的方面发挥作用——被证明其实并不是一个例外，而是一个**规律**。[4]此外，当一个基因通过脑回路在生物体自身至关重要的运行和行为这**两个方面**发挥作用时，它会受到严格的选择限制。也就是说，行为的突变仍旧可行且相当正常。[5]如果一个突变正好产生了行为优势，它一定不会打乱其他的身体功能以至于危及生存能力。因此，如果我生来是一个天才，但是使我成为天才的突变导致肝出现缺陷，那么我的天才还不如没有。很少有基因突变能产生出足够良好的结果——这些结果可以让生物体的身体和脑在生存和繁衍的斗争中得利。

证据表明，大多数基因产物（通常是蛋白质，但也可以是 RNA——核糖核酸）在身体和脑中的确**发挥**着多重作用。也就是说，基因编码的蛋白质可以发挥多样的功能，如形成一个肝脏，维持食道的内膜，在一个突触位扫除额外的神经递质，以及在学习时修改某个神经元的膜。例如，血清素在心血管调节、呼吸、生理节律、睡眠—清醒周期、食欲、攻击性、性行为、感觉运动反应、疼痛敏感度，以及奖励学习方面有重要作用。[6] 抑郁症与负责 5-羟色胺转运蛋白的短等位基因（基因的变种）有关，与此相关的数据有时被解释为拥有这种基因就会导致抑郁症。事实上，虽然在统计上很显著，但这种基因的效力的确很小。在进行抑郁症检测的人群当中，短等位基因的存在只能解释其中 3％～4％的变异，而对于性状的遗传变异也只能解释 7％～9％。这意味着，许多其他因素在抑郁的出现中发挥了重要作用。[7] 这并不奇怪。想一想人类身高这一生理性状，它与 54 个已知的等位基因有关，但这些等位基因合起来也不过才解释了身高这一性状可遗传性的 5％，而其他的因素都还不为人知。

下面是一个生动的关于基因多效性的例子。在早期果蝇遗传学中，人们都认为被称为"傻瓜"的基因的单一突变仅仅影响一种能力，即联想条件作用（associative conditioning）（即对一个事件的了解预示另一个事件；我的狗 Duff 也知道了，车钥匙在早晨叮当作响预示着要去沙滩散步）。看起来，**傻瓜**基因就是负责联想的基因，而且它们有可能是因为对那些能够学会将事件联系起来的果蝇来说是一种优势而选择出来的。至少在初期，它看起来的确是如此。然而后续的研究表明，基因产物（环腺苷酸磷酸二酯酶）也在胚胎模式和女性生育能力方面发挥作用。这就让人奇怪了，因为女性生育能力和学习条件反射的能力似乎没有什么关联。它们似乎甚至都没有形成一个功能群，至少在宏观层次上如此。但是基因并不仅限于此。

鉴于演化的**典型做法**——伺机修修补补而不是重新设计——我们不应

98

99　该指望我们那些在宏观层次上有关功能范畴的概念会齐整地与基因和基因产物相对应。[8] 因此"条件化能力"并非与**傻瓜**基因一一映射。在地球生命的最早期阶段,基因产物(例如环腺苷酸磷酸二酯酶)的所有功能也许是更为紧密相连的,但是随着时间和演化的推移,结构分支点变得日益复杂且分离。因此也许在简单的生物体中只处理单一任务的血清素会被调用来进行新任务,并最终要从事许多的事情,而这些事情在我们进化的历史上已经失去彼此之间的联系。因此基因产物的功能最终会归入完全不同的种类。在漫长的演化历史中,与**傻瓜**基因的产物相关的不同功能可能有一些共同之处,但是这个共性不可能从女性的生殖能力或关联条件等我们对功能的惯常分类中直接读取出来。基本上,试图将单个基因与特定表型事件相连的策略已经被下面这种理解取代了:基因常常形成网络,一个给定的基因可能参与许多任务。

　　现在我们来看多对一的映射问题,果蝇的攻击行为就可以被用来佐证这种映射。研究者已经在果蝇和老鼠中观察到血清素和攻击行为间的关联。在实验中通过药物或基因技术提高血清素的水平会增加果蝇的攻击行为;在基因上抑制血清素回路则会减少攻击行为。从另一个角度看,提高神经肽-F 的水平会减少攻击行为,而在基因上抑制神经肽-F 则会增加攻击行为。[9] 而且这些结果与用老鼠做实验时一致,这暗示了攻击行为的机制在演化中保留了下来。人们可能会忍不住将表达血清素的基因看作是"进攻基因"。但实际上并非如此。

　　经过大约 21 代,赫尔曼·迪尔瑞克和拉尔夫·格林斯潘[10] 选择性繁殖出了具有攻击性的果蝇(这些果蝇会一直打个不停,比起野生果蝇,它们的攻击性要强 30 倍),既然这些果蝇是为攻击性行为而被培育的,那么我们可
100　以问:具有攻击性的果蝇和温驯的果蝇之间在基因上有什么差异? 为此,他们使用分子技术(微阵列分析)比较了攻击型果蝇与更温顺的野生型果蝇的基因表达谱。基因要么在它制造由它编码的蛋白质时得到表达,要么在非编码基因的情况下,通过制造核糖核酸(RNA)得到表达。因此对于一个编码的基因,它的表达的增加意味着制造更多由它所编码的蛋白质。基因表达还可以通过其他基因和它们的产物来加以调控,这可以关闭或打开一个

基因。改变基因表达会改变生物体可观察到的性状。

如果调控血清素表达的基因真的是决定生物体攻击水平的关键所在，那么就可以预测攻击型果蝇的血清素含量将会上升。但让人吃惊的是，在基因表达分析中观察到的结果并非如此。事实上，并没有单个的基因可以被确定与攻击性有特殊的联系。在大约 80 种不同的基因上都发现了攻击型果蝇与野生型果蝇的基因表达差异；在那些被识别的基因中，其表达的差异都很小。此外，在那些表达发生（或上或下）变化的 80 个基因中有许多都是已知在各式各样的表型事件中发挥作用的基因，这些表型事件包括角质层的形成、肌肉收缩、能量代谢、RNA 结合、DNA 结合，包括细胞骨架在内的一系列结构的发展。没有单个基因对其本身而言显得至关重要，但是 80 个基因的变化合起来不知怎么就造就了极具攻击性的果蝇。80 个不同的基因并非都与攻击性表型有必然的关系，因为毫无疑问，有些基因是"搭了"那些被选择的基因的"便车"。

我们可以这样来总结"果蝇的攻击性这一说法"的关键之处：在果蝇中，并不存在调控攻击性的具有巨大效力的单一基因。在野生型与攻击型果蝇众多有着表达差异的基因中，没有任何基因涉及血清素或神经肽-F 的表达。在血清素代谢链中甚至没有其他蛋白质。[11]既然之前的实验表明提高血清素水平会增强攻击性，那么怎么会这样呢？要是我们没有想到拉尔夫·格林斯潘所强调的基因型—表型关系的复杂性，这就会让人感到费解；基因是网络的构成部分，它们彼此间以及与环境特征之间会互相影响和相互作用。[12]造成这种复杂性的一个因素是血清素是一种非常古老的分子，如上所述，它在脑和各种身体功能中很重要，包括睡眠、情绪、肠道蠕动（如胃和肠道的收缩）、膀胱功能、心血管功能、应激反应、胚胎发育过程中对肺管道平滑肌的感应以及对低氧水平的急性和慢性反应的调控。[13]一目了然，"攻击基因"是一个并不合适的标签。血清素作用的多样性有助于解释其水平的变化为何会对脑和身体产生如此广泛的影响。这是因为它的变化能够与其他的影响相结合，而这又转而对攻击性行为造成影响。这里要说的不只是事情是复杂的（事情当然是复杂的），而是要说，基因产物能够发挥许多作用，基因之间的互动是典型的非线性动态系统，它更像是一群乌鸦的行为，而不像是钟

101

表的走动。正如格林斯潘所说:"一个基因产物形成的网络越广,那么另一个基因的变化会影响到它的可能性就越大。"[14]

复杂性在增加。因为基因和它们的产物涉及脑和身体的构造,又因为神经系统与环境的相互作用,其方式转而又能够造成基因表达的变化,因此对情境敏感的行为,例如攻击与合作,根本不大可能与单个基因,甚或是几个基因有因果上的关联。[15]

当发育中的生物与环境互动时,基因表达可以被上调或下调(制造更多或更少的蛋白质)。神经科学家埃里克·坎德尔(Eric Kandel)对老鼠在学习时基因表达是否会变化很感兴趣,在他的例子中老鼠要学的是将轻微的足部电击与一个部位联系起来,他发现老鼠的确出现了基因表达的变化。通过比较习得条件反应的老鼠与没有任何变化的老鼠,他发现了在调节恐惧的系统中有两个基因得到高度表达,这两个基因位于(处理恐惧反应所必需的)杏仁核的外侧核与将恐惧的听觉信号传输到外侧核的回路中。[16]另一个例子是,在小黄莺听到自己物种的鸣叫时,岑客(zenk)基因的基因表达就会被触发,在黄莺学习自己物种的鸣叫时这一基因产物会发挥作用。

从这种让人眼花缭乱的复杂性中,我们得到的教训既不是绝望,也不是基因不会影响行为。基因当然会影响行为,而且在种群中展开的遗传性研究确证了某些性状是可高度遗传的。例如,身高的遗传性很强,性格轮廓(例如,内向、外向和好社交的大概程度)、精神分裂症或酗酒的易感性也是如此。问题的关键是,**如果**某种有基因基础的形式的合作,例如当捕食者出现时发出警报,那么它有可能与许多基因的表达有关,而且它们的表达也与环境相关。

几乎可以肯定,从一开始,除了回路发育涉及的基因,例如支持身体内大量交感神经通路的基因,哺乳动物的社会行为也依赖于调控催产素、催产素受体、[17]血管加压素、内源性阿片、多巴胺、多巴胺受体、血清素、血清素受体的基因。

正如弗朗西斯·尚帕涅(Frances Champagne)和迈克尔·米尼所表明的,啮齿动物母亲的舔舐和梳理毛发对其幼崽后来的社会行为会产生影响;得到大量舔舐和梳理的幼崽比没有得到的幼崽更擅长社交。[18]基因是一个灵

102

活互动的网络的组成部分,这个网络包括其他基因、身体、脑和环境。让我们在这里再次引用格林斯潘的话:"协同作用和网络灵活性使我们更容易设想行为中的新特征是如何可能出现的:上调这里的一个等位基因,下调那里的一个等位基因,将它们与其他一些现有的变体结合,这就好了! 你拥有了一个新的行为。"[19]

103

5.2 与生俱来的道德原则和与生俱来的道德基础

对人来说,生态条件、历史上的意外事件和文化实践会造成社会组织的惊人的多样性,包括我们称为道德的那个方面。虽然如此,在一般的描述层次上,在社会组织中还是存在有关价值的明显的共同主题。从表面上看,它们似乎反映了解决问题所采用的相似的一般策略,这些问题是群居生活都要面对的非常相似的问题。守卫时的勇气、狩猎中的计谋、交易中的诚实、宽宏的气度以及化干戈为玉帛,这些不仅是土著部落,也是农业社会和后工业社会在它们的叙事中所青睐的价值。许多群体共享着类似的贬低恶行的叙事:攻击是为人不齿的,欲望吞噬良好的判断,放纵导致毁灭,野心带来灾难,以及贪婪导致孤独。

这些主题的普遍性并不意味着人类拥有专门针对特定社会行为的"天生的模块",这些模块由专门产生那一行为的基因所控制。虽说这种假设并不能被彻底排除,但"果蝇的攻击性这一说法"所展示的基因—行为关系的复杂性表明,人类的攻击性,更不用说人类的合作行为,不可能只与少数具有巨大效力的基因有关。即使承认人类的个体差异,面对相同问题时具有相同组织的脑也可能会提出同样的解决方案。木头都被用来造船,嬉戏都可以缓解社会压力,竞争性游戏要比打斗的成本低。语言可能产生于类似的力量,而并没有一个专门的新"语言基因"的帮助。[20]

虽然基因—脑—行为之间的互动是复杂的,但是道德从根本上说是与生俱来的这一观点仍然不可抗拒。就像许多在严苛的批评之下仍旧起死回生的观点一样,这个观点也有吸引拥护者的魔力。毫无疑问,基因对于我们本性的影响甚大,但问题是除此之外对这种关系还要说出点实在的东西。

104

人们离基因的实际研究越远，就越会受到更大的诱惑，懵懵懂懂地向基因、天赋以及选择倾斜，将它们看作是对人的行为做出解释的起源。

柏拉图是最早通过引入天赋来解决价值来源问题的人之一，他认为我们生来就知道道德的基本原则，尽管他不得不承认出生的过程必然会造成一些遗忘，让人们在面临诱惑时变得虚弱。他认为，值得庆幸的是，随着时间的流逝，那些与生俱来的知识会逐渐通过经历被回忆起来，如果幸运的话，在垂暮之年，我们可以再次获得关于善的知识。柏拉图并没有适当的理论可以解释在一开始的时候，我们先前的自我是怎样得到那些知识的，他只是将问题推向了更远的地方。价值的起源仍然是一个完全未被解决的柏拉图式的问题。

最近，心理学家和动物行为学家马克·豪瑟（Marc Hauser）为道德的天赋路径进行了辩护。豪瑟认为，在人类的道德理解中存在着普遍的东西，也就是有关什么正确、什么错误的观点，这些东西见诸任何社会。他主张，这些共同的东西存在于非反思的直觉，在处理具体道德问题时，人们就会用到它们。例如，豪瑟发现，人们普遍认为乱伦是不对的，用一个崭新的便盆喝果汁也让人恶心。[21]

豪瑟继续论证，道德直觉中那些普遍的东西强有力地证明了存在着一种与生俱来的生理组织，只要脑正常地发育，它就通常会产生道德直觉。让我们将这些道德直觉称为**良心**，或者用豪瑟的话来说，我们也许可以称其为**道德器官**的产物。豪瑟的观点和研究方案以语言学家诺姆·乔姆斯基（Noam Chomsky）关于人类语言起源和语言习得的观点为模型。乔姆斯基认为，人类的脑从基因上就配备了一个独一无二的"语言器官"，它详细规定了抽象的语法原则，而这些原则在和语言接触时就会变得更加具体。我们的语法直觉以及我们学习具体语言的能力就来自这个器官。豪瑟认为，人类同样具有一个"道德器官"，它详细规定了道德的普遍原则，而我们有关正确与错误的道德直觉就源自这个器官："抽象的规则或原则与生俱来，通过培养来设定参数，引导我们习得具体的道德系统。"[22]通过强调内在固定的方面，豪瑟说："一旦我们习得了我们文化的具体道德规范——这个过程更像四肢的生长而不是坐在主日学校学习善与恶——我们无需有意识地推理以及明确地使用基本原则就可以判断行为是否被许可、是否是义务或者是否被禁止。"[23]

我们已经花了一些时间来讨论基因网络以及基因—环境的互动;我们还需要更加仔细地思考这样一个问题:就行为来说,"与生俱来"究竟是什么意思?"与生俱来"这个说法有一段糟心的历史,它被用来指范围或大或小,或者介于两者之间的一系列现象。**与生俱来**是一个可以有不同解释的概念,它会随着交谈和批评的变化而扩展或收缩,有时候很难对它做出清晰的理解。要辩护特定行为特征是与生俱来的这个假设,哪些事实证据是必须列举出来的呢? 正如在本章前面弗林特、格林斯潘和肯德勒简单阐述的,[24]我们需要识别涉及的基因,表明它们如何帮助组织神经回路,然后再表明回路与行为的关系。社会科学家在缺少这些方面知识的情况下——在对人的研究中,这些方面始终是缺少的——诉诸经由行为来识别什么是**与生俱来**的。但这要如何来做呢? 有时具体的做法依赖于这样一种观念:对于我们能够轻易通过学习获得的任何东西,基因都给脑提供了**与生俱来的能力**——在结构上已经"准备就绪"了。但**任何东西**指的是什么呢? 甚至包括阅读、骑车和挤牛奶吗? 它们全都是可以轻易学到的,但在人脑的演化中它们却不可能被选择出来。[25]由于"任何东西"中的这种普遍性似乎名不副实,所以需要一个更加合适的过滤器来取代这里的**任何东西**。

按照"与生俱来"的一种更为严格的用法,它指的是那样一些行为,它们既是"基因设定好的",又在携带相关基因的所有个体那里普遍地表现出来(并且它们能够被轻松地学到)。当然,一般来说,涉及哪些基因是未知的,而且正如已经提到的,"轻松地学到"也有其自身的问题,这样一来,麻烦就落在了**普遍性**上。因为不但存在基因—环境的互动,而且在发育中的脑与子宫内的环境之间也存在互动,所以有些研究者认为,由于对**与生俱来**提出的这种修正太不精确,而且还负载着过多的历史错误,因此这个说法没有什么用处。[26]

按照豪瑟的说法,"我们的道德能力配备了普遍的道德语法,它是建立具体道德体系的工具包"。豪瑟回应乔姆斯基关于存在非习得性语言(unlearnable languages)的主张时,进一步认为,"**我们的道德本能并不受由**

106

宗教和政府发布的明确表达的戒律的影响"[27]。豪瑟表现出的对与生俱来的道德直觉的乐观主义或许让人振奋,但是它与历史和人类学很难一致。想一想下面这些并不鲜见的例子:作为宗教仪式组成部分的人祭,容易受到宣传的蛊惑,在极端爱国主义的裹挟下欣然赴死,关于妇女地位的道德风俗的重大改变,各种各样的异端审判和战争中的折磨,以及最让人震惊的对犹太人、图西族人、乌克兰人、波兰人、立陶宛人和美洲原住民的屠杀(而这只是对屠杀略举数例而已)。可悲的是,许多这些做法都受到了政府和宗教的指使和鼓动。我们不禁要得出这样的结论:就像豪瑟所认为的,比起我们可以从正常发挥作用的道德器官所期待的东西,我们的**道德行为**似乎更易受到"由宗教和政府发布的明确表达的戒律"的影响。证明豪瑟假说的证据问题迫在眉睫。对于豪瑟的假设来说,眼下的问题是要找到证据。

107　　除了关注**"与生俱来"**这个说法中的语义不稳定性,我对于实际观察到的**普遍性**意味着什么也有所保留。我怀疑人类行为中共同主题和模式的存在并不是特定行为具有基因基础的可靠标志。[28]让我来解释一下。一个普遍(或者更可能是**广泛地**)表现出来的行为可能是与生俱来的,但是它也可能仅仅是对一个非常常见的问题的常见的解决方法。[29]下面是两个形成鲜明对比的例子。空气吹向眼睛时眨眼的反应是一种反射。这似乎是我们已知的脑干回路的直接结果,而且受环境和训练的影响极小。如果有人觉得在人类行为中必须用到"天生地"这样的概念,那么这种情况可能非常适宜。相反,用木头造船对于在能够使用木头而又想在水上通行的文化来说是常见的。[30]显然,用木头造船十分普遍,早期人类可能利用它到达了印度尼西亚。但是它是**与生俱来**的吗?对我们来说造船有基因基础吗?我们有一个天生的"造船器官"吗?[31]

　　大概没有。木头恰好是个解决造船问题的好方法,因为它能浮起来,在许多地方都可以得到,而且易于加工。木头可以被绑在一起,大树可以用石斧掏空,等等。用木头造船是个合理的解决方案,仅此而已。或者,想一想已故的伊丽莎白·贝茨(Elizabeth Bates)的著名说法,在所有文化中,人们都用手进食,这并不是因为他们拥有由"用手进食基因"(hand-feeding gene)

调控的与生俱来的"用手进食模块"，而是因为基于我们的身体配置，用手吃饭是解决问题的好方法。如果我们横下一条心，我们也能用脚吃，或者弯下身子直接用嘴吃（我们有时也这样做）。但用手明摆着是完成吃饭这桩事更有效的方式，而且基于我们的身体配置，便利性就足以解释用手进食的普遍性了。下面再举一个来自道德领域的例子。

讲真话被广泛视为一种美德。它很可能与这样一个事实有关：出于生存的考虑，人们重视准确的预测，因此看重能够通过彼此依靠来获得关于食物来源、捕猎者、如何造船等的信息。因为我们的生活和福祉依赖于这些方面，所以可靠就要胜过不可靠。赞成讲真话和反对欺骗的社会实践并不意味着存在特殊基因或特殊模块；基于人类的智慧和社会交往，赞成讲真话可以根据人类解决问题的常规来解释。通过这种方式来看待讲真话这一实践也和如下事实一致，即在条件明显有此需求，例如理智要求人们去欺骗群体的敌人的时候，人是非常愿意去欺骗的。毕竟，间谍的欺骗是被接受的，就好像便衣警察在诱捕行动中的举措一样。而且按照曼纳斯女士的观点，出于对他人的体恤，"善意的谎言"是完全有必要的。这就是为什么讲真话是一种社会习俗，而不是一个严格的规则。在某些情况下，不宜讲真话是和通常要讲真话一起习得的（在第6章规则的作用有更详细的研究）。

这些例子暗示了至少在这些情况下，并不需要与生俱来的脑模式，也就是说，并不需要预设造船、用手进食或讲真话的基因。这里的逻辑主线很简单：普遍性和存在与生俱来的模块相**一致**，但是它并不意味着存在与生俱来的模块。要说存在与生俱来的模块，除了普遍性，还需要令人信服的证据。对一些性状而言，有可能是这样：**如果**它是天生的，那么它就是普遍的。但是要说性状**是**普遍的，因此它必定是天生的，则是一个谬论。[32]

重要的是，性状即使不是普遍的也可能是天生的，就好像一部分人中的乳糖耐受性。从方法论上来说，种群间性状的多样性可能是件好事。正如科学哲学家乔纳森·卡普兰（Jonathan Kaplan）和大卫·布勒（David Buller）指出的，如果种群之间在一个性状上的不同表现的比较与生态学上的相关差异有关，那么它们可能与这一性状在特定生态条件中的适应性有关。[33]肤

108

109 色浅的人与肤色深的人之间的比较,证实了肤色浅的人能吸收更多紫外线从而增强了维生素 D 合成的假说。在冬季比较长、远离赤道的高纬度地区(在这些地方浅肤色是普遍的情况),这种吸收是有利的,而在离赤道较近的低纬度地区,浅肤色则是不利因素,因为在这些地方皮肤晒伤是个问题。至少有 100 个基因与皮肤色素沉着有关,因此迁徙到欧洲的人口中浅肤色是如何出现的还没有完全搞清楚。然而,这却提醒我们一个性状有可能有基因基础,但却并不是普遍的。

还有更为一般性的需要小心对待的地方:与眨眼反射不同,当谈到行为,例如合作的展示时,诉诸与生俱来这种说法往往并不能解释什么。这是因为调节行为的是神经回路,而正如我们所见,神经回路是基因—基因、基因—神经元—环境、神经元—神经元以及脑—环境互动的结果。毫无疑问,基因在解释我们是谁上发挥着巨大的作用,但这个作用到底是怎样的仍旧有待弄清楚。

当然,学习大大增加了这一情况的复杂性。神经科学家查尔斯·格罗斯(Charles Gross)观察到在一些极其关注汽车的人中,他们颞叶的有些区域会对不同车型做出不同反应,比如从凯迪拉克赛威到奥迪 5000 再到福特金牛座。[34]通过脑成像技术可以证实这一点。这个区域是与生俱来的“车”的模块吗?显然,对车型的辨识并不是在我们的演化历史中被选择出来的,尽管这种能力在如今也许有着极大的优势。如格罗斯所言,颞叶似乎是对与动物如何谋生有关的视觉形式的通用目的分析器。因此,基本的教训就是,从某个行为的存在到支持这一行为的脑区再到某种功能的与生俱来进行回溯是一个在证据方面非常冒险的做法,对于那些有着惊人学习能力的动物来说尤其如此。

就目前的情况来看,很明显,做出有专门负责讲真话的基因这一假定没有什么可取之处。[35]如上所述,如果果蝇的攻击性与基因间的关系是复杂的,那么基因和人(有着巨大前额叶,在出生时还没有成熟,还要进行巨量学习110的)人所信奉的道德价值之间的关系的确看起来非常复杂也就不足为怪了。[36]

在试图发现涉及公众普遍关心的道德困境的道德直觉上,豪瑟赞同用科学的方法,这一点当然值得赞赏,而且他无疑也借鉴了广泛的观点。然而,在问卷调查中他所发现的表面的普遍性可能部分是由于那些被试被要求做出回应的两难故事中有许多都太过简单,而且缺乏情境。正如菲利普·津巴多(Philip Zimbardo)在其数十年的细致工作中所表明的,人们对问卷的书面回应与他在实际处境中会怎样做之间可能只有些许的相似。[37]

让我们看豪瑟的一个例子。事实上,每个填问卷的人对用崭新的医院便盆喝果汁这种想法做出的回应都是觉得很恶心。但是这样的回应是在怎样的情境中做出的呢？如果我是坐在桌旁,不缺吃喝,来思考这个问题,我不觉得那是个好想法,显然是因为那便盆让人想到尿尿。但是,假如我严重脱水,困在沙漠中,但一只骆驼(奇迹般地)出现了,它的驼峰上拴着便盆,里面是新鲜的苹果汁。此时,喝这个苹果汁会让我觉得恶心吗？一点也不会。如今的被试对食用通过蒸发尿而获得盐的想法会做何反应呢？我猜他们会觉得恶心。然而对于盐是稀缺之物的阿兹特克人,他们就用了这个办法。[38]如果我是这种处境中的阿兹特克人,我打赌我会享用这样的盐,而且不觉得恶心,就好像阿兹特克人做的那样。[39]亚里士多德和孔子都意识到,情境非常重要,这就是为什么他们都认为道德知识根植于技能和性情中,而不是一系列规则中,或者,用豪瑟的话说,"道德语法"之中。

因此需要进一步谨慎对待的是:我们自己那些有关恶心与错误的强大直觉并不能证明直觉具有与生俱来的基础。它与具有这种基础的可能性一致,但是它也与如下可能性一致,即直觉反映了儿童期习得的社会实践,而且这种实践经由奖励系统得到巩固。[40]

此外,与豪瑟相反,就像剑桥哲学家西蒙·布莱克本(Simon Blackburn)所指出的,许多道德困境并不是自动迅速地就被处理了,而是通过反思,通过长期的、深思熟虑的思考得到处理的。[41]有时很长时间内它们都得不到解决。法学家、公务员以及一般大众,可能会就处理道德问题的正确方法进行长时间的艰苦的努力,这些道德问题涉及继承法、收取贷款利息、税收、遗体捐赠、土地征用权、使学校里心智不健全的儿童"主流化"、临终患者的安乐死、移民政策、战争、剥夺孩子父母的抚养权、死刑等。在这些主题上,直觉

111

可能会给出适得其反的答案,而不偏不倚的分歧有可能持续数十年。豪瑟关于道德判断并不涉及有意识推理的主张可能适用于一些情况,例如看见小孩吃饭时噎住,但是它显然不适用于许多其他情况,例如是否参与反对邻国的战争。

现实生活无法摆脱实际的道德思量和协商,与这样的现实相协调,布莱克本质疑了豪瑟在道德直觉和语言直觉之间的类比:"所以总结起来,它们(道德直觉)显然**并非是丰富的,并非是即时的,并非是难以言喻的,并非是不可改变的,而且也并非是确定的**。因此从表面上看,道德直觉与语言处理的相似性非常微弱,而且在我看来,深入挖掘约束它们的那些隐藏的原则的前景恐怕亦是如此。"[42]布莱克本的总结很好地抓住了语言直觉和道德判断之间深刻的差异性。或许附加这一点是适当的,即这种类比的最初胚芽(也就是所谓的"语言器官"和语法的普遍共性)本身就是特别值得商榷的主题。[43]

5.3 乔纳森·海特与道德基础

心理学家乔纳森·海特(Jonathan Haidt)[44]主张人类道德建立在五种基本的直觉之上,每一种都相当于是对一种生态状况的适应,而每一种也都有自己典型的情绪。他的理论包含了这样一个假说:演化有利于展示出这五种美德的人。他提供的列表由针对直觉领域的名称对(name-pairs)构成,这些名称对与适应性行为相匹配。

1. **伤害/关心**——保护和关心幼小的、脆弱的,或者受伤的亲属
2. **公平/互惠**——从与非亲属的相互合作中获取利益
3. **合群/忠诚**——从群体合作中获取利益
4. **权威/尊重**——谈判达成等级制度,有选择地推迟
5. **纯洁/圣洁**——避免微生物和寄生虫[45]

在哲学中列出基本的美德有着令人肃然起敬的历史。例如,苏格拉底一开始就列出了五种美德(智慧、勇气、节制、虔诚和正义),但是经过考虑,又在列表上把虔诚降级了,理由是它不是真正的人类美德,而是可以放心地

留在"德尔菲神谕"中的东西。佛教《论藏》中的列表则让我们避开"三毒"（贪、嗔、痴）以及它们的各种派生物,而秉承"四圣谛"(爱与友善、怜悯、赞赏的快乐以及平静)。[46]中国古典哲学家孟子(前 4 世纪),列出了四种首要的美德:仁、义、礼和智。

亚里士多德的列表区分了理智美德和他所谓的**品德或伦理美德**。亚里士多德强调在早年建立适当的习惯对于实践智慧至关重要。作为有用的实践智慧,他建议在行为的极端之间选择中间立场,对于我们过有道德的生活来说,这是可靠的(虽然并不是绝对可靠的)引导——这个经验法则被称为中庸之道(不要与"己所不欲,勿施于人"这一黄金法则相混淆)。中庸之道劝告我们中间立场一般而言是好的:我们应当既不鲁莽也不胆小,而应当有适当的勇气;既不吝啬也不豪爽,而应当适度地大方;既不放纵也不完全节制,而是适度。按照亚里士多德的说法,怎样才算**适度**并不是通过某个规则来解决的事情;它需要实践智慧,是通过经验和反思才能获得的。

斯多葛学派强调谨慎、智慧、勇气和适度以及其他美德的重要性。在中世纪,其他人,包括阿奎那(Aquinas)和奥卡姆(Ockham)也列出了美德,但是与苏格拉底相反,"顺从上帝"在列表中位于高位。每一则伊索寓言都用一点道德智慧作为简短的结束语,它与相应的美德对应,通常是谨慎、谦虚或者友善——"这个故事的寓意是……"[47]再后来,与其他美德一道被强调的是节俭和勤奋,如本杰明·富兰克林(Benjamin Franklin)的 13 项美德清单,更近的则是威廉·班尼特(William Bennett)的十项美德清单。[48]

所以海特也位列这个令人钦佩,且人数众多的群体中,但是海特并不只想和其他人一样列出一个令人满意的清单。他还想声明他清单上的某些道德直觉由于具有演化的基础,因此是基本且与生俱来的,而其他的(例如,讲真话,或者保持冷静并坚持不懈)则是次要的。海特的策略包括三部分:(1)从已知早期人类的演化状况中确定直觉的基本领域。(2)表明这些价值倾向在不同文化中是普遍的。(3)证明每种价值倾向都有其独特的"典型情感",由此就支持了这样一种观点——它是被选择的,并且是基本的,而不是次要的。[49]

虽然海特这一方案的雄心值得赞赏,但遗憾的是,这一方案的展开却无

113

视了各方面的证据。他的有关直觉之基本领域的实质性主张并没有来自分 114
子生物学、神经科学或者演化生物学的事实方面的支持。这一方案的危险
在于，对在人类演化中什么行为特征被选择出来这一问题所做的推断无法
通过如下的方式获得解决，即对远古状况的鲜活想象加上有选择的跨文化
的相似性，这样的相似性是可以以许多不同的方式加以解释的证据。[50]

　　海特将纯洁和圣洁纳入他的基本领域，我们可以以这一点来表明他的
问题之所在。海特的观点是，在人脑的演化中，宗教会有助于笃信宗教的群
体中的个体的利益，因此这种倾向就会在人脑的生物演化中被选择出来。
根据这一观点，最初与食物相联系的有关洁净和纯洁的有益直觉很自然地
就与当地的宗教实践和对象结合起来。上面的陈述粗略地勾勒出海特对如
下这一点的阐释，即他相信对宗教的信奉是一种与生俱来的倾向，而这一阐
释旨在帮助解释为什么宗教广泛地存在。

　　问题是，用自然选择来解释宗教的理论比比皆是，但缺乏实质性的证据
却让它们都乏善可陈。举例来说，在人类学家和心理学家中流行一个旨在
解释宗教行为的假说，这个假说涉及**成本信号**（costly signaling）。成本信号
是一个传递出合作意向和合作可靠性的信号的行为。发出代价不菲的信号
的行为可以是献祭羊和鸡，或者舍弃温水浴带来的舒适，又或者舍弃跳舞或
性所带来的快感。简言之，这里的想法就是，加入群体并自愿接受群体舍弃
行为（成本信号）的个体被认为是可靠的合作者。利益来自群体间的成员关
系；成本信号是我们成为成员要付出的代价，而且它有助于阻止骗子和吃白
食的人，依据推测，这些人并不想付出代价。根据成本信号假说，愿意展示
115　成本信号是在物种的演化中被选择的，因为个体会利用成本信号找到彼此，
并能够使用成本信号与强有力的合作成员一起壮大群体。因此宗教——通
常涉及成本信号，例如献祭和舍弃——就作为一个与生俱来的模块出现
了。[51]听起来这是一个合理的解释，只是"成本信号"假说的证据少得有点可
怜。正如哲学家们已经表明的，这个观点的任何一种版本都既没有逻辑上
的一致性，也没有得到充分的支持以显示其可靠性。[52]

　　解释宗教普遍存在的其他策略则以如下论证展开：在宗教仪式中会展
现群体内的纽带，这种纽带增强了依恋以及忠诚，宗教因此就是社会纽带的

副产品。所以,宗教倾向是由于牢固的群体内纽带所带来的利益而被选择的。这种倾向对需要合作的社会生活的许多方面都是有利的。一个与此有些不同的理论是,宗教与战争有着密切的关联。促成这个理论的观察发现是,与战争相关的神灵非常普遍,与之相伴随的是关于战争和搏斗的宗教仪式以及对勇敢的战士的奖赏。战争中的成功,无论是攻击的还是防守的成功,都是一个选择性优势,而宗教起到了帮助战争的作用。[53]另一些人认为,因为有宗教倾向的人总体上更健康,因此宗教倾向就被选择出来。[54]尽管他们的论点受到了质疑,并且有一些数据表明参与宗教"斗争"的病人可能实际上更不健康,[55]但是作为对宗教信仰的一种辩护,这样一种与健康的关系仍然吸引着许多人。[56]

　　另外一系列流行的假说主张,宗教信仰倾向本身并不是被选择的,而是其他许多功能的副产品(例如对父母的依恋、在不幸中希望获得帮助)以及一种倾向,即通过将一个人心智状态的归属从可观察的人的领域扩展到不可观察的他者(Others)领域,从而解释神秘和灾难的倾向。由于宗教惊人的多样性,神明有各种形状、能力和数目(包括零),沿着这些思路,没有什么单一的解释可以取得成功。相反,对被称为"宗教"行为的不同方面做出一系列相互连锁的解释也许更有用处。按照同样的方式,许多不同的事物都可以被称为音乐。[57]无论如何,那么多旨在解释宗教信仰的普遍性的选择理论——到目前为止还没有一个理论获得充分的证据支持——表明了小心谨慎的演化生物学家和遗传学家为什么会将这些提倡与生俱来的模块的理论只当作假设而不予考虑。[58]在鼓舞人心的实验中,提出猜想当然是有用的,不应当阻止。但关键在于,对我而言,在某些结果能够表明猜想的真实性以前,我宁愿不接受这个猜想。

　　让所有支持行为是与生俱来的理论感到麻烦的典型问题是,由于缺乏有关基因以及基因与涉及的脑回路之间关系的支持性证据,这些理论都经不起推敲。例如,海特非常依赖于一个技能是否容易习得,他要以此来区分脑天生就"有所准备"的技能和并非如此的技能。[59]但是如果不诉诸特设的一些解决方法,人们又怎么能够为某些"容易学到的"事情的与生俱来性辩护却同时又排除其他"容易学到的"事情,比如骑自行车、打一个活结、穿鞋或

116

者用鱼饵去钓鲑鱼？相反,学习自我控制的技能可以说是脑大概"有所准备"的事,但它通常却并不容易。可以容易地学习技能与技能的与生俱来性**一致**,但容易并不**意味着**与生俱来。宣称道德行为的与生俱来性的各种主张所面临的问题令人望而却步,如果没有强有力的证据支持,那么与生俱来性的主张就站不住脚。

在对道德的讨论中,亚里士多德强调社会领域的繁荣所需要的社会技能,它会产生灵活性、适宜性和实用性。在他看来,社会技能的运用取决于习得适当的习惯,并且受到一个人在其日常生活中所遭遇的角色模型、社会实践和制度的巨大影响。正常社会交往的一个本质因素在于我们能够将心比心。没有这个能力,我们不会对他们的困境感同身受,不会理解他们的意图、感受、信念以及他们的目的。大体上,人类善于移情,更概括地说,他们善于"读心"——知道他人是什么感觉、意图、需要等。当这个能力开始衰退时,后果真的是极其糟糕的,比如在额颞叶痴呆中就是如此,在这种痴呆中,患者额叶和颞叶皮层的神经组织发生退化。这提醒我们,我们通常毫不费力、流畅且司空见惯地运用的技能是多么重要。在下一章,我要更细致地来看一看在理解无论是他人的还是自己的心智这一点上,神经生物学目前已经掌握的东西。

6. 社会生活的技能

　　社会世界和它那令人可怕的复杂性长久以来都是表演的焦点,无论是非正式的围着篝火的即兴表演,还是更为正式的在大型舞台上由专业人士完成的精心之作。在戏剧的角色中,社交智慧(social intelligence)不可避免会存在广泛的变化,这种变化有时会以悲剧收场,比如在《李尔王》中。在喜剧中也一样经常会看到擅于社交与拙于社交的人之间的对比。一个极其滑稽的角色,例如巴兹尔·菲尔蒂(Basil Fawlty)(约翰·克利斯在《菲尔蒂旅馆》中出演的角色)会提醒我们由愚蠢的谎言所造成的困扰,这个谎言必须用越来越复杂的托词强撑着以避免更严重的麻烦,或者提醒我们因为在对付一个令人头疼的顾客时因自控上的一时疏忽而造成的麻烦。巴兹尔更加冷静也善于社交的妻子西维尔只是一个陪衬者,她作为旅馆老板的职业做派让巴兹尔经常深陷其中的完全不必要的社会困境更加形象生动。更有喜剧效果的是,可怜的巴兹尔相当讨人喜欢,而常常做作的西维尔却让人喜欢不起来。善于社交和拙于社交的人的脑有什么区别呢?什么是社会技能?人的社会交往活动怎样变得如此复杂,如此精细,又是怎样被一层一层地掩盖了意义?

　　脑的前部是前额叶皮层(PFC),它是一大块皮层,最前面的区域就在前额后面。[1]正是前额叶皮层以及它与情绪脑结构之间的通路产生了人类社会行为方面的智慧。当我们在犯了一个愚蠢错误之后拍击前额,我们就是在给前额叶皮层来点刺激。

　　在人脑的演化中,前额叶皮层有了很大的扩展,相对于人的体型,人的前额叶皮层比像猴子这种我们的哺乳动物近亲要更大(见图6.1)。人类前额叶皮层不仅在大小上有差异，而且连接皮层后部感觉区的主要通路的密度也有差异。[2]

神经科学家认为更大的前额叶皮层的选择优势包括在社会和生理两个领域内更强的预测能力，以及更强的通过推迟满足感和实施自控来利用这些预测的能力。[3] 这为我们应对世界正在发生的事件赋予了更大的灵活性，将我们从对威胁和疼痛的现有反应中解放出来，而这套反应在诸如啮齿动物这种在演化上更简单的哺乳动物身上可以看到。伴随着更大的预测能力而来的就是更大的操控机会，无论是在社会的领域还是在生理的领域都是这样。

对运动和行为至关重要的皮层组织也在额叶皮层，就位于前额叶皮层的后面，而复杂的认知一运动技能依赖于额叶和皮层下结构之间的协调，例如基底神经节。总而言之，大自然似乎在前额叶皮层中找到了一个赢家，由于在如此多的高级功能中发挥作用，人类的前额叶皮层已经被称为"文明的器官"[4]。遗憾的是，虽然神经科学家已经发现了一些基本的要素，但额叶皮层中的神经回路发挥这一系列功能的机制目前还没有完全搞清楚。解剖学家已经表明，前额叶结构与演化中更老的皮层下结构，例如杏仁核、下丘脑、基底神经节和伏核有密切的联系，而且与情绪、感受、感觉、内驱力以及身体的一般状态紧密相关。[5]

119

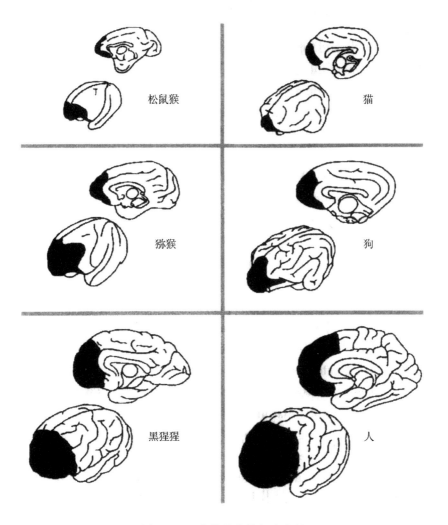

图 6.1　六个物种的前额叶皮层

　　黑色区域对应所示六个物种的前额叶皮层。展示的是两种视图:侧部—前部(从侧面和前面看)和内侧,这样就从脑半区的内部将前额叶皮层的大小展示了出来。不是按比例呈现的。转引自 Joaquin Fuster, *The Prefrontal Cortex*, 4th ed. (Amsterdam: Academic Press/Elsevier, 2008). Elsevier 授权使用。

一项被称为**张量扩散成像**（TDI）的解剖学新技术特别有利于这项研究，因为与传统的解剖技术不同，它能够运用于活体，包括人类。[6]张量扩散成像研究揭示了遍及皮层（包括前额叶皮层）的共同的联结模式：密集的局部联结、稀疏的远距联结，总体上形成了一个"小世界"的构造；并非每个区域都与其他各个区域联结，但是通过"联结紧密"的相邻区域，可以让你与其他每一个人建立联系。[7]

对中风病人及前额叶皮层局部损伤病人的详细临床观察已经揭示出，特定区域的损伤与这些患者所遭受的特定功能缺陷之间存在的联系。这些研究有助于绘制这一大片皮层区域的功能组织。例如，眶额叶皮层区域的损伤（大约位于眼圈上部的皮层）会导致多动症，评价环境因素方面的缺陷，移情的缺乏，面对威胁时攻击性降低，以及情绪和社会退缩（withdrawal）。前额叶切断术在20世纪50年代中期以前几乎是对那些难以治愈的患者标准手术，这种手术一般会造成病人精神萎靡，情绪反应迟钝。[8]对多巴胺和去甲肾上腺素及其受体的神经药理学研究表明，前额叶皮层的功能对于这些神经递质水平的变化高度敏感，这些变化会影响注意力、心境、社会行为和正常的应激反应。[9]血清素也是神经递质中关键的一员，尤其是在自我调节和冲动性选择方面。[10]神经科学家还表明，在一次游戏交易（game transaction）中，血清素的降低与更强烈地拒绝不公平出价有关，这个发现开启了对前额叶皮层更细微的探索。[11]前额叶皮层的成熟滞后于其他所有皮层区域，在人身上，前额叶皮层神经发育的某些阶段直到成年才成熟，这个发现似乎与我们平常的经验一致，即青少年在他们的社会行为和自控能力方面并没有完全成熟。

如果这一章能解释复杂社会行为的神经基质，从宏观和微观回路的层次上阐述与行为相关的机制，那就太好了。但遗憾的是，神经生物学知识还无法达到我们的预期。

在神经科学的各个方面，我们的知识仍旧有着巨大的不足，而前额叶皮层是尤其困难的研究领域。前额叶皮层位于脑加工层级的高层，它从整个脑获取高度加工的输入信息。[12]很难解释前额叶皮层内单个神经元的活动——它的活动与情绪、注意力、感官刺激、出现在工作记忆中的东西、对未来的预期或者对活动的准备有关吗？或者，很有可能，与这些因素的某种结合形式有关？如果实验者能控制对某个神经元的已知输入，就像对视觉皮层的神经元可能做的那样，那么就更有可能梳理出有关那个神经元作用的有意义的结果。关于神经元作用的有意义的结果就可能更让人烦恼了。通过控制和监控视觉皮层内对某个神经元的输入，神经科学家已经发现有些神经元当且仅当刺激物是一束上移的光带时才会做出可靠的反应，而其他神经元当且仅当光带下移时才会做出快速反应，对于所有的罗经点（compass points）亦是如此。基于这一策略，神经科学家已经能够进一步研究加工层级中的神经元，比如随着一个视觉刺激的证据不断积累，能够得出有关运动方向的结论的神经元。[13]

　　研究运动皮层则面临相反的问题：尽管要确切知道输入对神经元意味着什么具有挑战性，但如果这个神经元的输出能够与特定行为反应可靠相连，例如与拇指的运动可靠相连，那么实验人员就能够用这一信息来对神经元的工作做出分类。在前额叶皮层中，运用记录单个神经元活动的技术，到目前为止主要的发现是在背外侧前额叶皮层（将你的手放在耳朵和太阳穴中间，里面的就是背外侧前额叶皮层）[14]这些发现是通过恒河猴实验得到的。背外侧前额叶皮层的一些神经元已经被证实在完成记忆任务期间能够保留信息。如果任务是记住灯熄灭后网格中灯的位置，背外侧前额叶皮层中的神经元就会活跃起来，它们有空间选择性。如果灯在右上方，一些神经元活跃，如果灯在左下方，则是其他神经元会活跃，等等。一旦让猴子指出屏幕上灯所在的位置，神经元的活动就会下降。但是在社会行为的各个方面，前额叶皮层又发挥什么作用呢？同情、自控或者解决社会问题的神经基础是什么？

　　已经有多种技术用于研究前额叶皮层的工作方式，也达到了不错的效果，但是在研究人类前额叶皮层的功能时，最常见的技术是功能磁共振成像（fMRI），这项技术由于其无侵害性而备受推崇，它不用植入电极，没有损伤，无需镇静，也用不到放射性物质。这里简单说一下功能磁共振成像的工作原理。当进入非常强的磁场时，人体会在亚原子水平上发生变化，基于这一变化，磁共振成像会给出人体内部状况的静态图像。功能磁共振成像就是以此为基础，但它利用的血液恰好具有磁性：携带氧的血液和血液中氧被细

123

胞吸收的血液(去氧血液)，它们的磁性存在差异。这种被称为**血氧水平依赖**对比的差异，能被检测器检测到。随着时间的推移(几秒钟)，表达血氧水平依赖的信号值会达到均衡。

这些变化并没有什么特别的趣味，除了这样一个事实：根据所使用的磁体的强度，表达血氧水平依赖的信号与神经组织体(大小或许不到1立方毫米)中细胞活动的平均水平相关。神经元越活跃，它们利用的氧就越多，而表达血氧水平依赖的信号就反映了这一点，因此这就对生理性质给出了一个间接的测量。尽管通过血氧水平依赖对比无法直接测量神经活动，但是基于间接测量是对小体积组织[一个**体素**(voxel)，类似一个像素，只是它是一个小**立方体**]中平均神经活动的良好反映这样一个假设，研究者就可以利用这一事实设计实验来研究某个特定任务中的脑活动，例如对比看高兴时的笑脸和看皱眉时的脸的脑活动。为显示实验中所研究区域的位置，相应于血氧水平依赖信号的色块会被添加到被试的脑的解剖学图像上。为了获得有意义的结果，实验设计和对所收集数据的分析都

124   必须十分仔细，但尤其是最近几年，使用功能磁共振成像的实验得到了显著改善。

虽然功能磁共振成像是研究健康人脑极其强大的技术，但要理解运用这一技术所得到的结论，意识到它的局限性是很重要的，而大众媒体在报道功能磁共振成像的实验时有时会掩盖这一局限。通常，在功能磁共振成像实验中所发现的血氧水平依赖信号的实际变化非常小，而使用有助于数据可视化的颜色会掩盖这个事实。如果脑的图片显示一个区域是红色的而另一个区域是绿色的，一个漫不经心的读者就可能以为改变非常大，虽然实际上改变也许很小。在研究者所使用的一种着色惯例中，只有观察到有变化的区域才会上色，而脑的其他区域则是黑色的。对该领域的研究者而言，这很便利，但是它会让学生们认为，在实验条件下，只有上色区域才是活跃的，而脑的其他区域则没有活跃。这种推论是完全错误的，着色区域只是代表了在那个单独的区域中高于活动基准的变化。毫无疑问，在其他区域也有大量的活动，其中有许多活动有可能支撑着着色区域中神经元的活动，但除非活动水平改变，这些活动不会在图片中被标示出来。

相对于 20 年前使用的技术,如今拥有 1 立方毫米空间解析度的功能磁共振成像扫描器在科学研究上是振奋人心的。但是,我们应清醒地认识到,在 1 立方毫米的皮层组织体中,大约有 10 万个神经元和 10 亿个突触。[15]血氧水平依赖信号当然不能在给定的 1 立方毫米内监控单个神经元活动的变化,这些神经元活动有的增强,有的减弱,有的不变。至多,它反映了几秒内神经元的聚合活动。它也不能处理在给定的体素内神经元网络正在执行何种操作(计算步骤)。

此外,1 立方毫米内的一些神经元只有短程的局部联结,而其他神经元则有长度为好几厘米的联结,因此它超出了体素所囊括的神经元总体的范围。一些神经元从其他地方接收输入信息,而一些则将信息输出到其他地方,但是血氧水平依赖信号对于信息流并不敏感。观察到显示了一个小范围内活动增强的功能磁共振成像信号有点像在娱乐室内听不断增高的喧哗声,但是并不知道 20 个孩子中每一个都发出了什么声音。此外,即使厨房内没有明显的喧哗声,但是缺乏喧哗并不意味没有恶作剧。简言之,功能磁共振成像无法揭示微观层面的神经元及其网络正在做什么。缺乏这一点,要对前额叶皮层的运作有一个根本的了解是成问题的。但是,重复一下,功能磁共振成像对于研究人类大脑组织是一项极为重要的技术,它使我们能够看到,例如,精神病患者的脑和对照组被试的脑之间的差异。[16]

将对功能磁共振成像数据的分析转换为容易想象的形式的一个效果是,带有色块的、对应着被试所执行的特定任务——例如识别车型(凯迪拉克赛威或福特维多利亚皇冠)的脑图像,会滋生这样一种想法:皮层拥有相对自主的模型或中心,例如旨在识别不同车型的模块。虽然脑的确显示出脑区特化,但独立模块的想法实质上要比特化脑区的想法更强,因为它意味着模块中的神经元仅仅致力于那个任务,而且那个任务仅由那些神经元来完成。皮层是由独立模块构成的这一假说鼓舞了一些心理学家宣称脑的组织类似于瑞士军刀,其中每个工具相对于其他工具都是独立的。[17]主要反对这一假说的解剖学,给出反对的理由是通路的循环本质——有向前、向后和向两侧的,有长的和短的。在皮层的每个地方我们都会看到信息的汇聚与发散。[18]自主模块的说法也

125

许与现有的功能磁共振成像数据一致，但是这个说法并不能从这些数据获得强有力的支持。毕竟，被挑选的区域仅仅只是这样一个区域，在其休眠状态和任务状态（例如，识别车型）之间一直都不同。除非那一区域从其他脑区获得输入信息，否则我们所说的功能（识别车型）就不可能完成。在脑中，联结、环状通路以及规则至关重要。所有这些都让就"瑞士军刀"意义上来说的模块性的前景显得暗淡。[19]

发明出揭示性的技术并不是前额叶皮层研究者面临的唯一问题。在深层次意义上，我们并不确定前额叶皮层究竟在做着**什么**：我们拥有正确的词汇表吗？对损伤和功能磁共振成像的解释数据通常都需要利用熟悉的心灵理论范畴，例如推迟满足感和自我控制，但是我们必须问，从脑的观点上来看，这些范畴是否适当地掌握了所发生的情况。比较而言，就视觉皮层的早期阶段，范畴上的适当性没有太大的问题。例如，我们可以合理地主张，神经元受到调节，从而对一个刺激在垂直方向上的运动做出反应。但是，是不是对于像"推迟满足感""转跳到一个结论"或"非理性恐惧"这样的表达也真的是由脑回路来界定的就不好说了。诸如意志薄弱或意志力强这样的词真的对应着前额叶皮层中的功能吗？

对植物学家而言，**杂草**这个词语并没有真的在植物界建立一个分类；它的使用很大程度上是基于人类的兴趣，这种兴趣可以完全按照外部的标准而发生独特的变化。有些人将莳萝称为杂草，有些人则将其作为药草培育。同样，在心智和脑的语境中，一些词语，例如**决策**、**反应抑制**，很有可能的确映射到了脑回路中，但是其他词语则是从我们行为层面的词汇表中得到的，虽然在社会生活的日常事务中这些词是有用的，但也许它们与前额叶皮层回路的映射即使有，也是很薄弱的。对于研究前额叶皮层的神经科学家以及试图区分两种词汇的神经科学家而言，这种理论上的担心就变成了具体的担心，而被试图区分的两种词汇是具有解释牵引力（traction）的词和其他也许无法得到确切神经含义的词，比如**精神崩溃**，它可能涉及相当不同原因的交错重合，或者**意志力**，它同样有可能并不对应着单一的脑性质。[20]

本着实用主义和谨慎的精神，对那些有关社会理解与神经机制之间联系的时髦观点，尤其是关于将心智状态归属于自我和他人（**心智理论**）的神经基础以及关于**镜像神经元**(稍后解释)的观点,我们要小心对待。人们普遍笃信镜像神经元对心智归因方面的技能做出的解释,这种笃信的势头强劲,甚至于还欠缺证据的支持,因此让这样的观点接受严格的捶打以过滤出真正稳固的东西也许是有益的。但是在那之前,让我们先做一下准备,来看一看社会认知的核心方面,包括道德感(conscience)的获得。在这一章中,我们也会考虑在自闭症和出了差错的镜像神经元之间是否已经建立起了联系。我们将看到被称为**无意识模仿**的令人着迷的社会行为,并考察对如下问题的一种可能的解释,即为什么人类和其他一些社会性的鸟类和哺乳动物会定期和持续地投入大量精力到无意识模仿这一行为中。

6.1 社会知识、社会学习和社会决策

灵长类的社会生活相比啮齿类复杂得多。例如在狒狒群中,社会地位取决于生于其中的**母系**的等级,所谓母系也就是由母亲传给女儿的血统。狒狒是母系社会;年轻的雄狒狒要离开出生时的群体,而雌性则会留下来。每个动物都清楚自己属于哪个母系,彼此所属的母系的等级,以及在每个母系内谁在什么等级上(年长的孩子等级高于年幼的)。[21]梳理关系、发出威胁和可以发出怎样的声音极大依赖于个体在社会空间中的位置。搞清楚群体中谁是谁、每一个人的名声、其他人对自己和各色人等有什么期待,所有这些都涉及大量的社会知识。在其他方面相同的情况下,做出好的社会预测和决定的能力越强,获得利益的机会就越大;这又紧接着扩大了成功繁殖后代的机会。

人类的社会生活,无论是狩猎—采集者的村庄、农业小镇还是城市,比狒狒和黑猩猩似乎要更复杂。通常,人类拥有很多关于个体的性格、脾气、亲属关系和名誉的详细知识。[22]此外,人类尤其擅长根据情境调整行为,比如在婚礼、葬礼、交易会、灾难、打猎、工作、战争中等。在不同情境下如何行为的知识通常是在没有对相关惯例明确指出的情况下获得的。尽管获得有关社会习俗的知识的动机可能来自脑想要有所归属而厌恶分离的倾向,但是

128

具体的事实和技能却是习得的。和非人类动物一样，一些人能够比另外一些人更好或更快或更有效率地学习。

人类是技艺高超的模仿者，也许要比其他任何哺乳动物更胜一筹。[23]模仿年长者所学的技能的能力使年轻人有独特的优势：他不必通过反复摸索来学习每一件事。[24]孩子可以从年长者那里学到如何生火并使其一直燃烧着，以及如何偷偷接近麋鹿，如何准备越冬，如何接断骨。通过模仿来学习的内驱力连同运用新观点更新知识的倾向就导致了做事情的聪明方法不断累积，而这可以一代代地传承下去。换言之，它产生了文化。

人类虽然是令人印象深刻的社会学习者，但是并不只有人类才能在同种间学习。鹦鹉、凤头鹦鹉、八哥、云雀和麻雀都是娴熟的模仿者，它们都能学习复杂的歌曲。在我们住处附近的嘲鸫有时发出鹌鹑的声音，然后变换到云雀，接着会发出电话铃响的声音。有些鸟，例如阿根廷蓝色侏儒鸟，能学习复杂的舞蹈动作，并在舞蹈展示中争取雌性的青睐。[25]宽吻海豚会模仿其训练员的行为，[26]而年幼的肉食动物如美洲狮和山猫会从它们父母那学习如何偷偷靠近和杀死猎物以及到何处找到猎物。美洲狮妈妈会将受伤的兔子带回巢穴供孩子学习。老狐獴会把去了刺的蝎子带回家以便年幼的狐獴安全地练习。安德鲁·怀特（Andrew Whiten）、维多利亚·霍纳（Victoria Horner）、弗兰斯·德·瓦尔（Frans de Waal）在就黑猩猩的"文化传递"所做的受到仔细控制的实验研究中也发现，黑猩猩通过观察有经验的黑猩猩学习了一种新的觅食策略，而没有观察这种技能的黑猩猩则想不出这种方法（正如他们的评论，在研究动物模仿中，关键的是，动物选择要去模仿的行为是那些有着生态相关性的事情，是动物关心的事情）。[27]人类学家的田野观察揭示出某一群狒狒可能有其自己当地的风俗，例如雄狒狒们在准备对更高阶的雄性发起进攻时会握住彼此的睾丸（或许是一种信任仪式）。在哥斯达黎加的洛马斯巴度尔猴子研究项目中，白脸僧帽猴也有独特的当地传统，例如指着彼此的眼球和吮吸彼此的手指；或者在游戏中，一只猴子咬着另一只猴子的皮毛，然后两只猴子就嬉戏和争抢。[28]在恒河猴中会看到新生儿的模仿，[29]在玩耍时年幼的红毛猩猩会进行面部模仿。[30]

有关狗的轶事趣闻,我可以说说我的:每天清晨,在第一位高尔夫球手出现之前,我会在高尔夫球场遛我们的金毛巡回猎犬。我花了很大的精力训练第一对狗远离沙坑障碍和草皮(除非你是高尔夫球手,否则草地和球道是有着相当明确区分的,但是它主要与修整草皮有关)。当其中一只狗在 13 岁时死去时,我们又有了第二对小狗。它们很快就对黏上了老马克斯,而马克斯也喜欢它们。当我在高尔夫球场遛它们的时候,我想着必须要训练达夫和法莉(第二对狗),就像训练我第一对狗那样。但是,它们并不需要我训练,他们根本就不去草皮或进入沙坑障碍。它们的行为甚至在马克斯死去几个月以后也一直没变。我根本就没有看到任何我可以确定是模仿的行为,所以如果它们真的模仿了马克斯,那也一定是在不知不觉中进行的。

130

6.2　学习社会技能

人出生的时候脑是非常不成熟的,孩子在很长一段时间内要依赖父母和其他愿意帮助他的人。出生时不成熟的好处在于发育中的脑可以利用与环境的互动来在自己所处的千奇百怪的物理与社会世界中调整自己。在物理和社会世界中嬉戏、闲逛和打发时间会带来有用的发现。年轻捕猎者的玩闹显然与他们后来练习的杀死猎物、交配和保护自我的行为有关。[31] 从演化的视角看,一下子将所有的技能一步到位,在学习的效率和灵活性方面拥有明显优势。[32]

在所有社会性高的哺乳动物中,孩子必须学习与群体共处,首先和他们的母亲和父亲,随后和兄弟姐妹、表亲等。正在长牙的婴儿学习不咬妈妈的乳房,学步的孩子学习避开脾气坏的叔叔,儿童必须学习遵守秩序、忍受挫折、公平行事、做家务等。

6.3 良心养成

在我们的成长过程中，我们因为符合社会习俗而得到赞许，因为违反它而被反对，我们也相应地感到愉悦和痛苦。[33] 早期的道德学习是围绕行为原型组织的，并依赖于奖励系统使我们在面对一些事情（例如，偷窃）时产生痛苦的情绪而在面对其他事件（例如，救援）时产生快乐的情绪。[34] 通过例子，孩子们开始认识到公平、粗鲁、分享、霸凌和帮助的原型。他的理解也会通过宗族的闲谈、寓言和歌曲被塑造。正如哲学家西蒙·布莱克本谈到的：

> 孩子成长在情感和道德环境中，这个环境是多面的：由照顾者小心翼翼地营造，却充斥着肥皂剧、故事、传说和八卦，恶棍与英雄纷纷亮相；被人们带着微笑或皱眉讲述，而且频频显示出尊敬与厌恶；并逐渐通过实践、模仿、纠正和改善进入情感与道德环境中。[35]

一旦孩子将当地风俗内化并知道什么是被预期的，那么仅仅是想到欺骗和偷盗都有可能在脑海中浮现出后果的画面，而当这些后果包含着社会反对时，痛苦系统就会活跃起来，即使只是在低水平上。有人可能会说孩子因此认识到行动计划是错误的，或者他的良心告诉他那样做是错的（图 3.8 示意了奖励系统）。

由于被冷落和反对带来的这种普遍的痛苦令人如此不爽，而支持和归属感所带来的快乐又令人如此满意，人们在社会习俗上所学到的东西就相应地有了强烈的情绪效价。关于何为对错的这些感受如此强烈，以至于它们被认为具有神圣起源的地位，而风俗则被视为是客观和普遍的。自己宗族的风俗看起来是绝对正确和合理的，而不同的风俗似乎就是野蛮和不合理的。

基本上，通过奖惩系统使社会标准内化可能对人类社会群体是非常有用的。个体会冒着巨大的风险，有时甚至是生命的代价，来保卫群体，或者捍卫原则，例如废除奴隶制，甚或是有关天堂的观念。这种内化也意味着流行的做法可能有着巨大的惯性，只能缓慢地、一点一点地改变。当习俗体现了长期以来获得的智慧时，这种惯性可能是有益的。而当条件要求改变时，惯性就会成为一种妨害,即使意识到改变将是有利的,例如对女性提供教育增进了群体的经济繁荣,但态度的改变确实是缓慢的;但态度是能变化的,这在年轻人中比在老年人中更常见,而广泛地接触非亲缘性的价值,这种变化就更有可能发生。[36]

某些根深蒂固的态度,例如以种族主义的形式对某特定外群体的敌视,尤其难以改变。在这些情况下,社会习俗深层次的内化并不有利于该群体,相反会产生糟糕的不稳定状态,以及各种各样的成本,无论是社会成本还是其他成本。近来发生在卢旺达和巴尔干半岛的民族冲突已经提醒我们外群体敌意有可能极大地得到巩固。

6.4 把心智状态归因于自我和他人

如果我们能学习预测他人的行为,我们就常常能预见并避开麻烦,或者利用所预见的机遇。在预测复杂行为时,将他人的行为解释为是对他们内在心智状态的表达是非常有利的。这样一来,我们可以将一个人的错误解释为错误的知觉或未能引起注意;我们也可以基于一个人誓死保卫他的家庭来预测他会参加迫在眼前的村庄保卫战。

与仅仅将某个特定身体运动与特定结果相关联的策略(例如,举手与灯灭了相关)相比,根据他人的心智状态,例如意图或知觉,解释他们的行为更能增强预测的有效性。其中一个原因是:相同的行为可能有完全不同的意图。例如,**竖起大拇指**可以传达任何事情,具体取决于一个地方的习俗:一些足球运动员用它来表达失误的歉意;在皮划艇中,我们用它表示"出发",航空母舰上的飞行员也是这样做的;罗马人用它表示"让角斗士活下去";在中东地区,它相当于"去你的"。因此,如果我能根据你的内部意图或感受而不是仅仅将具体行为与特定结果相联系去解释你的行为,那么就会更有效地预测接下来你将做什么。要上升到这一更为抽象的表征形式需要关于愿望和信仰、声誉和情境的背景信息,而且除此之外,更多地要去构建他人有什么意图的抽象表征。从相反的方向看,相同的意图可以诉诸完全不同的方式——我可以弯下腰在喷泉里喝水,用手掬起溪流中的水来喝,拿着杯子喝,或者让雨水落进

133

我张开的嘴里。[37]我可以通过各种各样的方法行骗，或者以各种各样的方式合作。重复一下就是，根据目标和意图解释你正在做什么和将要做什么比仅仅将具体行为与特定结果联系起来要更加抽象也更加有效。

不仅预测的准确性会提高，而且具有一个对心智状态做出归因的系统框架开启了理解的全新领域，这又反过来造成了更为复杂的互动。这里有一个人为的简单例子可以表达我所说的意思：如果我知道你能看见一个学步的小孩走入湖中，而且我知道如果她是去游泳，你想确保她的安全，而且你相信在这种情况下，我不会去管这个孩子的安全，那么我能预测你会和学步的小孩一起走入湖中。如果我知道你没有看见学步的小孩走入湖中，我预测你会继续走向花园，而我将有必要提醒你做点什么。关键是，通过利用各种心智状态间的系统联系，我有了强有力的工具以驾驭我的社会生活并进一步对未来做出预测。鉴于这些好处，人们可根据**表征实践**来看待拥有一种心智理论，也就是具有一种将心智状态归因于自我和其他人的技能，这种表征实践有助于有效地预测和解释。

有些人在复杂的社会条件（例如部门会议或政治大会）下比其他人的技能更高。例如，乔恩·斯图尔特（Jon Stewart，《每日秀》的主持人），除了擅长抓住背景信息，还特别擅长评估他节目中嘉宾的感受、恐惧、预期和知觉的相互影响，因此他能够有见地地，而且常常以解除对方心理警戒的方式流畅地引导交谈。恰恰是对心智状态做出归因的框架的系统性才支持人们用"心智理论"这一名称，因为这一理论中的各个部分编织成一个动态的整体，就好像一个科学理论中的各个部分一样。

人类擅长将目标、愿望、意图、情绪和信任归因于彼此。我们能够从其他人的视角设想世界，我们能想象未来的场景。我们也对他人的困境和痛苦感同身受。从猴子、黑猩猩和灌丛鸦的行为来看，显然并不只有人类才可以通过将心智状态归因于他者来预测他者的行为。[38]

将心智状态归因于他者的能力有大有小，复杂程度有高有低。恒河猴可能在归因简单的目标和感觉时非常准确，但是它们在归因复杂目标时比人类或黑猩猩差。狗天生就对人的目的敏感，它们似乎非常擅长预测主人想要或将要干什么。而且，虽然语言可能增加了表征图示的复杂性，但语言并不是必要的,至少对于心智归因的初级版本而言并不是必要的,松鸡和黑猩猩就没有语言。此外,由于孩子能学习心智归因的语言,他们有可能已经具备了某些作为基础的表征技能。在心理学家中,他们更愿意用"读心"这个说法来表达这种能力,但由于这个说法更侧重于认知实现(cognitive accomplishment),而不是数据保证(data warrant),所以我觉得更可取的是使用"心智归因能力"这个更加适中的表达。[39]

在此我想要关注的问题是:将心智状态归因于他人和自己这一点涉及各种技能,为这些技能奠定基础的神经机制我们了解多少? 假定这个能力归因了许多交错的成分(意图、信念、感受、欲望等),这些成分形成了一个一致的表征图式,那么这种图式的内部动力学是怎样的? 这种一致性又在于什么?

6.5　镜像神经元和心智归因(心智理论)

在思考理解他人心智状态的神经机制时,猕猴中发现的镜像神经元给了许多认知科学家极大的鼓舞。[40]这个发现是在帕尔马大学加科莫·里佐拉蒂(Giacomo Rizzolatti)的实验室中做出的,最初报告于 1992 年。[41]镜像神经元是猴子额叶皮层神经元的一部分[具体来说是位于前运动皮层和下顶叶皮层(IP)中的一个被称为 F5 的区域,图 6.2 显示了这些区域的位置]。当猴子看到另一个个体抓住一个物体(例如,我把食物放进我的嘴里)和当这个猴子自己实施这个行为时(例如,它把食物放进自己嘴里),镜像神经元都会做出反应。被测试的 F5 神经元中有一小部分,大约17％,显示了这一属性。无意义的行为、不涉及物体的行为、仅仅出现该物体,或者看不见身体的其他部分而仅仅只有手的行为都不能激活猴子这些特殊的神经元。

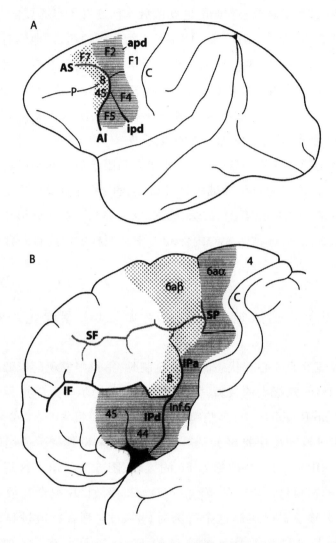

图 6.2　前运动皮层中的镜像神经元

　　A(上图):猴子的脑图片,展示了在前运动皮层的 F5 区,首次发现镜像神经元就是在这一区域。F1 是主要运动区。F2、F4 和 F5 是在运动带之前的前运动区; AS 是弓状沟。B(下图):人脑额叶区域的图片,展示了 44 区(是额下回的一部分), 这个区域被认为与 F5 同源,它与 45 区都被称为人脑中的布洛卡区。阴影部分表示在解剖和功能上具有同源性的区域。IF:额下沟;SF:额上沟;IPa:下前中央沟; SP:上前中央沟。其他数字参考布罗德曼的区域编号。转引自 G. Rizzolatti and M. Arbib,"Language within Our Grasp," *Trends in Neurosciences* 21 (1998):188-94. Elsevier 许可引用。

在首次发现之后,里佐拉蒂实验室表明,镜像神经元对于两个相似的被观察的行为间极其细小的差异是敏感的。[42]甚至当两个行为在运动上极为相似时,有些神经元对于观察到的抓—获得与抓—吃会做出不同的反应。例如,当猴子看到或做出靠近的动作,要去抓一个放置在某人肩上容器中的物件时,一组神经元做出了反应;但当它看到或做出一个非常相似的动作,抓住一个物件并放入嘴里时,另一组神经元做出了反应。[43]在他们的报告中,里佐拉蒂实验室对这些数据做的解释是,这些神经元会对**行为的理解**做出编码,意思是神经元表征了一个**目标或意图**。毫不奇怪,这个主张引起了轰动,因为它意味着镜像神经元和心智状态,或者至少一种心智状态(即意图)的归因之间存在关联。因此,就出现了这样一种可能性,即镜像神经元的发现也许打开了一扇更一般地理解心智归因的神经生物学的大门。[44]这无疑是一个绝妙的令人激动的前景。

受到镜像神经元可能对意图编码的观点的鼓舞,产生了一个更具野心的假说:也许镜像神经系统可以对拥有一种"心智理论"做出解释,借此,我不仅能将目标,也能将恐惧、愿望、感觉和信念归因于你。完全用镜像神经元的发现来解释"读心"的想法几乎立即在认知科学家中以惊人的速度流行起来。人们接受了镜像神经元,就好像它与心智归因的联系本质上是不言自明的,或差不多就是这样。1998 年,神经科学家维托里奥·加勒斯(Vittorio Gallese)和哲学家埃尔文·古德曼(Alvin Goldman)提出通过一种**模仿**过程,镜像神经元有助于发现他人的心智状态。因此他们提出了一个一般性假设来根据镜像神经元的功能揭示心智归因的运作。[45]既然如此,那么脑又是如何做出了产生那些结果的模仿呢?

经由模仿而进行归因的起作用的方式被认为是这样的:当我看到你做出一个动作,例如抓住一样东西并吃起来,在我的前运动皮层的神经元会**模仿**这个行为,它是对那个活动的一个匹配,但并没有实际做出那个动作。如果产生的神经活动与当我打算拿食物的时候通常会做出的动作相匹配,那么我就知道你想做什么。既然我知道在**我的模仿**中的那个动作意味着什么(我打算吃),那么我就推断,对你而言,它意味着同样的事情——**你打算吃**。对此所做的解释是,"因为猴子知道它所实施的动作行为的结果,

137

138

所以当另一个个体做出动作行为,且这个行为激发了与这只猴子做出那个动作行为的时候会活跃起来的相同的神经元,这只猴子就会认出另一个个体的目的"[46]。这一机制仅仅打算解释意图或目标的归因,而并不针对进一步的问题,即信念或情绪的归因是如何运作的。无论如何,这都是一个极有前途的方案。

虽说模仿的这一构想非常有趣,但在那个时候,它在很大程度上仍旧是猜测性的,而且远远超过了从猴子身上获得的数据,这些数据仅仅表明在实施抓取物体的行为和观察抓取物体的行为中一组神经元被激活了。正像神经科学家很快就抱怨的那样,获得的数据并不能排除一个更加单调,但绝非无趣的假设:由镜像神经元做出的动作编码可能是非常精细的,因此它们能区分抓—获取与抓—吃。这暗示或许无须更模糊的模仿假说就可以解释数据。我们马上会看到,模仿假说被它自身的问题所困扰。帕尔马实验室中的猴子面对了许多抓取食物和抓取工具的实验,而且还观察了自己抓取食物和工具,在这里要谨慎,因为有可能这些关系是通过反复实验结合起来的。就数据而言,这种多模式神经元(既对看也对做进行反应)可能只是……仅仅只是多模式神经元。如果是这样,它们的反应属性就是感觉和运动汇聚的结果,这一结果是对猴子观察它自己的手和执行一个动作之间的联系做出编码。[47] 就完整的意义(无论确切说来它指的是什么)来说,心智归因也许根本就不是实际发生事情的组成部分(这一评论绝不是要把联想学习贬低为"只是单纯的联系",因为它的效果非常丰富)。[48]

在意图归因之中涉及模仿的这个假说需要通过对模仿的机制做出说明来加以充实,这样就可以解释模仿是如何工作的。2005年,一篇来自里佐拉蒂实验室的重要论文声称:"理解意图的机制似乎相当简单。取决于哪一条运动链被激活,观察者将会针对行动者最有可能做出的行动产生内部表征。更复杂的是,详细说明特定链条的选择是如何出现的。毕竟,观察者所看到的仅仅只是一只手抓住了一块食物或一个物体。"[49] 归结起来说,模仿理论认为将意图归因于他人的脑过程包括三个步骤:(1)被观察到的动作与我自己动作系统中的激活相匹配;(2)在我这里,伴随着那个特定动作的意图将被自动地表征,这样我也就知道这个意图;(3)我将同样一个意图归因于被观

139

察到的人。[50]

这三个步骤面对着三个交织在一起的问题:脑是如何完成一个匹配的动作链的选择的? 通过观察然后模仿你的动作,在我做出你所做出的动作时,我的脑如何表征我的意图的内容? 以及从对动作的模仿中,脑如何决定被观察个体的相关意图是什么? 正如福佳西(Fogassi)在 2005 年的论文中所承认的,单从动作来说,人们也许并不能对被观察个体的意图说出什么东西,尽管他并没有详细说到这个问题实际有多难。这并非只是细枝末节,而是问题的关键之所在。

假定我看到一个人做出一个举手臂的动作。他是在向我挥手还是给他的朋友发信号? 他只是在伸展手臂,还是想问问题? 他是想把我搞糊涂或者甚至于动作看到我了吗? 正如我们在讨论心智归因中所看到的,在回答与意图有关的通常的问题上,动作和结果之间的联系是有欠缺的。我们需要知道更多:例如,被观察者的所思、所知和所想有可能是什么。因此,如果我的脑仅仅模仿了举手这个动作,那么我对你的意图就仍是毫无头绪。

为了处理第一个难题,也就是脑是如何搞清楚哪一个"动作链"是在观察时去匹配并因此实施模仿的,埃尔汗·奥兹托普(Erhan Oztop)、川户充郎(Mitsuo Kawato)以及迈克尔·阿尔比布(Michael Arbib)研发了人工神经网络模型。[51]他们的模型使用一个标准的训练算法,首先学习在实施一个特定动作和对这个特定动作做出自我观察之间建立关联;然后这个网络会将识别扩展到对他人动作的观察中。虽然它成功地建立了基本动作的模型,但这个模型仍旧局限在只是"理解"他人的基本行动,例如,我举起我的手,而不是更为复杂的行动,例如以举手来表示欢迎或警告。我们可以看到,在绝大多数简单行为背后的是**更高层次的**意图,而简单行为只是达到复杂目的的手段,当然这一点并没有削弱上述人工网络模型所取得的成果。为了强调这一点,我可以举起我的手臂,而这个动作可以是在各种各样完全不同的意图下做出:问老师一个问题,或示意士兵冲上去,或向我的狩猎小组显示我的位置,或者拉伸我肩膀的肌肉,或者就建一所学校投票,等等。[52]我已经记不得最近一次我毫无意图地举起手臂是在什么时候,或许还是在婴儿床里的时候。仅仅只是反映一个动作并不会展示更高阶的意图范围,

140

或者并不会选择出正确的意图,因为要做到这一点需要理解大量的背景,其中或许也包括一个心智理论。

当前这种形式下的神经网络的另一个局限是,将意图归因于行动需要观察者自己已经做过这一行动。我们能理解到目前为止从未做过的行动吗(能将适当的意图归于这个行动吗)?通常是可以的。如果我至少观察过一次给牛挤奶,那么在新一次的情况下,我就能很好地识别出把牛拴上、拿出挤奶凳、把牛奶桶放在牛的乳房下面这一系列动作之后的意图——即使我自己从未挤过奶(这似乎同样适用于我的狗,它完全不会挤牛奶)。而且,即使我从未**见过**给骆驼挤奶,但通过对比我关于挤牛奶的背景知识,我很快就会知道正在发生的事情。对于我们能够理解的其他五花八门的行动也是如此,比如拔牙、为入殓而打理尸体、截肢、正骨、用渔叉猎捕海豹……我甚至可以理解一个我之前从未做过或观察过的行动,例如剥兔子皮、集材,或乘飞索或滑翔机滑行。

如果我们仅仅在人工有限的领域内思考意图的归因,例如对基本运动意图的归因,这些意图涉及观察者自己以前经常做出的非常熟悉的行动,那么奥兹托普、川户和阿尔比布的模型看起来取得了进展。但是只要我们考虑到日常生活中意图的丰富性,那么这个进展就显得很有限,尽管它完全有可能是走在了正确的轨道上。[53]问题是这个模型是否使我们迈出了正确的第一步,又或者它是否就是错误的一步。

关键在于,要是没有什么魔法的话,我的脑对你的行为的模仿不可能导致我的或你的意图在我的脑中得到表征。讽刺的是,实际上出现的有可能是,如果我们能够在我们的想象中模仿他人,部分是因为我们已经拥有了与一个心智理论相关的技能。而另一条路径,也就是仅仅通过对动作的模仿来解释那些技能,看起来没有什么用。

在此提出的这些可能会受到批评固然是很好的,但是对这些社会技能,对它们是如何被获得并得到发展的,我有更好的理论吗?很遗憾,我并没有,但是我并不愿意把精力花在似乎没有什么把握的方向,而远离对好的理论的寻求上。

人们认为将一个意图归于另外一个人举手这个动作(例如,他想要问问题)依赖于观察者的脑在观察者自己也做那个动作的情况下所表征的意图。意图的自我归因(**步骤** 2)被认为是在模仿理论中容易的那一部分。在里佐拉蒂 2005 年的论文中所提及的看起来的简单性(当一系列的动作指令在观察者这里被激活,观察者就知道他会打算做什么)之后,存在着一个巨大的,而且基本上未知的支持"自我知识"的神经复杂性。[54]完全不清楚的是,从神经的角度来说,我如何能够知道我意图、相信、渴望或感觉的是什么。考虑一下下面这个问题:当与一个特定意图相联系的时候,前运动区神经元的活动是如何被其他神经元表征的(例如,一个打算道歉的意图而不是一个打算侮辱的意图)? 一个神经元,虽然在计算上是复杂的,但是它仅仅是一个神经元。它不是一个小型智能人。如果一个神经网络表征了复杂的事物,例如打算侮辱的意图,那么它一定有正确的输入,并在神经回路中的适当位置来做出这个表征。[55]

笛卡尔基于自省得出的结论认为,一个人自身心智状态的那些殊相(particulars)是"透明的"或者"被给予的";它们是自明、清楚而且简单的。因此哪一个心智状态**正在出现**,它是**有关**什么的(例如,是有关伊丽莎白女王的那些小狗的信念而不是有关如何打开一只牡蛎的想法)无须任何解释。按照笛卡尔主义者的看法,非物质灵魂中的那些过程**是**自我揭示的。但是,从神经科学的视角来看,我们非常清楚心智状态的自我归因必定是由复杂的计算(信息处理过程)和表征机制来支撑的。对于这些机制,我们几乎一无所知。

计算机制必定是正常的自我归因的基础,这一点在病理学的案例中表现得极其明显,比如裂脑被试就是如此。由于要治疗这些被试难以治愈的癫痫,他们脑的两个半球在手术中被分开,胼胝体要切开,它是横贯脑的中线、连接左右两个脑半球的一片神经。这个手术被称为联合部切开术,其作用就是中断左右脑半球之间的交流。在这些被试中,有目的的行为可以由左手来展示,例如这个行为是对一个指令("关门")做出的回应,而这个指令是实验者仅仅针对被试的右半球发出的。由于胼胝体被切开,左半球的皮层无法获取在右半球所形成的对意图的表征;它完全不知道实验者发出的指令。正如神经科学家迈克尔·加扎尼加所观察到的,当对行动提出疑问

142

143

时，左半球会毫不费劲地进行虚构（"我关门是因为凉风进来了"）。[56]左半球虽然完全能获取对整个身体运动的视觉观察，但它不仅无法通达右半球前运动皮层的活动，也无法通达引起刺激的情境——通达只有右半球才接受的指令，通达对指令做出反应的欲望，以及通达其他未知的东西。在此关键的是，在某种奇妙的意义上，知道自己的意图这一点并不是自明的，它要求对信息周密的组织。

异手症是证明在意图和动机的自我认识之后还存在着复杂性的又一个例子。在这一神经系统疾病中，前连合（另一个更小的沟通脑左半球和右半球的薄片组织）或胼胝体的损伤会造成一只手去执行一个人——或者至少左半球——没有意识到的行动。有时左右手可能进行相互拮抗的行动（例如，一只手拿起电话，另一只手则把电话放回去），或者一只手也许开始一个任务，比如做面包，而另一手却开始做麦片粥。更极端的是，病人的一只手甚至会尝试掐死自己，而另一只手则试图拿开掐住喉咙的手。在这些例子中，每个激励性的意图似乎只限于单一的脑半球，因此受不同意图指引的两只手的相反的行为才可能发生。

我有关自己意图的知识的自明性是内省的表面特征，是脑的自我模型的组成部分，这个自我模型掩盖了内部检查无法得到的大量复杂的神经细节。一些据称是关于心智状态的自明的真理实际上是错误的，这一点让事情更加复杂。你也许以为，你视觉的清晰区域（高分辨率区域）大约就是你前方笔记本电脑屏幕的范围，这一点是明明白白的。但是，事实却是让每一个主修心理学的人都会感到震惊，在任何给定的300毫秒间隙中，高分辨率视觉的范围仅仅只有拇指指尖的大小。你的眼球每秒做大约三次**眼跳转变**（在焦点方向上的微小变化），你的脑会随时整合视网膜接收的信号，从而在任何给定的时刻内创造出有笔记本电脑屏幕那么大的清晰区域的错觉，这个错觉非常有用，也很难不相信。有了这样一个警示，我们也许会想要知道究竟有多少有关我们意图的看起来自明的认识实际上远不是确定的。

除此之外，对有关意图的自我认识的精准性的怀疑有来自社会心理学家的缜密的实验支持。[57]数据表明，在平常做决定的过程中，我们的意图并不如我们事后报告它们的那样明确而具体，这也许会让人感到吃惊。[58]相反，在一些情况下,详尽的明确性似乎只在我们被要求对我们的所作所为进行解释时才会出现:为什么我们选择 A 而不是 B。例如,在一项在超市进行的实验中,过往的人可以品尝两种没有商标的果酱,然后选择他们喜欢的一款果酱,并免费获得。在他们做出选择(例如黄杏酱)之后,实验者到处翻找,好像是要给他们拿选好的果酱,但实际上实验者调包了,给了他们没有选的果酱,比如蓝莓酱。接着他们被要求再次品尝,并证实那就是他们最常做出的选择,他们都没有提到调包。当被要求解释其选择时,他们会说蓝莓酱(蓝莓酱不是他们选择的,而是接受的)一直都是他们的最爱,他们喜欢浓郁的风味,等等。他们似乎没有注意到调包,而且如果调包被指出来,他们会很吃惊。当然选择免费的果酱并不是什么重要的事,所以对于那些并不事关重大的选择来说,做出选择的那个意图在明确性上比不上那些事关重大的情况。[59]

在熟练行为中,例如曲棍球或烹饪,决策的许多方面建立在习惯之上,因此是自动的。曲棍球球员在后来的采访中能够解释为什么他传给队员而不是自己投球,但是或许在产生该行为的神经活动中并没有这种已形成的有意识的意图在发挥实际的作用。在熟练动作之后有一个再认模式,但动作并非是考虑的结果。

最后,在思考我们如何形成自我归因的能力时,极有可能的是,意图和目标的归因首先并不是建立在对自身情况的觉知之上,**然后**再扩及他人;相反,自我归因和他人归因可能是一起习得的。[60]作为附注,这里要提一下,心理学家罗伊·鲍迈斯特(Roy Baumeister)和 E. J. 马斯坎坡(E. J. Masicampo)认为,有意识的想法具有适应性,它产生自复杂的社会和文化互动的压力,包括模仿可能的计划结果——其他人可能有的感受、回答和反应——以及在人身上,对言语的模仿。[61]相对于较早的有关通过心智状态归因实现的表征效能的讨论来说,这是一个相当有吸引力的观点。

6.6 人、意图与镜像神经元

目前为止,我们讨论的有关镜像神经元的证据都限于猴子。我们人类将目标和意图归因于他人的能力也有赖于镜像神经元的这个假说建立在一个合理的观点之上,即人脑的组织类似于猴脑。在如下的意义上,人脑有显示"镜像"的区域吗,即那些区域中神经元既对观察到另外的身体做出某个具体的行动产生反应,也对自己做出那个相同的行动产生反应?

146   出于伦理的考虑,在人类中不能因为实验目的而对单个神经元做记录,因此几乎没有直接证据。[62]然而,成像技术,例如正电子放射断层造影(PET)或者功能磁共振成像也许能够提供间接证据。如果能够表明,在观察一个行动或执行一个行动时,与猴子的 F5 区或额下回相对应的人脑的脑区表现出活动的不断增加,那么这会是人类具有经典镜像反射的证据。即使成功地表明了这一点,它也不能表明**单个神经元**在两种情况下都会做出反应,就像猴子的单个细胞的数据所表现的那样,但是它至少将为镜像反应提供重要的支持。

尽管在认知神经科学家中长久以来都存在一种信念,即所描述的这种镜像反应在人类身上也是完全确定的,但事实上有关人类的这种镜像反应还是有些争议的。争议部分是因为与分析功能磁共振成像数据相关的各种困难,例如求一组个体的结果的平均值,这些困难掩盖了这样一个问题,即是否每个被试都在特定的区域显示出了所要求的重叠。[63]不同实验室使用的实验方案也有差异,而这使得比较显得有些混乱。

最终,在 2009 年,神经科学家瓦莱里娅·加左拉(Valeria Gazzola)和克里斯蒂安·肯瑟斯(Christian Keysers)进行了一项研究,在这项研究中,他们没有求所有个体的平均值,而是精确地测试在观察和执行这两种情况下是否有活动增加,并逐一分析了被试的功能磁共振成像数据。在所有 16 个被试中,他们的确发现,在观察和执行这两种情况中,在 44 区(被认为与猴子的 F5 区相对应)和下顶叶皮层的特定体素中活动增加了。在我带有怀疑性的判断中,这是第一个真正令人信服的数据,它对在人类 44 区(是额下回或 IFG 的一部分)和下顶叶皮层中存在着共激活作用给出了支持,这种共激活类似于在猴子的单个细胞水平上所发现的东西。[64]当然这一数据没有回答进一步的阐释性和因果性的问题。[65]有趣的是,他们的数据揭示了还有许多

147   额外区域的活动也增加了:背外侧前运动区、辅助运动区、中间扣带、体感区、上顶叶、颞中皮层和小脑。这涉及**许多**脑区,远远超出了在猴子实验中

所描述的"经典的"镜像神经元区域。[66]通过进一步扩充镜像系统的组成部分,丽贝卡·萨克斯(Rebecca Saxe)发现其他与心智状态归因联系的区域:颞顶叶连接,尤其是在右半球,以及内侧前额叶皮层。[67]

其他使用功能磁共振成像的实验室,在他们所报告的结果中,是内侧前额叶皮层,而不是 44 区(经典的镜像神经元系统),与表征人自己的意图有着强烈的关联。[68]在一项实验方案中,扫描仪中的被试被要求选择两种行为中的一种来做——要么将两个数相加,要么将两个数相减——并把这个特定的意图在心中保留一段并不提前确定的时间(在 3 秒到 11 秒之间)直到两个数字被显示出来。根据当数字最终出现时被试是打算加还是打算减,在内侧额叶极中的活动的空间模式会有差异。如果知道一个人的意图涉及脑表征哪个意图,那么更靠后的区域,例如 44 区,看起来就没有前额叶皮层靠前的区域重要(见图 6.3)。模仿理论意味着如果在意图的自我认识中涉及这些区域,那么在模仿另一个人的意图中也应该涉及这些区域。这里可能会出现各种解释,但是核心的问题仍未回答:向自己和他人做出心智归因

148

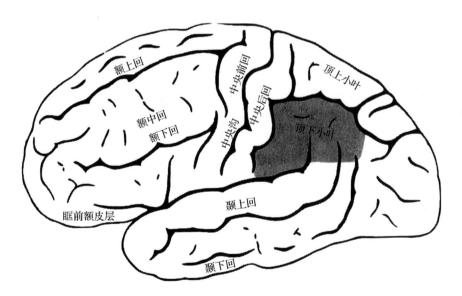

图 6.3　人脑皮层中的重要区域

该图标明了人脑左半球的主要脑沟和脑回位置以及顶下小叶(灰色部分),参见 Wikimedia Commons,public domain(http://commons. wikimedia. org/w/index. php? title＝Special％3ASearch＆search＝inferior＋parietal).

的机制是什么? 如果模仿是重要的,那么在实施那些功能的过程中,模仿的重要性是怎样的?

6.7 镜像反应和共情

虽然只有薄弱的证据表明,镜像神经元系统是将意图归因于他人这种能力的神经基质,但依旧有很多研究者认为共情反应是一个更好的例证,说明了模仿就是我们识别他人心智状态的手段。[69] 按照这种观点,我对你的困境所有的共情依赖于在我的脑中模仿你悲伤的面部表情。这个模仿让我感到有些悲伤,因此我能认识到你正体验着什么。这同样适用于恐惧、恶心、愤怒等。通过镜像神经元来处理并包装这个相对陈旧的观点,神经科学家马尔科·雅克波尼(Marco Iacoboni)对共情提出了一种一般的解释,根据这一解释,"核心模仿回路会模仿(或内部模仿)他人面部的情绪表情。然后这种活动将(通过脑岛)调节边缘系统的活动,正是在边缘系统观察者感受到了与给定面部表情有关的情绪"[70]。雅克波尼总结了这一假说,模仿先于识别你正在感受的东西,并给我们提供了一个将感受归因于你的基础。[71]

149　　　众所周知,看见他人的痛苦通常使我们自己也觉得痛苦,而我们的精神状态常常也会因为看到他人的快乐而提升。这完全是司空见惯的事情。雅克波尼论证了一个进一步的观点:识别他人的痛苦需要通过"核心模仿回路"进行模仿。有什么证据来支持这一特定的主张呢?

　　让我们首先来看一下相关的数据;然后再看一下因果关系。在一个里程碑式的研究中,布鲁诺·维克(Bruno Wicker)及其同事[72]在被试注视着一张看起来令人厌恶的脸以及闻到了一股令人恶心的气味的时候,用功能磁共振成像扫描他们。脑活动的变化位于大致相同的区域,是已知的对令人厌恶的味道很敏感的脑区(见图 3.5),即下额叶岛盖(岛盖"味觉皮层")以及相邻的前脑岛。

　　就疼痛而言,在对难以治愈的精神疾病实施扣带手术的过程中碰巧记录下了人类单个神经元的一些数据。W. D. 哈奇森(W. D. Hutchison)和同事在扣带回切开术中对前扣带皮层(anterior cingulate cortex, ACC)中单个细胞做了记录,并在三个被试中发现了几个细胞,它们既对疼痛的刺激做出反应,也对观察到针对其他人的疼痛刺激做出反应。他们报告称,细胞对观察到的疼痛的反应要小于对被试自己的疼痛的反应,他们提出在观察条件下的反应也许是被试自己对疼痛刺激所做出的**预期**。[73] 报告并没有处理在将疼痛状态归因于其他人的过程中这些细胞的因果作用的问题。许多使用功能磁共振成像的实验室发现,当对被试施加疼痛刺激并让他们看某个人在进行针灸的痛苦表情时,被试的前扣带皮层和前脑岛出现了共激活现象。一些实验室还发现,在亲自感受和观察两种条件下,体感皮层中也出现了激活[74](对触摸、压力、振动等进行加工,见图3.4)。此外,在疼痛的强度——无论是亲自感受还是观察——和体感区的激活水平之间存在着关联。[75]进一步的,根据被观察到的疼痛接受者是所爱的人还是陌生人的不同,能够看到前扣带皮层中激活水平上也存在差异,如果是所爱的人,激活水平高,而如果是陌生人,那么激活水平低。[76]

150

　　心理学家已经使用行为技术调查运动系统是否在对感受的模仿中发挥作用。例如,当实验者要求被试在观察表达某种情绪的面孔时做出一个简单的面部模仿任务,观察就会干扰该运动任务。[77]在其他研究中,研究者发现,咬铅笔对被试识别高兴的面孔的干扰大于识别表达着恐惧、恶心或悲伤的面孔。这一发现与如下的观察是一致的,即高兴的表情会导致最大的面部活动,并且这一发现还表明,识别情绪表情对模仿有不同的敏感性。[78]但是,面瘫的人能识别情绪的面部表达,所以运动系统在识别情绪中的作用仍旧不甚明了。

　　其中一个最细致的功能磁共振成像实验是由神经科学家印第安·莫里森(India Morrison)和保罗·唐宁(Paul Downing)完成的,这一实验旨在测试看到和感受到疼痛时激活的相关性。[79]从群体水平分析,实验数据显示,在前扣带皮层和前脑岛的小区域内出现了共激活。这个重叠似乎支持了镜像反应。认识到群体的平均状态可能掩盖了个体被试间重要的差异,他们重新分析了数据,来看看个体被试的状况。结果一个迥然不同的情况出现了。11个被试中有6个在观察和感受条件下都有一个小区域被激活;但是在剩下的5个中,在观察和感受疼痛时,激活的区域**没有**重叠。在所有被试中,激活水平根据疼痛是被看到还是被感受到而有所差异,这与来自哈奇森及其同事的数据一致。更一般而言,莫里森和唐宁的结果增加了有关对功能磁共振成像数据的分析的不确定性,而尤其是在观察和感受各种感觉或情绪的过程中,神经元的共激活是否是共情的必要条件。

那么因果关系和机制是怎样的呢?在我看来,像雅克波尼所刻画的那 151 种模仿的实例 80 还尚未确立起来。[81]下面是一种使简单的因果联系复杂化的难题:对动物与人的研究显示,恐惧加工与杏仁核关系密切,而教科书通常也都说,恐惧的感受来自杏仁核回路中的激活。然而,3 个患者由于患有罕见病而失去了脑双侧的杏仁核,但是他们却具有正常的识别恐惧面孔的能力,并能够在社会情境中表现出恐惧。[82]这些损伤都出现在成年以后,因此不知道是否存在不同的模式,因为早发性杏仁核损伤的人能识别他人的恐惧。额颞痴呆的患者和脑岛皮层损伤的患者往往感受不到共情,或者感受不到自身强烈的情感。[83]脑岛在感受社会性痛苦和悲伤方面发挥重要的作用,但是到目前为止,它与镜像神经元还没有取得直接的联系。虽然这些观察不能证明模仿假说不成立,但它们的确突出了这样一种要求,即这一假设要以某种系统的方式考虑到这些观察。

对于共情依赖于模仿这个整体的主张,要看看它将把我们带至何处,放下我们对这个主张的怀疑在目前这个阶段或许是有益的。因此,带着对这一主张存在各种缺陷的警觉,我要从我自己开始。如果我看见某个人在被黄蜂蜇了脚(我知道那是什么感受)之后哭泣,我将**有何**感受?这一点基于情境的不同存在诸多变数,例如有何感受取决于被蜇的人是谁(是我的孩子还是入侵者)。让我说一下我对这一现象的描述,因为这很有必要:当我看到我的孙女和丈夫被黄蜂蜇了腿,我并不会真的感到刺痛,我也不会觉得在我的腿上有任何甚至是模糊的疼痛。在此应当提及"触觉联觉者"(touch synesthetes),他们在人口中大约占 1%。触觉联觉者的确宣称他们实在地在身体相同的部位感受到了在被观察的人身上看到的触摸,而且当他们看到其他人被触摸的时候,他们更低以及更高的体感区会活跃起来。[84]而(当目睹有人被黄蜂蜇了之后)我的感受是一种本能的、一般意义上的害怕[它是一种巴德·克雷格(Bud Craig)所研究的内稳态的情绪]，我会想着赶快使用抗组胺剂，如果不行，那就用泥。更确切(或不那么确切)地说，我会说我为他们感到难过。此外，虽然基于你是被烧、被蜇或被砍，你会有不同的感受，但对你每一次的不幸，**我的**害怕反应似乎或多或少是相同的。联觉者在人口中只占很小的部分，这一点表明，其他人在看到他人被附近的黄蜂蜇刺而尖叫时通常的反应就只是一般性的害怕感受。补充一点，联觉者的感觉解剖学是有一点不同的。

还有一些会引起进一步怀疑的问题值得注意。观察到某人在生气也许并不会导致观察者生气，而是会让观察者感到恐惧或尴尬，或者视情况而定，甚至也可能发笑。我可以看出某个人感到悲伤或烦恼，但我自己却不会感到悲伤或烦恼。我可以看出某个人很失望，但我自己却并不感到失望。如果我的敌人处于痛苦中，我可能不会感到痛苦，而是欣慰(这与幸灾乐祸有关，它也许并不是一个在道德上值得肯定的反应，但却非常普遍)。当我在部门会议中提出一个方案时，如果我看见一个同事对我的方案很厌恶，我会倾向于感到恼火或者有点逗，而不会感到厌恶。心智归因的模仿理论长久以来都面临着这些类型的困难，而当前受追捧的镜像神经元并没有给出什么以解决这些困难。

古德曼承认除了模仿，还有各种机制能够运用于归因心智状态，以此来面对这些困难。然而，他坚持模仿是基本的过程。[85]尽管这可能是正确的，但(甚至在将模仿作为心智归因中基本因果要求的状况还并不稳固的时候)这样一个让步可能只是一个便宜的方法，通过引入未知的"其他机制"来对那些相对立的结果进行解释。

关于为同情奠定基础的机制的一个不同但更为强有力的假设是，共情反应是在哺乳动物中出现的害怕这一感受的拓展，当我们的婴儿很伤心或与我们分离时，当他们发出痛苦的呼叫时我们就会感受到这种害怕。[86]如果依据假设，人的关心范围拓展到包括关心配偶、亲属和朋友，那么对配偶、亲属和朋友的同情可能无须特殊的模仿机制，即使想象和评价一个计划将来的后果的能力也许会拓展到想象其他许多事情。这个方法也与如下事实一致，即总体上，根据与受伤者的关系的紧密程度，人们对关系紧密的另一个人的痛苦表现出更强烈的反应。例如，父母对他们孩子的痛苦的敏感度要

152

153

远远超过对陌生人的痛苦的敏感度。[87]

发展心理学家已经提出，在某种非常基本的意义上，婴儿似乎有一种与生俱来的倾向，他们会留意那些"像我"的生物运动，或被其吸引。[88]这是一种平台，当孩子获得他自己身体和感受的体验，并与他人交往时，这个平台能够发展成为日益复杂的框架。通过某种方式——在神经的水平上对这种方式还所知甚少——"像我"的这个框架随着自我归因与他者归因的共同演化而变得日益丰富。神经科学家郭吉·巴兹沙克（Gyorgi Buzsáki）对此做出了如下的陈述："通过学习预测他人脑的神经运作，脑逐渐获得了它的自我觉知……自我觉知的获得需要来自他人脑的反馈。"[89]理解为诸如眼神追视（gaze following）、心智归因和移情这些社会技能奠定基础的神经机制是一项持续性的挑战。要小心，还有许多东西等待着被发现。

6.8　模仿和"镜像神经元"

模仿与镜像反应目标和运动密切相关，因此也和"镜像神经系统"密切相关，这一点看起来是明显的。我们在前文引述过的雅克波尼提到了"核心模仿回路"，他相信在共情中会用到。对数据严格且批判的审视再一次表明，在涉及如下问题上需要小心谨慎，即关于神经回路支持模仿这个论点实际上已经获得确立[90]。

第一，在用猴子所做的经典实验中描述的镜像反应不是模仿：猴子不会模仿它的所见，它的肌肉也没有表现出初期的运动。第二，虽然44区（在IFG中）通常被认为对应于猕猴的F5区，但最近的元分析显示并没有关于模仿涉及44区的确凿的证据。[91]不过，其他区域却显示出活动的增加，包括前运动6区、7区（顶叶皮层）和40区（颞上回）。甚至运动带，第4区也比44区略微活跃。要清楚的是，元分析并不证明在人类模仿中不涉及"镜像神经系统"。它仅仅表明，认为44区是人类镜像神经系统的一部分，因此是负责模仿的核心回路的一部分这一假定性主张，与表明在模仿时哪些区域活动增加的功能磁共振成像数据不一致。总之，我们并没有真正了解模仿行为是如何产生的。[92]虽然最终会搞清楚那些通路和机制，但我们还未到这一步。

6.8　心智理论、自闭症和镜像神经元

被诊断为自闭症的人可能表现出对社交互动的回避,睡眠障碍,对他人行为的理解力低下,沟通技能差,缺乏共情,以及持续言语症的行为(不会调整行为去适应环境的改变)。[93]许多患者表现出行动迟缓,约25%的患有癫痫,一些患者能学习语言,而有些则学不会。各种症状的严重程度不同,已经促使对诊断做出了修正,将"自闭症"修正为"自闭症谱系障碍"或 ASD。

与唐氏综合征形成对比,患有自闭症谱系障碍的被试往往不会眼神交流,不可爱,不愉悦,或者并不倾向于自发地参与社交互动。就这一章的特别的兴趣而言,他们典型地表现出在模仿中的障碍。[94]这一疾病病原学上令人困惑的性质连同人们所承受的痛苦促使研究者从脑部异常的角度去寻求解释。约翰·休斯(John Hughes)在他最近的评论中伤感地谈论到,几乎每个能想到的病因在解释这个严重障碍时都已经被提过了。[95]

目前在脑中还没有发现一致的结构异常,因此大家的直觉是显著的差异可能存在于微观结构的层次,这些差异也许会通过功能磁共振成像和脑电图扫描在生理学上被揭示出来。既然患有自闭症谱系障碍的被试在归因心智状态方面存在缺陷,[96]研究者就想要知道是不是有能够解释这一缺陷的镜像神经系统的异常。

一些研究已经表明,在自发模仿过程中,患自闭症谱系障碍的被试和健康组之间存在着行为上的差异。例如,在一项研究中,给患自闭症谱系障碍的参与者和普通的对照组呈现明显的愉快面容和明显的愤怒面容的照片。[97]通过在负责微笑和皱眉的面部肌肉上放置感应器来检测被试对这些照片的反应。普通的被试很快通过微笑对快乐的面孔做出反应,通过皱眉对生气的面孔做出反应。但是,自闭症谱系障碍患者却面无表情,对表情没有表现出任何自发的镜像反应。重要的是,这并不是因为自闭症谱系障碍患者不会识别开心或生气,或者不知道如何微笑或者皱眉。当研究者明确要求自闭症谱系障碍患者"做一个像屏幕上一样的表情"时,他们的面部反应完全

155

恰当，与普通组没有什么区别。另外一些使用其他刺激和设计的研究报告
了相同的结论，这表明在自闭症中自发地引起模仿过程更加困难(尽管并不
总是不可能)。[98]有一项功能磁共振成像研究支持对这种行为差异做出"镜
像神经元"解释，在这项研究中，研究者在观看面部情绪表情的患有自闭症
谱系障碍的儿童那里观察到 44 区的激活情况较低。[99]

可能与镜像神经系统的活动相关联的一个关键测量是 μ-波形(μ-抑制)
的变化，它是在被试执行一个行动和观察一个行动的过程中通过脑电图扫
描检测到的。一些研究者已经报告在患自闭症谱系障碍的被试和健康的对
照组中发现了差异。[100]进一步研究表明，在患高功能自闭症谱系障碍的被试
和健康对照组中，μ-抑制是相同的，因此驳斥了 μ-抑制是镜像神经激活的一
个指标的假说；话又说回来，如果它是这样的指标，那么就驳斥了镜像神经
激活在患自闭症谱系障碍的被试这里是不正常的假说。无论哪一种情况都
没有解决问题。患有自闭症谱系障碍的被试在智力上差异极大，针对青春
期前的患高功能自闭症谱系障碍的被试的研究可能会给出与包括各种智商
与年龄阶段的研究不同的结果。[101]尽管这可能让人失望，但我们还是只能说
自闭症—镜像神经元之间的联系需要进一步研究。与此同时还是要说，谨
慎为妙。

6.9 模仿、无意识模仿和社交能力

因为人类高度发达的文化传统的出现已经与人类模仿的能力和倾向相
关联，[102]我希望简要地考察一个额外的领域，即无意识模仿。对人类无意识
模仿的心理学研究表明，被试的手势、举止、声音轮廓以及词汇都会被其他
人无意识地模仿。大多数人都会经常做这种模仿，它是正常社交互动的一
部分。在研究这一现象的心理学实验中，一位学生被试和一个实验助手(既
没有向学生表明助手的身份，学生也不认识助手)被安排在一个房间，表面
上告诉他们一起为一个项目工作，而观察者会记录在他们互动时是否有模
仿行为。被试通常会模仿助手的行为，例如用手支着下巴、轻叩铅笔、跷腿、
背靠在椅子上，等等。被试没有觉察到他们的模仿，因此才被称为无意识模

仿。在进一步的测试中,助手得到指令,要么模仿和他们一起工作的被试,要么不要做任何模仿。比起没有被模仿的被试,被助手(有意)模仿的被试,随后总是会更倾向于带着好意地评价助手。[103] 被模仿的被试比不被模仿的被试也总是更愿意提供帮助。例如,当他们离开时,一个盒子掉在地上,铅笔散落一地,被模仿的被试比不被模仿的被试更可能重新将铅笔放在桌子上。这表明无意识模仿在形成和建立友好关系中具有重要作用。顺便提一下,如果你参加社交聚会,或许许多人你都不认识,而你试图抑制你自己的模仿,你可能会发现这很困难。正常的倾向是当他们微笑时你微笑,当他们大笑时你大笑,如果他们站着你就站着,等等。

另一项操作是在被试进入房间和助手一起工作之前给他制造社会压力。这可以通过让被试玩"橄榄球"(Cyberball)这款电脑游戏做到,在这个游戏里玩家会得到一个虚拟的球,而其中一个玩家就是被试。实验者改动了这个游戏,结果几分钟后这个球很少再传给被试。很明显,这种虚拟的隔离导致了足以在接下来的模仿中产生效果的社会压力。通过这种方式感到社会压力的被试往往比没有感到社会压力的被试在实验条件下表现出更多的模仿。看起来有压力的被试特别努力地(无意识地)尝试着去获取他人的赞赏。解释无意识模仿数据的主流假说认为,模仿的作用就像是社会黏合剂。[104] 这看似合理,但是我却困惑于这一问题:为什么模仿会发挥社会黏合剂的作用?为什么对那些模仿我们低阶姿态(low-level gestures)的人我们会感到更积极,即使我们完全没有觉察到模仿?脑为什么会花那么大的功夫,也就是消耗那么多能量在模仿上,而模仿所获得的信息的重要性何在?

或许我们喜欢这种低阶层次的模仿,因为这表明你像我。它为什么重要?因为比起你极**不像**我,它使我能更好地预测你的行为。它何以能赋予这种预测力?答案的主要部分可能是我熟悉我会如何反应,因此如果你与我相似,我就能用它预测你将如何反应。我猜测支持这一说法的相关神经基础是:很小的孩子进行的模仿是正常发育的额叶皮层的早期标志,所有哺乳动物都需要额叶皮层,而所有高度社会性的哺乳动物尤其需要。黑猩猩、恒河猴或人类的母亲不必觉察到它是这样一种标志。当受到年轻个体欢迎时,她只需要对模仿做出反应。通过模仿增加依恋会让母亲隐隐地认识到,

158

就前额叶来说，孩子正处于正常的发育轨道上。

模仿行为预示了婴儿已经具备了神经资源来学习他为了生存所需要学习的，尤其是在社会领域，以及更广阔的领域。更扼要地说，能够模仿的婴儿拥有正常的社会脑。在其他条件相同的情况下，正常的社会学习能力是很好的预测器，它预测了儿童将茁壮成长，因此，用生物学的语言来说，就是值得进一步投资。模仿是对社交能力的展示，即学习预测他人的行为和感受的能力、学习群体实践的能力以及在情绪上举止得当的能力。它也预示了儿童能够习得如何生活的知识——如何找寻食物、防御、搭建居所，等等。[105] 糟糕的是，如果婴儿不能做出模仿，那么他就不能对不好的事情做出预测。[106] 尽管在这个领域尤其难以进行测试，但这个假设预示了额叶组织不能够支持其做出早期模仿的婴儿最终可能不会受到太好的照料，或许资源也更少，因此无法茁壮成长。[107] 当婴儿模仿时，父母表现出极大的喜悦，这可能会增加他们对婴儿的模仿，以及婴儿对他们的模仿，从而使婴儿走上理解社会的坦途。[108]

因此，父母或许会以婴儿的模仿为乐。但是在后来的人生阶段中，我们对模仿的喜爱来自哪里呢？将模仿与亲和反应联系起来的假说可以被广泛地拓展，我将对其简化以便突出主要的观点：在社交场合我们喜欢模仿（当你笑时我笑，当你吃烤乳猪时我也吃烤乳猪，等等），因为模仿行为（不用太多，而是适量）是强有力的社交能力的信号，使我能预测你与我很相似。简单地说，我们喜欢模仿是因为它告诉我们，你的额脑与我的额脑非常相似。

如果我不熟悉你，但如果你的举止与我的一样，那么对我来说是放心的，因为在某种重要的程度上，我能预测你的行为；你与我是相像的。尽管预测是粗略的，但这意味着我能预测是什么使得你变得好斗，在婴儿旁边你会如何，在生气之后你是否会和解，你是否会知恩图报，等等。当我感到放心时，我的皮质醇（应激激素）水平下降，这意味着我感觉不那么焦虑，感觉良好。此外，某人是值得信任的感觉是一种积极的、与催产素相关的、产生纽带的情感。我们彼此间的模仿也微弱地暗示了我们将通过正常方式，也就是说，以一种有助于群体和谐和全体公民的方式，对我们各自的声誉给予足够的关心。概略而言,"你像我,像我的亲属。他们不错,因此你也可能不错"。

然而,古怪的行为会令我焦虑,因为我不能预测你将做什么,不能预测你是否是危险的或是令人不愉快的,而我们当中危险的或令人不愉快的人会造成许多痛苦。你是危险的这种可能性会提高我的皮质醇水平,因此我不得不防备和警戒,这是一种并不让我感到愉悦的脑状态。

用几分钟就可以发展出社会评估,假定我获得了我需要的初步信号,我可能就会被激励着去相信**你**。因此在模仿中我做了我要做的,从而你不会紧张地看着我,因为那会使我不舒服,或者排斥我,而那会使我更不舒服。[109]因此,一个普遍的观点是,类似于这样的事情也许就是对无意识模仿的背景解释。

在我们祖先的社会生活中,无意识模仿有什么优势呢?下面是一个推测。将他人纳入群体可以有助于增强防御和进攻时所需的人力,或者可以增加有生育能力的女性的数量以及提高基因库的多样性。然而,接纳新人可能是有风险的事,新来者可能破坏宗族的利益与和谐。需要警惕的因素有许多,包括带来新的疾病,但与社会性有关的因素至关重要。也就是说,在接纳一个新成员之前,宗族需要确保新来的人在认知和情感上没有问题。对是否值得信任,因此也就是对正常的社会脑,进行的第一次过滤、模仿,即使是无意识的,也还是可以发挥它的作用。

假定一个陌生人来到家里。他守规矩的行为表明他有正常的社会能力,他能习得当地的风俗并愿意这样做。他的社会性会通过许许多多不同的方式关系到群体中的众人。此外,如果宗族成员同享某些言谈举止和社会符号,新来者可能通过表明他愿意花精力去接受这些言谈举止和符号而获得接纳。成功的模仿行为使人跨过门槛,因为它是具有社交能力的标志。诚然,它不是一个万无一失的预测器,但是它可能筛选出那些有社交问题的人。当然,完全被群体接纳是一个典型的相对渐进的过程。休谟注意到我们更容易把友善扩展到那些像我们的人,与我们类似的人之中。他的洞见似乎说到了点子上,而我的直觉是,这个解释就在于将新来者作为可以信任的群体成员接纳进所进行的测试。

开始测试这个假说时,心理学家要求被试观看两个人在面试中互动的录像,并对面试官和面试者的能力进行评估(事实上两个都是演员)。[110] 在一个版本的录像中,面试官有点笨手笨脚又不懂礼貌,而在第二个版本中他是亲切的。实验也改变了面试者的行为:在前一个版本中,他不会回应面试官的手势,而在后一个中他难以觉察地模仿了面试官的手势和肢体动作。观看者根本没有从意识层面注意到这些模仿。令人吃惊的结果是,当被面试的面试者模仿的是那个笨手笨脚的面试官,而不是那个亲切的面试官时,观看录像的被试会对前一种模仿能力做出更低的评价。模仿一个痴呆的人似乎比完全不模仿应该得到一个更低的评价。这表明模仿地位低或不值得模仿的人会被他人认为是模仿者判断力低下的标志。对模仿做出观察的人用这种方式对他人做出判断,这一点表明个体不仅对于一般而言的模仿行为高度敏感,而且也对是否应该模仿谁高度敏感。这可能也与社会学习领域的发现有关,这些发现表明,大多数被试可能追随成功的人而不是不成功的人来塑造自己,无论是什么特定的活动领域,只要在这个领域中成功是显而易见的。[111] 由社会互动的**观察者**做出这些判断意味着,在社会学习方面,社会信息有许多层次。

162　　社会技能的神经生物学原理,尤其是将心智状态归因于他人的能力的本质,是一个新兴又充满活力的领域。心理学和神经科学的共同演化将毫无疑问地在接下来的十年中为该研究领域带来新的知识和许多惊喜。在下一章中,我将考察规则和规范:它们在道德行为中处于什么位置?

7. 并非作为规则

到目前为止,价值、学习和积极地解决问题都已经进入到讨论的中心,但还一直没有考虑规则、规范、法律以及诸如此类的方面。这是贯穿在这一研究中的逻辑的结果,按照这一逻辑,虽然解决社会问题最终会在明显的规则中**达到顶点**,但前期和更基本的则是从共享的价值—实践中出现的**隐性的标准**,大多数个体无须太多指导而只是通过模仿和观察就能习得这些标准。[1] 例如,当在一种情境中,帮助可能被视为侮辱时,就不要伸出援手,这一点不会被明确表示为规则,而且对此各地的标准也不尽相同。[2] 与陌生人眼神交流用什么样的频率,什么时候大声笑是粗鲁的,什么时候会不再讨老师喜欢,这些都是暗中习得的,且随文化而异。相反,工厂和矿山禁止童工的法律,限制在位君主提高税收权力的法律,运用税收为下水道系统提供资金的法律则是明示的,这些法律来自对从现状产生的苦难的觉知,来自如果采用了不同的做事方式,状况会变得更好的集体性认知。

对于渴望改变当前状态的人来说,将模糊的**理想**放入运行中的**法律**通常需要在时间和精力上支出巨大的成本,有时还包括不菲的个人成本。毫不奇怪,新法律无法预见的后果可能会使那些渴望社会进步的人的诚挚愿望变质,正如在美国禁止制造、出口、运输和销售酒精饮料的法律(1920—1933年)那样。[3] 总的来说,明确的规则始于对当前实践的反思,依赖于想象事情要怎样才能不同。[4] 让法律落到实处依赖于许多的变量,并依赖于现存社会组织的结构。随着时间的推移,法律可能因为许多原因而面临修正,一些有利于强大的亚群体(subgroup)利益,一些有利于群体整体的利益,一些则反映了统治欲强的暴君精神上的妄想。

按照亚里士多德的观点，社会智慧依赖于好习惯的早期养成，以及对特定社会问题敏锐的推理能力。它利用复杂的技能，包括有效处理社会混乱和不稳定的技能、预见计划的后果的技能以及预见新的问题的技能，以及就明确的规则和制度进行富有成效的协商的能力。好的制度，例如陪审团审判而不是神明来裁判，或者调节货币的制度，对社会群体中个体的利益以及个体如何形成针对解决社会问题的反应有着巨大的影响。在亚里士多德看来，过一种有价值的生活的核心在于如下的这种目标，即发展好的制度来为生活于城市或国家中的个体的社会生活提供一种和谐的结构。[5]

将亚里士多德的先见之明转换成更现代的形式，我们可以说，大多数情况下，脑持续地做出决定依赖于一个持续的过程，即为"在约束条件下实现"满足问题的找到解决方案。一系列的约束都提供了价值考量，在面临着做出决定的时刻，网络会给出一个大致符合约束条件的最小值。[6]当奖励系统对经历到的疼痛和满足做出反应时，就会获得社会技能，也会形成习惯。[7]习惯构成了一个强有力的约束，它们代表着过去运作良好，足以被奖励系统牢固确立的解决方案，这样就充分利用了"在约束条件下实现满足"过程。习惯反映了群体视何为对、何为错的社会习得。习惯也反映了对物质世界的学习。在选择滑雪时的下滑通道或者选择回答学生问题的措辞时，学到的技能、近来的经验和对情境无意识的评估是行为选择中强大而又至关重要的约束条件。[8]参与做决定的神经过程的性质的细节方面仍不明确，但是对于本书来说，这些细节构成了某些最为相关的研究。

杰出的道德哲学家倾向于抱怨亚里士多德含糊、不清楚，抱怨他没有告诉我们评判何为对、何为错的具体原则。相反，他们更愿意认为**规则**是道德的根本这一理论。因此，"道德是一系列指导我们行为的根本规则"，已故的罗伯特·所罗门（Robert Solomon）在他实至名归的广受欢迎的教科书《哲学导论》中如此写道。[9]约翰·罗尔斯（John Rawls）可以说是 20 世纪最有影响力的道德哲学家，他勇敢地尝试表述公平的普遍原则，这个原则应当指导政策、立法和制度的发展。[10]许多道德哲学家都做出理智的努力来试图使罗尔斯的方法可行。在其中一个有关为什么这个方法有着无法克服的缺陷的最为深入的讨论中，哲学家欧文·弗拉纳根（Owen Flanagan）总结道："在罗尔斯最初期望定位它们的层次上并不存在普遍的道德直觉这回事。"[11] 哲学家马克·约翰逊(Mark Johnson)甚至更激烈地阐述了这一点：

> 我认为这样一种思考和行动在道德上是不负责任的，即好像我们拥有一个普遍的空洞的理由去创造绝对的规则、决策的程序和普遍的或者无条件的法则，借此我们可以在我们所遭遇的任何情境中区分对与错。[12]

我的目的并不是要嘲笑为我们复杂的社会制定好的规则的善意企图。相反，我的目的旨在解释，不诉诸更深刻的法则，人们如何能够评价一个法则是坏的法则还是好的法则还是公平的法则，而实际上这是人们在做，也是他们经常在做的。正如已经讨论过的那样，评价既根植于人性所特有的情感和激情，也根植于在孩童时期获得的社会习惯。评价过程利用记忆和解决问题的能力。理性不会创造价值，但是会围绕价值塑造自身，并将价值引领到新的方向。[13]

本章将细致地、带着怀疑地审视规则及对其有意识的、理性的运用对于道德来说是决定性的这一常识观点。第一个初步的观点是，**如果**规则对于道德是决定性的，而规则需要语言，那么按照定义，会言语的人类是唯一拥有道德的生物。考虑到一些高度社会性的非人动物的关心行为，这似乎是不必要的约束性结论。[14]

第二个初步的观点是，让人喜欢的、常常被列为道德核心的规则与其他让人喜欢的规则间的冲突："仁爱始于家庭"常常与"爱邻如己"冲突；"撒谎是错误的"与"不近人情是错误的"冲突；"尊敬你的父母"可能与"绝不帮助和怂恿谋杀"冲突。这些规则中的每一个都有其局限性，对其局限性的认识通常是隐性的。例如，人们引用的一个典型规则是"杀人是错误的"。但是大多数人坚定地相信在战争中杀人是可以接受的，即使在战争中，有时杀人是错误的——例如，不杀战俘，不杀非战斗人员，但即使在这个主题上，关于如果非战斗人员自愿充当敌人的人肉盾牌，那么对杀死非战斗人员是否是错误的也有不同的观点……限定性条件和假定条件会不断累加，永无休止。

有趣的是，前最高法院大法官大卫·苏特(David Souter)在有关美国宪法条款的灵活性方面陈述了相同的观点。正如他提到的，根据《第一修正案》，"国会不能制定法律……禁止言论自由，或出版自由"，但这一点并不是

166

167

绝对的；它可能，而且的确与政府维护国家的秩序和安全的职责冲突。他讨论的具体冲突涉及五角大楼的文件，《纽约时报》和《华盛顿邮报》希望发布这些文件，而政府基于国家的利益想要禁止发布。正如苏特解释的：

> 也许不得不做出一个选择，这不是因为语言的模糊，而是因为宪法体现了美国人民二者兼得的愿望，这就像大多数人一样。我们既想要秩序和安全，也想要自由。我们不仅想要自由，还想要平等。我们这些成对的愿望会冲突，当它们冲突的时候，法庭就被迫要在它们之间做出选择，在一个宪法上的善与另一个宪法上的善之间做出选择。法院必须判决在此时此刻哪一个我们所赞同的愿望是更好的，而且在做出这种选择时，法院必须做的不只是公正的解读。[15]

理解什么时候是一种相当例外的情境，或者在规则冲突的时候要遵循哪一个规则的能力体现了社会理解中某些最为微妙的方面。生活中，通过我们的经验——故事、例子和观察——我们都会习得许多细微的、常常无法言说的知识。人们在闲谈中常常都会聊到出错了的计划、可以避免的灾难、自作自受的痛苦、使一个人从道德制高点上坠落的伪善。那些规则的例外会让人倍感心酸，当智能炸弹犯的哥哥悲伤地将其告发时，或者当产科医生亨利·摩根太利（Henry Morgentaler）在加拿大挺身而出反对反堕胎条例，在被投入监狱以后，看到新的成文法时，又或者当伽利略沮丧地收回他关于太阳是宇宙中心的主张来避免天主教会的折磨时，这些都会令人心酸。因此对合理的例外麻木不仁的成年人会被视为缺乏常识，并在各种故事中受到大肆嘲笑，比如拒绝对一个拿着冲锋枪的妄想精神分裂症患者说谎的傻瓜。通常，除了所得税编码这样结构复杂的法律（baroque legislation）之外，什么才算作是一条规则的合理的例外其本身并不由另外一条规则来决定，这另外的规则更加深入，它指明这一规则可以允许的例外，并且这个深入可以一路向下。相反，例外通常由公正而合理的判断决定，无论那个例外具体指的是什么。但无论如何，好习惯的养成似乎是重要的。下面来详细讨论。

为规则的例外留下余地的道德理论往往显得不完整。因此，由于处理粗糙但尚能管用的规则（比如"总是说真话"）的例外会面临棘手的状况，这就让许多道德哲学家寻找普遍适用的、**无例外的**规则。这种规则应当在所

168

有情况下适用于所有人,而不论情境的偶然性。

黄金法则("按照你希望别人对待你的方式那样对待别人")通常被认为是合理的规则、没有例外的规则,被普遍信奉的,或者近乎被普遍信奉的规则。(或许讽刺的是,虽然在人们看来孔子看重德行的养成而不是规则的指导,但他却是最早对这一箴言给出一种表述的人,尽管考虑到他在道德培育上的宽泛的方法,有可能他所提供的是一个一般的建议,而不是毫无例外的规则。[16])因此必须要问:既然我们都熟悉黄金法则,而且它似乎像一个完美的规则,为什么道德哲学家仍然到处寻找能指导所有行为的根本性规则?除了遵循黄金法则,我们还需要什么来过一种有道德的生活?

道德哲学家并不是不理解黄金法则的普遍吸引力,而是他们也意识到在道德冲突中它作为一个可信赖的指导原则有其缺点。仔细推敲下,黄金法则并非完全是它被宣传的那样。首先,虽然"按照你希望别人对待你的方式那样对待别人"在儿童社会化的早期阶段非常有用,甚至对于一般的日常的社会互动来说也是一个适度的好的经验法则,但它的适用根本不像通常所假定的那样普遍。想想一场防御战争,这是人类行动的一个巨大领域。在战争中,士兵会杀死他们的敌人而热切渴望他们的敌人不要杀死他们。这被看作是士兵要去做的正确的事,尽管它与黄金法则冲突。不幸的是,若士兵以彼之道还施彼身,他亦会被杀。

更为一般的,在维持治安和维护和平时,运用"按照你希望别人对待你的方式那样对待别人"肯定是有问题的,而且通常人们不会按照字面意思去运用它。作为一名警察,我可能会给儿童绑匪迎头一击而完全不希望他给我同样一击。类似的例子是,陪审员可能觉得有义务将被告送入监狱而不希望他们自己被送进监狱,甚至当他们有相同罪过的时候,等等。

那么,有人可能会回应说,黄金法则显然不是拿来适用于**那些**情境的。好吧,但是它普遍适用的主张也因此就会打了折扣,无论如何,规则的例外问题会再次产生:如果规则"一路向下",当我们说黄金法则不适用时,我们所援引的更加基本的法则是什么呢?当我们主张一个相当明显的道德上可接受的例外时,我们所诉诸的是什么呢?也许是一个更加深入的、更加"黄金"的原始法则——白金法则?那会是什么呢?正如前面所提及的,知道什么是"明显的"在这里依赖于背景的常识或道德判断,这与亚里士多德的思想完全一致。但是,那并非是一种能力,我们可以借此求教于一系列的规则从而得知什么时候一种例外是黄金法则可以允许的例外。在给定的情形下,绝大多数人都会识别出明显的例外,但是没有证据证明他们是通过运用更深层的规则识别出的。

在另一个巨大的领域——商业和贸易领域中,黄金法则的应用所能达到的最好程度依旧是令人困惑和感到模糊的。尽管人们早就认识到贸易中公平的重要性,但是这主要是因为名声好才是好生意。然而,"在商言商"这个重要的短语意味着生意的构成要件也有利润、**购物前先验货**,商人不会心肠软到不解雇员工、不收债、拒绝贷款。成功地经营生意需要常识,而常识要求一个人不能再逐字照搬而完全不顾条件地在所有情境中运用"按照你希望别人对待你的方式那样对待别人"的黄金法则。判断和常识至关重要。

除了这些规模非常大的活动领域,人们也很容易想到许多其他运用黄金法则毫无助益的领域。例如,有时自己家庭的需要与帮助他人间有冲突。即使收养孤儿可能与黄金法则一致,但假设这会严重损害自己后代的利益,我还仍旧有义务收养孤儿吗? 如果我是一个孤儿的话,我会愿意被收养吗? 黄金法则会告诉我如何判断这些选择吗? 不会,如果在明智地运用黄金法则的背后没有深入亚里士多德式回填(backfill)的大量道德,填补(fill-in)就不会。

下面是另一个测试:如果我需要一个肾,我肯定会想某人把肾捐给我。这意味着我应当捐一个肾给陌生人吗? 如果从字面上运用黄金法则,答案是**肯定的**,但是许多有道德的人认为他们没有义务这样做。捐献肾脏的决定涉及各种各样的因素,虽然黄金法则也许会激励我们思考这个行为,但是它不能解决这个问题。

在经受卡特里娜飓风可怕的折磨中,新奥尔良纪念医院的医务人员在令他们感到痛苦的急救分类决定中会运用黄金法则吗?[17] 他们的确尝试着为大多数人尽最大的努力,但是由于资源短缺和疏散困难,他们不得不做出困难的道德决定。一些病人不得不被列在疏散名单的最后——这当然不是我希望发生在自己身上的事情,但也许它是让局面不至于变得最糟糕的事情。

这种例子不胜枚举,它们并非是愚蠢的例外,而是重要的例外,它们意味着作为具体规则之基础的道德理解更像是一项技艺,而不是诸如"按照你希望别人对待你的方式那样对待别人"这样具体的命题。

虽然人们普遍宣称所有社会基本上都支持黄金法则,但这实际上也具有误导性。正如哲学家斯蒂芬·安德森(Stephen Anderson)注意到的,[18]黄金法则也有消极和积极的版本。在消极的版本中,我们被要求不做坏事;例如在《论语》中,孔子实际说的是:"己所不欲,勿施于人。"这个版本比起积极的版本要求我们更少干预和干涉,例如耆那教的版本就是积极的版本,"一个人应当像他自己会被对待的那样去对待所有的生灵"。积极的版本是一个更加主动的,"不切实际的行善者(do-gooder)"的规则,因此有可能会让人感到惊恐。它不仅嘱咐我们避免伤害,而且要真正为捐献肾脏和收养孤儿而努力,而"所有的生灵"这个说法或许要求我们不能在厨房杀死老鼠。这产生了"他者"具体是谁这个问题,他们是否包括我社区内所有的人,或整个人类,或所有哺乳动物,抑或其他什么。在这个问题上人们看法各异,而且黄金法则本身并不能解决意见间的这些差异。

更深层的问题关系到人们可能具有的道德热情的多样性,而这个问题在更常见的积极版本中尤其显著。下面是黄金法则中存在的一个经典缺陷:我不想人们为我做出一些事情,即使这些事情是积极版本的黄金法则的善意的、忠实的追随者做出的。也就是说,你也许想为我做出一些**你**实际上也会想让别人对你做出的事,但这些事也许却是我根本**不**想别人为**我**做的事——例如,皈依科学神教(Scientology)。① 或者进行施虐受虐仪式,或被迫做一个禁酒主义者,或阻止使用避孕措施,或阻止选择自杀以结束极其痛苦的绝症,或在 19 世纪早期阻止接种天花疫苗,或阻止在剖宫产时进行麻醉以避免堕入地狱。[19] 20 世纪早期,善意的加拿大官员让印第安孩子离开他们的家和家人,并把他们安置到诸如温尼伯和埃德蒙顿等城市的寄宿学校,希望他们能融入更主流的白人社会。这些官员认为,融入主流的白人社会会是这些印第安孩子想要的。但结果显然是灾难性的。致力于某种荒诞意识形态的不切实际的行善者也许

172

---

① Scientology,科学神教,又译为山达基教,是由美国科幻作家 L. 罗恩·贺巴德(L. Ron Hubbard)于 1954 年创立的新兴信仰系统——译者注。

会觉得"如果他是我,他的确应当"被毒气杀死或被送到古拉格劳改营,或喝下加了士的宁的茶,并继续为我安排那样的命运。在 20 世纪这并不鲜见。这种一心一意的空想家有关什么对我是好的,以及如果他处于我的位置,他自己想要什么的看法并不必然与我自己考虑的看法一致。

最后这些例子证明,当我们赞美黄金法则时,我们假定双方都合宜而没有反常,双方都有一套相同的道德价值,别人对事物的感受像我们一样。注意,这个假定**并非是**道德上的中立,而是包含着独立于黄金法则自身的道德内容。而且,生活中的一个悲哀的事实是,即使在那些吹嘘自己道德高尚的人中,普遍合宜的这个假设也并不总是成立,或者双方至少不总是看起来相同。糟糕的是,并不缺少意识形态上的极端分子、宗教上的邪教徒、施虐受虐狂和反社会的人,他们也会像任何其他人一样严格地运用黄金法则。

这些担忧完全不意味着作为经验法则的黄金法则是无用的。为了鼓励小孩站在别人的立场上想一想,我们会说:"如果莎莉那样对你,你会有什么感觉呢?"对某种版本的黄金法则出现在许多社会中的一个解释是,在社会生活中,考虑他人对我们所做的事将会有何感受和反应是极其重要的,正如我们在第 6 章中看到的。预测他人将如何反应是审慎的智慧,因为一个人有何种名声,是善良、公正、勤奋还是偏狭、说谎和逃避,对他的前程有着巨大的影响。[20] 将对他人需求和感受的敏感变成一种习惯——这是我们尝试让孩子养成的一种习惯——在道德上也是明智的。

因此,为什么道德哲学家并不轻易将黄金法则作为无条件的、普遍适用的指导我们应当做什么的法则呢? 对这个问题,一个非常简单的基本回答就是:它不是无条件的,也不是普遍适用的。在许多情况下,例如在纪念医院的悲剧中,我们并不能将黄金法则贯彻下去。更糟糕的是,当"行善者"正好是一个愚蠢的空想家时,他对黄金法则的运用可能会给他一个正当的理由,让他去做别人看来十恶不赦的事,比如实施种族灭绝来使世界变得更好。

7.1 康德和他的绝对命令

伊曼纽尔·康德(Immanuel Kant,1724—1804)的著名的**绝对命令**旨在为道德行为确立一个完全无例外的、无条件的规则。与他之前的其他人(尤其是大卫·休谟)一样,[21]康德认识到公平在道德中是重要的。休谟的观点是,我们不能仅仅因为"我是我而你是你"就主张有些事对我来说正确,而对你来说错误。至少,我们之间必定存在与道德相关的差异。例如,说"别人应当交税,但我不交税,因为我是我"是不公平的。康德意识到道德义务中公平的重要性,但是他的方法的特别之处在于,他认为他找到了将公平纳入广义的道德理论中的方法。

康德深信,完全脱离任何情绪和道德感受的纯粹理性能够使用道德规则的普遍适用性这一抽象观念来建立一个选择标准,以决定哪一个实质性规则定义了我们真正的道德义务。因此他的绝对命令(意指"每个人都应当做,毫无例外")实际上是一种过滤器,它的作用是将道德的规则与不道德的规则区别开。[22]纯粹理性是如何实现这个结果的? 通过了康德提出的"过滤器"的候选规则只是一些被道德共同体中的每一个人忠实采纳的**一致的**"意志"。康德在此对一致性的强调涉及为了一个人自身的利益而向外看的合理性。他的观点是,如果遵守一个规则会破坏一个人自己的利益,那么他不可能一致地肯定这一规则。决定用这样一个规则来生活将是不理性的。神奇的是,在康德的系统中,一系列一致又普遍具有约束力的规则恰恰就是道德规则。

174

这实在是一个神奇的结果,但是正如大多数被吹捧的奇迹一样,承诺要远远胜于得到的产物。一致的可普遍化的规则是道德规则,对这一观点的一个清晰的检测是:我们能否刻画一个普遍有约束力的规则,它明显是**不道德的规则**(就当前的目的来说,我们都同意它是不道德的规则),但是它又是一个人们可以无矛盾或者并非不理性地采纳的一个规则? 正如人们很久以来就知道的,答案是**肯定的**。

我们用几个步骤来处理这个问题。想想"患有痛苦绝症的无脑新生儿都应当被安乐死"这一有可能的规则。康德主义者可能假定我的纯理论不可能支持这个规则,因为如果我是患有痛苦绝症的无脑新生儿,我会做出有利于我自己死亡的裁决吗(据称,这是不一致的,因此也是不合理的)? 但事实上,我可能合理地相信如果我是患有痛苦绝症的无脑新生儿，我真的应当被安乐死。在这之中甚至察觉不到一丝逻辑上的不一致和不合理性。

既然无脑畸形这条规则经过了康德的筛选，我们现在就可以如法炮制来建构其他全部的规则，不幸的是，一些特别令人厌恶的规则也会通过。炮制之法就是：同意该规则适用于自己，即使它意味着死亡。许多人都相信有些事情比死亡更糟糕，耻辱、堕入地狱、陷于可怕的痛苦中，等等，这一点并不难理解。因此，仅仅用诸如"图西人"或"异教徒"这样的描述替换掉"无脑新生儿"，你就会看到康德主义的过滤器不得不放过大量的法西斯主义者以及众多理性而坚定的道德狂热者。[23]

这些问题表明，依靠纯粹理性和一致性来巩固道德是错误的。[24]无论如何，康德坚信刻画道德义务的关键是要撇清情绪，这显然与我们对我们生物本性的了解格格不入。正如我们前面提到的，从生物学的观点看，基本情绪是大自然以自己的方式引导我们去做我们正经应该做的事。社会情绪则会引导我们去做我们社会化应该做的事，而奖惩系统则是一种学习方式，即学习使用过去的经验来改善我们在这两个领域中的表现。

7.2　后果论和功利最大化

杰里米·边沁 (Jeremy Bentham, 1748—1832)提出了一个无条件规则，按照这个规则的最简单的形式，一个人应当为最大多数人的最大幸福而行动。这个陈述就是许多人所理解的功利主义，在这个语境下，**功利**指的大体就是幸福或福祉。**后果论**是如下观点的通称，即一个行动在道德上相关的后果，而是否与一个神圣的文本相一致无关。

在边沁以及一些当代后果论者的表述中，将功利**最大化**通常必须成为我们选择的目标。虽然约翰·斯图亚特·密尔(John Stuart Mill, 1806—1873)在功利主义上名声最盛，但密尔的学识表明他对社会生活的洞见是深刻的，他非常彻底地偏离了边沁的最大化规则。[25]事实上被密尔确定为功利原则的是，幸福是唯一作为目的本身而值得欲求的。顺便说一下，这个观点与更早的亚里士多德的主张相呼应，亚里士多德的主张是，*summum bonum*

(最高的善)是 *eudaimonia*[大致可以译作幸福(happiness),在古代它的意思是过好的或兴盛的生活]。[26]

有两个彼此关联的观点解释了密尔为什么明确拒绝将最大化作为对决定的一般要求。[27]首先,在密尔看来,道德领域基本上与伤害、损伤或损害他人或他人利益的行为相关。有害的行为,例如袭击和谋杀,是错误且要受惩罚的。不属于这一领域的行为应当既不被限制也不被视为错误。因此按照密尔的观点,我不应当在邻居家的水源处下毒,因为这显然会伤害他们。另一方面,我没有义务放弃弹吉他,因为这个行为(无论如何都是正常的)不会损害他人,即使总体上一些替代行为可能产生更多的快乐。一个**最大化的**后果论者可能会说,从一个荒诞的延伸意义上来说我弹吉他是有害的,即通过放弃该行为而在施粥所或肺结核诊所工作,总体上我能够获得更大的幸福。但是,对于密尔来说,这是对我们所谓的"有害行为"的荒谬延伸,如果我选择练习音乐,我也没有做错任何事。当然除非我的邻居被压在他的拖拉机下,迫切需要我的帮助来活命,那么我会去寻求帮助。但是通常这种需要很少见,而且留意紧急的情况与坚持边沁的规则所意味的毫不妥协的最大化是完全不同的。正如亚里士多德的建议,判断才是关键,因为什么才算是紧急或例外并不是由规则明确说明的,而是通过例子习得的。

其次,对于密尔来说,自我防卫问题——因此也是道德问题——与对个人自由施加可以接受的限制紧密相关。[28]密尔认为,自由可以被限制的唯一目的是自我防卫,即防御有害的、破坏性的或伤害性的行为。因此,可以阻止我在邻居的井里投毒,但是不可以阻止我解雇一个无可救药的长期偷懒的员工。解雇他可能会对他产生伤害,但是这样做会伤害这个偷懒的员工及其利益,而阻止我解雇他将侵犯我作为企业老板的自由。密尔对不道德行为的解释并不禁止这种行为,他的解释也不禁止仅仅是惹恼他人的行为,例如市场中的竞争或游说逮捕教皇,因为他是犯罪的帮凶。[29]

要强调的重点是,对于某个行动而言,即使其他可能的行动会导致更大的总体幸福,密尔的方法也不会因此而给其贴上错误的标签。密尔将他关于自由的观点与他关于道德上的不当行为的观点整合起来,这使我们意识

177

到,使总体幸福最大化的规则所面临的问题是多么严重。[30]因此,就倡导一种绝对规则而言,密尔实际上更像亚里士多德而不是边沁,他通过对典型事例的讨论而不是通过规则来辨认不道德的行为。

尽管最大化后果主义者通常都将密尔视作他们的一个理论来源,但他们却与密尔对社会生活广泛的复杂性的深刻理解,尤其是他有关自由的社会重要性的信念背道而驰。当然,他们也许不**喜欢**密尔有关自由的观点,但那是一个要在不同的基础上加以论证的不同问题。

密尔功利主义的一个持久吸引力在于它承认人的幸福尤其重要,这与为了某种形而上的目的(例如取悦上帝、涤除自己天生的罪恶或者来世投胎做一只鹰)而承担的责任截然相反。哲学家唐纳德·布朗(Donald Brown)详细阐述了这一点:"这一理论的主旨是从道德考虑中排除了许多需要被排除的:亵渎神明、家庭荣誉、权力政治、淫秽和虚构的东西。"[31]很宽泛地说,最大化总体幸福的原则并不愚蠢,有关后果主义的许多东西似乎完全是正常和明智的。毕竟,我们通常将一个人估量计划的结果看作他理性的基准;大体上,人的福祉或幸福在我们大多数重要的社会决定中举足轻重,就像密尔一样,如果一个行动可能会给别人带来损害性的后果,我们会感到必须要慎之又慎。但是边沁式的最大化后果主义远远把我们带出了正常和明智的范围。要明白这一点,更仔细地审视如下这一点也许是有帮助的,即根据最大化总体幸福来描述我们的义务。

首先是实践上的弊端。要以一种足够严格的方式进行所要求的计算,以此来评定是否是最大化的幸福,这种做法简直是一场噩梦。例如,谁知道要如何比较 500 万人的轻微头痛与 3 个人的断腿,或者如何比较一个人自己的两个孩子的需求与和自己无关的塞尔维亚的 100 个脑损伤儿童的需求。有人可能会问:当我们周旋在社会中,从事道德实践的时候,这种"无关痛痒的"估算真的总是必要的吗?苏格拉底或孔子都是道德高尚的典范,他们会像最大化后果主义者所规定的那样进行估算吗?如果我不放弃我的一个肾,一个我不认识的人就会死去,我有义务放弃我的一个肾吗?或者甚至为了一个熟人,如果我不放弃一个肾,这个熟人就会死亡,那么我要放弃吗?我必须将我的大部分房屋腾出来给流浪者作栖身之处吗？我是给我当地的学校捐款就可以了，还是要捐给更加急需的乌干达的诊所呢？这产生了许多问题，这些问题涉及将所有会受到我的选择影响的对象看作具有平等的诉求来加以对待。

许多最大化后果主义者，例如哲学家彼得·辛格（Peter Singer），[32] 主张——比起为了和我们亲近的人而去考虑一项计划的后果来说，**所有人**的最大化的幸福要求我们做得更多。按照他的观点，在计算后果时，后果会影响到的每一个人都应当被平等对待。困难的是，这意味着我不可以将我的孩子的利益置于生活在地球另一端的未知的陌生人的利益之前。辛格的确意识到父母和孩子具有特殊的关系，但是他认为这与他的观点一致，因为在他看来，如果父母在照顾他人之前就照顾他们自己的小孩，那么更好的后果就会随之而来。但即使如此，根据辛格的原则，如果我能够送我的孩子和两个泰国孩子去州立大学，我似乎有义务不送我的孩子去私立学校；如果我能够让五个海地孩子获得基本的牙齿护理，我有义务不让我的小孩进行牙齿的正畸治疗。甚至即使我做慈善，辛格也会力劝说，我的确总是能够通过不再享有生活的奢侈品，例如新电脑或假期，给予更多。如此不一而足。

比起道德上的适度，辛格的最大化后果主义**更加**苛刻，更加具有干涉性，而我认为前者是合理的。热切的功利主义者的要求有时会让我警觉具有干涉性的不切实际的行善者令人担忧的行事方式，尤其是因为它对自由的侵犯和缺乏对实际事务的判断力。但是，应当承认，辛格或者一般的最大化后果主义者确切的要求是什么，对我来说并不总是明确的。[33] 清楚的是对所有人给以平等考虑的观点深深扎根在许多版本的后果主义中。正如托马斯·斯坎伦（Thomas Scanlon）所言，论题是"**道德所涉及的全部**只是个体的福祉，没有人比其他人更重要"[34]。

最后，基于背景条件，最大化后果主义的规则可能与其他人所珍视的主题相冲突，例如"只惩罚罪过""尊重隐私""死者或死者家属同意时才能获取死者的器官""绝不改变死者的遗嘱，即使遗嘱的条款会造成浪费，或死者的财富可能有更好的用途"，这些主题要求人们在具体困境中最大化每个人的利益。当代一些最大化者会说，"好吧，最大幸福规则**应当**胜过其他所有规

179

则和道德主题";而其他人则对这一规则某些可能的运用感到不太舒服。因此在这些问题上一直存在激烈的争论。许多道德哲学家试图修正这一理论的某些方面以使其精确、可行,能够理解并能普遍运用。尽管在这些最大化的尝试中有些很有才气,但没有一个完全成功,部分是因为他们不可避免地要求我们去做任何一个道德上值得敬重的人都不会做的事情。另一方面,

180 采纳更温和的密尔的方法所造成的坏处也许要比遵循诸如"服从上帝"这样的规则所带来的坏处少得多。

在我看来,如果后果主义不是作为一个无例外的规则,而是作为一组典型的**道德原型**而被人们所接受,那么它是最有用的,所谓道德原型就是那样一种状况,在其中我们能够同意计算典型的好的结果(那些有关福祉的结果)对我们是很有用的。然后,就像非道德范畴一样,我们能够在对各种约束敏感的情况下通过类比从原型拓展到新的状况。当然当我们接近一个范畴的模糊边界时一定会有不同意见。因此一些人也许试图将其邻居在安息日工作看作是一种损害,但是试图最大化总体效用并不能对这种边界情况给出完善的解决方法。[35] 尽管如此,正如密尔正好看到的那样,指出人类福祉会面临的后果总是中肯的,无论要量化这种后果是多么困难。

让密尔也让我感到担忧的是那些公然违背了人类福祉的道德主张,而人们又常常会顽固而教条地信奉这些主张。当我还是小孩的时候,我发现任性的原型(prototype of perversity),也就是你必须做上帝命令的事情,是一项规则。尤其令人不安的是它在《圣经》亚伯拉罕和以撒的故事中的运用,这个故事是我 6 岁时在主日学校听到的。亚伯拉罕认为他听到了上帝的命令,让他带他的爱子以撒到山中去,用刀杀死他并做燔祭。亚伯拉罕听从了这个召唤,他带以撒到了山里。幸运的是,就在紧要关头,一位天使宣布上帝希望他留下以撒的命。对于孩子来说,他会分明觉得这里的上帝既可怕又不可信,而亚伯拉罕就是个精神错乱的傻瓜。我父亲并没有表现出要与上帝或天使交流的意思,也无意热衷于神学,这让我放下心来。后来,我在那些无视人类福祉而鼓吹其他东西的意识形态狂热中发现了其他残酷的教训。

181 历史,甚至当下的社会,提供了大量这类规则的例子,这些规则所要求的事情看起来与社会成员的福祉相违背。时常让人们感到惊讶的是何为福

祉并非是那么难以评定的东西。[36] 例如,杀死被强奸的女性受害者并不有助于任何人的福祉,禁止麻疹和脊髓灰质炎疫苗及避孕套的使用也一样。允许老百姓购买军用攻击性武器并不有助于任何人的福祉。安装海啸的早期警报设备有助于许多人的福祉。从长远来看,允许基因取得专利也许并不有助于人类的福祉,但这一点并不那么清楚。在许多其他情况中,难以确定何为福祉,尤其是当一项习俗深深地根植于制度,而这一制度又有着漫长而受人尊敬的历史的时候,这使得从长远来看在什么会有助于人类的福祉这一点上达成共识是很困难的。

哲学家欧文·弗拉纳根在这个问题上再一次显示了他的智慧。何种选项最有利于人类福祉呢? 当对这个问题的回答存在冲突的时候,弗拉纳根问道:我们要到哪里去寻求答案呢? 是栖居山顶的精神领袖(这是漫画家最喜欢用的情节)? 还是一个所谓的圣人? 弗拉纳根的回答是:"到世界中去,舍此无他。"[37] 他这样说是什么意思呢? 他的意思是,从长远来看,下面的这样一个过程会将我们导向对社会习俗的更好的评估,这个过程就是思考各种选项,理解历史与人的需要,从他人的视角来审视事物,并与他人展开对话。这就是说,这个过程要比依赖于自己指定的道德权威和他们的一系列规则更好。这个过程有时会改变我们的心智,甚至改变尊奉该习俗的制度。[38] 存在道德真理的柏拉图式的天堂并不存在,就好像存在物理真理的柏拉图式的天堂并不存在一样。

7.3　有关规则运用的事实

正常、明智而又有能力的人难道不用诉诸规则就决定应当做什么的吗? 是的,的确是这样。他们不只是偶尔如此,也不只是在异乎寻常的情况下如此,而是在需要审慎的领域和道德的领域中经常并且富有成效地这样做。[39] 举一个需要一个人审慎对待的例子,当我看到我孩子腿上有红色卵石形的斑点时,我立刻意识到要使用抗组胺剂药膏,因为我辨认出这个皮症是对接触毒葛的反应。这个决定部分依赖于对以前发生的类似事例的记忆,以及对当地植物群落的知识的了解。这个基于案例的记忆,无论它

182

是有意识的还是无意识的，都标记了对毒葛事例的负面评价，这个评价会不受抑制发挥的作用。这个决定是对情境敏感的。也就是说，如果更紧急的事件突然发生，例如患狂犬病的狗出现在门口或炉子着火了，那么就优先性上来说，抗组胺剂就比不上射杀门口的狂犬或者浇灭炉火。基于案例的推理涉及利用记忆中与当下事例类似的原型以及以类似的反应来应对类似的事情。[40]而且，在我们不能准确地陈述事实的时候，脑就会经常依靠基于案例的推理。例如，一位朋友的父亲对我做出了奇怪的评论，有关他的举止和评论的一些事情触发了我模糊的记忆，让我有点恐慌。我想我应当对他避而远之，不要太热络。我不能确切地说出这是为什么。我只是谨慎。我诉诸什么规则了呢？据我所知，没有。

尽管人们常常认为无例外的规则在道德领域里是必要的，但似乎没有人认为它们对于日常生活中那些非道德意义上的**审慎的应当**是必需的。即便没有底层的无例外的规则，我们也可以顺利地与物理世界互动。粗略地说，应该把孵蛋的母鸡和鸡群分开，酵母应当保存在冰箱里，轮胎气压应当每月检查，饭后应当清洁牙齿，应当远离臭鼬，破伤风注射剂应当每七年更新，等等。因此如果我们能够在没有无例外的谨慎规则帮助的情况下决定我们应该审慎地做什么，那么为什么在道德领域就不能呢？[41]

183　　有一种世俗**道德上**的"应当"，这种"应当"运用了日常的基于事例的推理，由一系列事实决定。我的邻居出门了，我看到鹿越过了栅栏，正在啃食他的小苹果树。我知道他不想他的果园被鹿毁掉，因此我停下我的工作，叫上我的狗，抓起一把扫帚，赶跑了鹿，并临时修理了栅栏。我并没有求教于基本的规则，例如"总是要把鹿赶出果园"或者"始终要帮助邻居"，就决定了我该怎么做。

探究人如何做出道德决定的一个策略就是设计道德困境，在这种专门设计的困境中，**杀一人来救多人**与**不杀人而让多人死去**相对立。在这种设计中，被试了解了情境，然后给各种选项的道德适当性确定等级。毫不奇怪，人们的反应各异。对主要反应的主流解释是，那些拒绝杀一个人而救多人的人会自动并基于情感遵守规则，而那些会杀一人而救多人的人则运用理性来做决定，受规则和情感支配更少。这些被设计的场景剥离了个体的任何细节——他们的历史、情境、当地的法律、对声誉的影响等。剥离细节旨在消除混乱,但是它带来一个新缺点:场景是人为的,以至于脑对道德上相关事实的正常依赖被破坏了,而正是这种依赖引导我们解决问题。

一个更合理的解释是:每个人都使用基于事例的推理,但是鉴于我们每个人的经历和脾性,我们可以利用不同的事例来指导有关当前事例的判断。一个学生在了解到共产党时代俄国人所做出的无谓的牺牲,他也许会对"为了多人而牺牲一个"做出消极的反应。而另一个学生由于联想到一部关于鱼雷攻击潜艇的电影而对此做出了积极的反应,在这部电影中,除非封闭引擎室的舱门,否则全体船员都会溺毙,而这样注定要牺牲轮机师。其他原型也可能会进入个体被试的心智之中,使他们倾向于以一种或另一种方式做出反应。在事后人们也许会援引规则,但这样做仅仅是为了满足对基于规则的解释的社会期待。正如我猜测的那样,如果在真实的世界中我们遇到的道德困境通常是通过约束—满足模式来解决的,那么就几乎总是会涉及基于事例的类比、情绪、记忆和想象。[42]

我的关于规则之作用的观点的一个例证(既无预告也没有过多娱乐性地)出现在电视讽刺秀《科尔伯特报告》的一期节目中,这期节目是对乔治亚州议员林恩·威斯特摩兰(Lynn Westmoreland)的采访。在节目中,斯蒂芬·科尔伯特(Stephen Colbert)与威斯特摩兰将讨论的话题延伸到了近来上级法院关于禁止在路易斯安那州法院的大厅内公开展示十诫的禁令,以及随后法院下令将展示移除的公正性或不公正性。议员基于各种理由捍卫将十诫用青铜熔铸在花岗岩上公开地展示出来,但其中最有力的理由是,就我们有任何道德而言,正是这十条规则共同构成了我们道德的基础。因此,对它们的公开展示只会有助于增强个人的道德水平。

斯蒂芬·科尔伯特在适当的时机点头以示他对议员的主张假设性的认同,并问他的嘉宾:"议员先生,劳驾您能为我们背诵它们吗?"威斯特摩兰兴致勃勃地开始,但显然这个请求让他大吃一惊,"……不要撒谎……不要偷盗……不要杀生",科尔伯特在期待中扬起了眉毛,举起一个指头作为回应,然后两个,三个。除了这三个,议员显然已经记不起接下来的内容,在一阵

184

尴尬的暂停之后,议员勇敢又坦诚地说:"不,对不起,我说不全。"此时科尔伯特卖弄地感谢嘉宾的才智并将采访带入大家都很受用的喧闹的充满笑声的尾声。

讽刺非常直白,不需要我再说什么。但是从这个交谈中可以汲取更深刻的教训。事实是,议员可能是一个具有道德品质的值得尊敬的楷模,正如一个人可能在当地邮局或杂货店遇到的人。毕竟,他激起了公众充分的信任而当选,而且在电视访谈中,他认为道德重要到足以用一些激情和智谋去捍卫[但是,注意,正是威斯特摩兰在最近的总统选举的采访中,称巴拉克·奥巴马(Barack Obama)"傲慢自负",这个评论一般被理解为种族歧视]。但是如果假定他是一个正直的人,他受欢迎的品德显然**并不**归功于在其记忆中拥有一系列特定的并不连贯的规则——他能立即掌握的规则,他能从字面上参照以便指导他当下的社会行为的规则。毕竟,他仅仅能记起所讨论的"十诫"中的三条,而根据我对圣经的掌握,他甚至都没有完全答对其中的两条。如果我们寻求对人们道德行为的实际基础的解释,我们都是遵循特定的一列并不连贯的规则来产生该行为的这样一个建议,说得好听一点,是牵强附会又贫乏无力的。

7.4 规范性与道德上的"应当"

伯纳德·格特(Bernard Gert)同意罗伯特·所罗门关于道德的定义与规则相关的观点,在《斯坦福哲学百科全书》的"道德的定义"这一词条中,他这样开始了他的讨论。

"道德"这个词语能够被用于以下情形:

1.**描述性地**指称一套行为准则,它由一个社会提出,或者

a.由某些其他群体提出,例如一种宗教,或者

b.被个体为其自身的行为而接受,或者

2.**规范性地**指称一套在具体的条件下由所有理性的人提出的行为准则。[43]

正如我们在第一章所提到的,描述与规范的区别,也就是在"是"和"应

当"之间的区别,在当代道德哲学中是作为明显而不可弥合的区别被接受下来的。[44]主流道德哲学家倾向于将对文化的社会准则的描述视为对主要是人类学兴趣的描述,而这一描述就道德的深刻和规范性的意义——**应当**遵守什么规则——而言,并不位于道德的核心。同样,对社会性所做的神经生物学的描述也仅仅被视为对是什么的描述,因此它也根本无法告诉我们应当做什么。正是规范性方案——详细指明所有理性的人会接受的规则——才是被首肯的道德哲学的理性天职,彼得·辛格和约翰·罗尔斯就是这一天职的例证。规范性方案所享有的这种特权式的关注在很大程度上可以由对如下这一观念的近乎普遍的接受得到解释,即**是**与**应当**的区别,也就是事实与价值、描述性与规范性之间的区别,意味着针对事实的描述,规范性方案从终极上来说是自治的。事实终究是能被观察,但规则就不行。没有规则就没有(真正的)道德决定。道德哲学家敏感于道德不可能源自神圣命令的论证,他们转而寻求理性作为充分的道德规则的根源。

鉴于他们确信规范性领域的自治性,许多道德哲学家认为事实与价值之间的区别能够有效地阻止本书的整个计划。虽然我相信他们是错的,但是我会严肃考虑这些保留意见,并在下一节中分析这些论证。

7.5 自然主义谬误

哲学家们长久以来都认为,伦理学自然主义——诉诸我们的本性(natures)来处理根本的价值——建立在错误,一个几乎愚蠢的错误之上。根据最为著名的版本,自然主义涉及一个简单的谬误,这个谬误被称作**自然主义谬误**而广为人知和讲授,自然主义谬误这个术语是由英国哲学家 G. E. 摩尔(G. E. Moore)创造的。[45]自然主义谬误在于假定诸如善、正当或者有价值这些属性能够等同于某个自然属性或一套自然属性,例如幸福、繁盛或爱;例如,亚里士多德认为最根本的善是幸福(繁盛)。根据摩尔的论证,任何这类尝试都是明显错误的,他认为通过仔细考虑如下观点就能够轻易看出这个错误:对于任何将一个自然属性等同于**善的**、**有价值的**属性的陈述而言,例如对于"幸福是善的"或者"爱是有价值的"这些陈述而言,总是存在一个完全合理的开放问题,"但是幸福**是**善的吗?"或者"爱是有价值的吗?"如果两个属性(例如,善与幸福)真的完全相同,任何合格的言说者都会明白这一点,那么诸如"幸福是善的吗"? 这样的问题就是愚蠢的。但是"快乐是善的吗"? 这个问题并不愚蠢。因此他认为这些属性不可能是相同的。[46]依摩尔所说,真正深奥之处在于,**何种自然属性等同于善或正当或有价值这个问题是没有答案的**。这是因为对于任何提议而言,总是能够问出开放性问题。据其所述,对于何为**正当**或**善**,我们唯一可以求助的就是去参照我们的直觉这一赤裸裸的事实。依摩尔所说,由开放性问题论证所展示出的直觉这一基石意味着"善"是一个**非自然属性**,也就是说,这一属性不能由科学来研究,不能通过科学研究繁荣这一现象所采用的方式来加以研究。通过将道德直觉称为**赤裸裸的**事实,摩尔确认这种直觉不能被解释。非自然属性可以由哲学家研究(比如他本人),而无法被科学家研究。

既然已经为道德行为挖了一个神秘的壕沟,摩尔兴奋地将壕沟扩展到了自然主义谬误这个问题:如果幸福的属性与善的属性相同,那么"幸福"和"善"的含义就相同。就像说一个单身汉与一个未婚男性是相同的一样。但在摩尔看来,如果这是对的,那么"幸福是善的"的陈述就与"幸福是幸福"等同,它完全没有提供任何信息。但是说幸福是善的**的确**提供了信息,而且也并非微不足道。他总结道,谬误再明显不过了。摩尔指出,这意味着任何将自然属性等同于有价值和善的企图都搁浅在了自然主义谬误的沙滩上。

摩尔关于非自然属性的理论强化了一个传统上有吸引力的背景假定,即价值完全与事实分离,以及与其相伴随的观点:在何为真正的价值这个问题上,有关我们本性的事实不会告诉我们任何东西。虽然摩尔的论点有瑕疵,但正如我将要论及的,他将科学和道德哲学分离开来这一点却被当作正统确立起来,一个人只有接受自然主义谬误才能够跨越这种分离。

在 20 世纪,道德哲学以一种**规范性**学科的面貌出现,它涉及应当做什么,尤其涉及基本的道德法则。大约许多道德哲学家相信,正如科学不能告诉我们何为善或有价值的基本原理一样,它也不能告诉我们应当如何生活。它可能会告诉我们一些部落所信奉的善,但其是否真的为善,就通常是一个开放性问题。它可能告诉我们如何获得有价值的东西,但是价值本身超越了科学。这就是摩尔留下的令人遗憾的东西。

当进一步审视时,摩尔的论点颇为奇怪。例如,他主张,要说 A 是 B 就需要术语 A 和 B 是同义的,但这个主张完全是刻意的。当 A 和 B 是科学术语,情况就显然不是这样。为了说明这一点,思考下面这些在科学上获得证实的同义命题:光(A)是电磁辐射(B),或者温度(A)是平均分子动能(B)。此处,术语 A 和 B 不是同义的,但是人们发现用一种方法所测试的属性与用另一种方法测试的属性相同。这些主张是有关事实的主张,这些主张陈述了所发现的事实。思考一类更为日常的例子:假定我发现我的邻居比尔·史密斯(A)实际上是中央情报局的领导(B),"我的邻居比尔·史密斯"这个表达和"中央情报局的领导"这个表达是同义关系吗?当然不是。

在什么样的例子中,当我说"A 与 B 相同"时,A 和 B 的表达式必定是同义关系呢?最好的例子是我们做出的是语义而不是事实的主张,例如,如果 A 是"停止(STOP,英语)的含义",B 是"停止(ARRETE,法语)的含义",那么我可以说"STOP 的含义与 ARRETE 的含义相同"。可怜的摩尔会意识到这类例子无法支撑他的观点。所有这些的要点在于,一般来说,相同并不需要术语是同义的,那么究竟为什么会在道德领域中需要这种同义关系呢?而如果它们并不是同义关系,那么摩尔的论证就站不住脚了。

更不要说,并非所有在科学中提出的相同都是真的:病毒不是细菌,温度不是热量流动。因此或许正是特定的相同(比如**有价值**与**快乐**之间的相同)的简单性将摩尔拖入了一个有关相同以及关于"非自然属性"的奇怪想法的完全混乱的理论。我们的脑,更一般而言,动物的脑是围绕着重视生存或福祉而被组织的;生存和福祉是有价值的。我们的知觉充溢着价值,而且从这个意义上说,它们是有效价的。[47]

如果摩尔只是指出我们的本性与何者为善之间的关系是复杂而不简单的,那么他原本会更有说服力。类似地,我们的本性和健康之间的关系是复杂的。就道德和价值来说,没有什么简单的公式可以一网打尽。因为我们不能简单地将健康等同于,例如,低血压或充足的睡眠。摩尔式关

189

于健康的观点可能会论证说，**健康**是一个非自然属性，是无法分析且在形而上学上自主的。按照这种摩尔式的观点，用科学来帮助搞清楚我们为保持健康应该做什么将会是竹篮打水一场空，因为那是一桩"应该"的事，是一桩规范性的而非事实性的事。当然，这种观点似乎是独特的，而且即使在健康生活的诸多方面仍未达成一致的时候也是如此，例如游戏或冥想在何种程度上有助于心智健康，酗酒是否应被视为疾病，是否应当给超过 50 岁的人开他汀类药物，安慰剂如何起作用，瘦到什么程度才算是太瘦，等等。尽管有分歧，但基于科学发现可获得的事实，关于我们应当做什么才会保持健康，我们知之甚多。

随着生物科学的发展，我们逐渐对健康以及何种状况有助于避免或治疗某种疾病了解得越来越多。随着人们开始了解有关个体差异、环境中的特征与特定医疗条件之间关系的知识，我们开始理解人类健康这个主题是多么的复杂！我们应该做些什么，这是一个科学能够大有所为，并且已经大有所为的领域。

同样，社会行为领域也非常复杂。在有利于社会和谐和稳定的各种条件以及个人生活质量等方面，我们可以从平常的观察和科学中学之甚多。在摩尔的论证中并没有任何东西表明情况不是这样。事实上，客气地说，从演化生物学的视角看，摩尔退回到无法分析的直觉，以此作为道德的基础看上去是毫无前途的。毕竟，直觉是脑的产物——它们不是抵达真理的神奇通道。神经系统通过某些方式产生了它们；它们毫无疑问依赖于经验和文化习俗，不过被意识隐藏起来。我们不能反省其来源，这一点恰恰就是有关脑功能的一个事实，有关什么是有意识、什么是无意识的一个事实。就有关这些直觉告诉我们的东西的形而上学真理来说，这个事实并不意味着任何东西。

这一讨论绝不意味着科学能解决所有的道德困境，也不意味着科学家或哲学家在道德上比农民或木匠更有智慧。但是它的确表明，我们应当对如下可能性持开放的态度，即对我们社会性本质更深入的理解可以让我们更为清楚我们的习俗和制度的某些方面，并使我们更为明智地思考它们。

8. 宗教与道德

道德在我看来是一种自然现象——受制于自然选择的力量,植根于神
经生物学,受到地方生态学的塑造,并为文化发展所修改。然而,公正地说,
这种道德的自然主义路径似乎常常对关于道德的形而上学观点并不敏感,
比如道德本质上依赖于道德信息和道德价值的超自然源头这样的形而上学
观点。因为这是一个司空见惯的观点,所以考虑超自然路径能够教导我们
什么也许是有所裨益的。

8.1 良心和道德

大多数人都能在被问及的时候轻易讲述一个关于正派或勇敢的道德行
为的故事。故事可能来自我们自己的生活,比如邻居对一个受醉酒父亲毒
打的少年施以援手或村庄筹集微薄的资源建造学校并聘请教师。或者我们
可以复述一个老生常谈的故事,辛德勒保护犹太人逃脱盖世太保;在哈珀·
李(Harper Lee)的小说《杀死一只知更鸟》中,阿提克斯·芬奇(Atticus
Finch)为汤姆·鲁滨孙(Tom Robinson)强奸一名白人妇女的指控进行辩
护;霍雷肖命中注定且勇敢地站在桥上;伊格纳兹·塞麦尔维斯(Ignaz
Semmelweis)医生(在 19 世纪 40 年代)试图说服对他怀有敌意的同事在检
查孕妇前洗手以减少产褥热死亡。我们经常可以毫无疑问地识别令人钦佩
的节俭和懦弱的吝啬之间,或公平的领导班子和权力自我强化的展示之间
的区别。然而,当被问及的是有关范畴的问题,无论是道德的范畴还是其他
的范畴,界线就变得模糊了。我们会问:这个计划是姑息还是外交手腕? 是

一次无关紧要的谎言还是平常的谦恭?

　　良心在有时候被认为是我们道德决策的指南。这样说没有什么不妥。然而,对此的进一步附加的主张也许是道德源起于人类的良心,作为上帝的恩赐,良心包裹了上帝希望我们遵循的自然法。[1] 良心是上帝赐予的一个实体,会为支持或反对一个计划赋予权重;它阻止我们向诱惑屈服。我们有时候会听从良心的劝告,它始终会正确地指引我们,只要我们倾听它**真实的**声音。按照这种说法,这是因为我们所有人都被赋予了相同的道德良知作为与生俱来的权利。因此,良心论题通常有两个部分:(1)我们通常对什么正确什么错误有强烈的感受;(2)有一种形而上实体——良心——可以作为道德困境的在道德上正确的解决方案。

　　"良心"解释的第一部分与我们所了解到的有关正常人社会学习的内容完全一致。正如在前面的章节中论证过的,假定神经网络是正常的,那么被回避的痛苦和拥有归属感的快乐,以及对那些我们所羡慕的事物的模仿,会产生有关正确的行为和错误的行为的强大直觉。这些反应的图式是我们谈到良心时背后的神经生物学现实,而这些图式大多数都在儿童开始他们的社会生活时在脑—基因—环境的互动中形成的。然而,解除了社会性与社会学习的神经生物学之间的联系,作为道德知识的**形而上**实体,良心就失去了它的立足之处。

　　正如苏格拉底(前469—前399)无奈承认的那样,形而上学的良心这个观点长久以来面临的困难是,我们**内心的声音**,即使在我们**真的**听到它们的时候,也并不总是以同样的方式劝诫,不仅是与其他的个体不同,即便是我们自己在不同的时候也不相同。内心的声音对群体的标准十分敏感,而且它们在不同文化间或文化内变化不一。一个人的内心声音告诉他,当自愿的非战斗人员充当了战斗人员的盾牌,战士就可以将他们视为战斗人员;而另一个人的内心声音则将该政策视为破坏了战斗中士兵角色的合法性。一个人的内心声音不反对吃家禽,另一人的内心声音则惊骇于吃肉。传说,剧作家萧伯纳(George Bernard Shaw)的良心告诉他:"动物乃我友,我不食我友。"另一方面,在肉是奢侈品的贫苦农场里长大的我,很快学会扭断我每日精心喂养的母鸡的脖子。[2] 我的内心声音与萧伯纳的指向迥异。有些人内心的声音看似比别人更多悲悯。一些人则展示出彼此宽容、互不干扰的一面。另一些人则严格刻板遵循规则。有时良心并不能作为引导,而选择之间的冲突依然是痛苦地无法解决这样的问题:下属应该揭发腐败而危及职业生涯甚或生命吗?

良心的内在声音对知识的进步和成熟的经验敏感,对药物和睡眠剥夺敏感。内在声音似乎更像听觉想象,而不像是一个独立于脑的,在形而上学上分离的柏拉图式的道德知识库的纯粹声明,这种听觉想象会受到对选择结果的视觉想象的辅助,它是脑在发挥它的解决问题的能力时产生的。在下一节中,我会考虑如果将形而上学路径的重点转移到超自然的神的形而上学,它是否会更为成功。

8.2 道德与宗教

194

一个相关的也许更广泛的观点是,宗教是为我们生活服务的道德原则的源泉;仅因上帝,对与错才是其所是。

根据某些宗教的教义信仰,上帝为了他们自身的善而将道德施加于那些**罪恶**和不情愿**的人**,对那些不顺从的人施以惩罚的威胁。在这种教义的某些版本中,上帝所提供的规则与在尘世中的人的幸福间接相关。正如传教士富兰克林·格雷厄姆(Franklin Graham)(比利的儿子)所说,不计成本地取悦神,远胜于取悦我们自己。[3]因此在一些教义里,道德原则明确指出进入来世所需的生活方式,却对此时此地的苦难漠不关心。因此,针对某些原则的文化差异,就有文化差异的双方而言,有时会被解释为错误,诸如同错误类型的神联系在一起,或不是真正的上帝,再如误解上帝的意图。这样的解释并不总是会导向热诚。

通常神圣存在的形而上学只在其中占有较小位置的宗教在道德的起源和道德的观点上典型地都具有更为世俗的看法。人类的典范人物,如佛陀或孔子被赞颂为特别有智慧的人,而不是神。关于如何过有德行的生活,我们可以指望从他们那里获得有用且合理的建议,而并非死板的规则。在那些"轻形而上学"(metaphysics-light)的宗教中,道德智慧是人类的,但是来之不易且错综复杂。根据于教派的不同,过一种良善的生活也许对以后的事件十分重要,但最有可能的是,它之所以是重要的,主要是因为它使得当下就成为一种最好的生活,而且它对于后代的福祉尤其重要。

在"重形而上学"(metaphysics-heavy)的传统中,神和道德的关系有时被视作公理性的。苏格拉底总是质疑声称为显而易见之事物,疑其并非如此。他被驱使着考虑道德中诸神的确切作用,柏拉图在其赫赫有名的对话《尤西弗罗篇》(*The Euthyphro*)中刻画了苏格拉底令人焦虑的对话。

想象一下这样的场景:苏格拉底闲庭信步来到法庭,面对腐蚀雅典青年的指控。然而,事实上,他只是通过质疑"传统权威"让一些妄自尊大的权威感到尴尬。始终实事求是的苏格拉底准确地预测他被指控的罪名,最后饮鸩而亡。面对法律上判处死刑的这种惩罚是探究伦理之基础的最为痛彻的时刻:什么是正义? 道德法则从何而来? 道德动机的根源是什么? 权力和道德的关系是什么?

当苏格拉底去法庭的时候,尤西弗罗和他一道,尤西弗罗是一个聪明且自满的祭司。这个场景尤其适合于道德讨论,这不仅仅是因为即将对苏格拉底定罪。尤西弗罗原来是要到法庭上控告自己的父亲,因为他把一个奴隶扔到沟里。这个事例充满道德上的模棱两可——一个慈爱的父亲被傲慢的儿子公开指责,而虐待奴隶这件事原本可以在家里平和地解决。苏格拉底被尤西弗罗毫不动摇的道德傲慢搞得困惑不解,就好像他的指控者做的那样。于是对话开始。

对于苏格拉底的看似简单的问题——"嗯,尤西弗罗,请告诉我们,什么是善",[4] 尤西弗罗自信地给出了受到偏爱的宗教解答:神说是善的就是善的(对于一元神论者,上帝说是善的就是善的)。然而,苏格拉底进一步迫使他去辨别一个致命的模棱两可。他通过其令人苦恼的两难窘境巧妙地引出宗教答案中的问题:是因为诸神说某事物是善的,所以它是善的(言使之然),还是因为它是善的,所以诸神才说它是善的(他们充当一个独立事实的权威信使)?

尤西弗罗不傻,立刻就发觉第一个选项是站不住脚的,就回撤了。若事物是正确的仅在于神说它是正确的,那么诸神的任何宣告,无论从人类立场

195

去看多么可怕,事实上都是正确的(例如,假设宙斯说,"烹煮你的初生子拿 196
他去喂狗")。那么第二个选项怎么样呢——神说某事是正确的,因为事实
上它就正确?这似乎更有前途。苏格拉底步步为营,指出其不被欢迎的蕴
涵:善(正义)之源头/起源根本不可能是神。而且我们可以确信,诸神并不
会告诉我们什么。麻烦的是,这个选项并没有让人们明白对于行为或制度,
那个使它们是善或正义的东西是什么。而更麻烦的是,它并没有让人们明
白人类生活和道德之间的联系。那么为什么还要把诸神牵扯进来呢?

苏格拉底总是谦逊的,他坦陈并不知道他自己的这个有关道德起源的
问题的答案。然而提问模式强有力地暗示了,凡使事物为善、公平或正义的
东西都根植于人类本性和我们缔造的社会之中,而非我们发明的神的本性
中。有一些关于人类需求和人类本性的事实使得一些社会习俗比其他的更
好,使得一些人类行为不能被容忍,使得一些惩罚形式是必需的。[5]这并不意
味着道德实践仅仅是习俗,就好像使用叉子或戴帽子去参加葬礼。道德实
践通常与更严肃的情境相关,诸如战争行为和稀缺资源的分配。

与第二选项相关的进一步的问题(作为传播者的神),我称之为**传送问
题**。若我们想从超自然来源获得更多的道德建议,那么我们如何可靠地获
得该信息?作为超自然的存在,神不与我们一同作为自然世界的组成部分。
我们大多数人都不愿意认为我们自己在私下里与神有着直接和清晰的沟
通。所以谁可以私下里通神呢?的确不缺这样的人,他们真诚地或以其他
方式声称,他们的确有特别的交流渠道获得关于我们应当做什么的神谕。
但在这一点上,一个非常重要的问题是,任何这些声称是可信的吗?有些人
显然是欺骗,就像必须说及的福音传道者吉姆·琼斯(Jim Jones),他领导其 197
虔诚的信众在圭亚那建立了一个公社,并最终说服其中的900人,包括儿
童,喝掺有士的宁的果汁饮料"Others",再如电视福音传道者吉米·斯瓦格
特(Jimmy Swaggart)和彼得·波波夫(Peter Popoff)已经被揭露出是骗子,
他们蛊惑了那些易受骗的人。他们通过演示信仰疗法来证明他们的可靠性
的尝试是一个骗局。那么我们如何确定谁已经和上帝建立了可靠的联系,
来给我们其他人传递关于上帝希望我们如何行事的信息?

由于即使在一个宗教内部,有关上帝发出了什么命令的许多问题也会

出现诸多分歧,所以各种困难搅和在一起。新教徒相信上帝不禁止避孕;而从教义上说,罗马天主教徒认为上帝禁止避孕,尽管事实上避孕在天主教徒中广泛使用。罗马天主教徒认为,当教皇以宗座权威讲话时,他是绝对正确的,他通过某个特殊的联系传递上帝的观点;而新教徒、犹太人和穆斯林认为这是错的。耶和华的见证人相信上帝禁止输血,圣公会十分确信他不会。《利未记》25:44-46 使我们相信,奴隶制是好的,但现如今很少有任何形式的基督徒把这当回事。[6]《以弗所书》5:24 绝对地认为:"正如教会顺服基督,所以妻子应当凡事顺从其夫。"但有些事并非所有基督徒或犹太人都认真对待。抑或《路加福音》14:26 又说:"若有人到我这里,不恨其父、其母、其妻、其子、同胞、姐妹,以及自己的生命,就不能成为我的门徒。"这是一个看似相当强有力但并不仁慈的要求。某些福音派牧师声称,在涉及枪支控制、征兵、华尔街奖金和艾滋病这些具体的事情上,他们知道耶稣想让我们做什么。小布什任美国总统时,宣称其与上帝就某些国事进行了交流。所有那些谈及上帝意愿的人都宣称自己是可靠的,考虑到他们之间相互矛盾,这表明没有人真的通过清晰的渠道接收了信息。

此外,即使众多宗教就上帝的命令达成一致,信徒也很少严格按照字句遵从命令。例如,十诫包括不杀生的戒条,但在实践中,基督徒和犹太人,足以合理地将战争中的杀戮、自我防卫等视为可以接受的。无论戒律的地位如何,它们都不可能没有例外。[7]因此,传送问题是严肃的。更糟的是,当一个教派的狂热分子觉得不得不杀了不接受他们神谕的另一教派的顽固分子是正确的时候,这会造成巨大的麻烦。

还有一个更进一步的观点。如上所述,并非所有的宗教都认为道德依赖于神,有些宗教完全没有超自然的神灵。全世界数以亿计的人在一种并不涉及创世者、立法者或神的意义上信奉宗教。佛教、儒教、道教,以及亚洲其他一些宗教可能崇拜祖先,或崇拜某些看起来智慧的人,或崇拜太阳和月亮。西方有些人是泛神论者,认为自然值得从精神上被崇敬,从贴近自然的生活中,我们历经道德的发展。这些宗教方法没有关于神(Divine Person)的神学;他们的道德智慧是典型的此世,而非来世;它关乎如何生活。[8]因此,他们累积的智慧不排除讨论和辩论,并不断修缮以紧跟当前的生态条件和我们社会理解中的变化。

宗教和道德之间必定是有联系的,但这个联系似乎主要是社会学的[9]而非形而上学的。在宗教语境中,道德问题经常被提出并讨论;道德实践被灌输于青年,并在成年时得以强化。宗教节日为围绕某些道德问题而将群体聚集起来提供了契机,诸如防御进犯者、庆贺新的领袖上任,或度过严冬和分配稀缺资源。宗教仪式对于重新确认社会等级和巩固社会联盟是重要的,而且某些被安排的宗教实践旨在增进同情心、善良、和谐与爱。[10]同样,入会仪式会点燃具有传染性的对群体事业的热情,并有助于解决某些社会问题,诸如组织防御来抵御攻击,或者就像在十字军东征中或宗教裁判所中一样,组织自己的进攻。然而需要注意的是,虽然这些影响可能是令人着迷的,但它偏离我们讨论的问题了:**道德有一个超自然的基础吗**?

如果真的有可靠的神圣存在可以对道德问题给出直接的回答,而且这些回答对所有人都一目了然,那么生活或许就会简单得多。如此一来,或许含糊不清、不同视角、背景和教育的差异、紧张的分歧和决策的痛苦都会平息下来,尽管也许步调并不一致。总之,正如天真地想要不老泉或永动机,这些只是希望,不是现实。

因此,对于困难的社会问题,我们别无选择而只能解决,倾听对方并留心差异,尽可能明智地协商,理解历史,并尝试预测未来的结果。可以有效地发挥长者的智慧,一些古老的谚语也具有持久力,"过于求全,反受其害","不要过河拆桥"。法律和制度可以改变,但即使是有最好的意图,法律也可能产生意想不到的恶果。有时不存在唯一正确的答案,没有独一无二的好的结果,有的只是一些避免更糟的灾难的大致上适宜的方式。

8.3　这是否意味着道德是一种错觉?

遗传学家弗朗西斯・柯林斯(Francis Collins)是美国国立卫生研究院现任主任,在他看来,"上帝赋予人性对善与恶的认知(道德法则)",而"如果道德法则只是演化的一个副作用,则无所谓善与恶"。[11]这往往使人想起一种古怪的说法,即若上帝死去,则诸事皆可。[12]柯林斯心中的上帝乃基督教的某

199

200 个版本中的上帝,而并非海达族人(Haida)、德鲁伊(Druids)(凯尔特宗教的
祭司),或是古希腊或埃及的神。

在我关于道德行为神经基础的假设中,道德是栩栩如生的——它与社
会行为一样真实。实际的人类道德行为充满了荣耀和复杂性,它不应被虚
假的困境所贬低:要么是上帝保障了道德法则,要么道德本身就是一种错
觉。这是一个虚假困境,因为我认为道德可以——而且我认为它就——建
立在我们的生物学、同情心以及学习和解决事情的能力的基础之上。事实
上,某些社会习俗要比其他的更好,某些制度则比另一些更糟,而真正的评
价则可以依赖于它们服务于人类福祉的好坏标准。[13]尽管有人预言说女性投
票会带来可怕的灾难,但允许女性投票实际上却明显是一桩好事,然而允许
公民拥有私人攻击武器的法律却带来了大量灾难性后果。尽管废除奴隶制
是相当晚近的一项发展,但作为人类的一项福祉,它的确要好过奴隶制。人
们在各种事情上有分歧并不意味着没有上帝,所有的就都只是意见。在科
学领域中,有些人不同意地球是个球体,或地球已超过 6000 岁,但这并不意
味着这些方面仅仅只关乎意见。

柯林斯所指的道德法则到底是什么? 我冒昧猜测,最初是指十诫。亚
里士多德清楚地看到了如下假说面临着的陷阱,即某人自己的宗教是一个
真正的宗教,而某人自己的道德直觉则根植在由一个人自己特殊的上帝所
赐予的良心之中。一来,它造成了一种不宽容的道德——那些不同意相关
道德问题的人必然是完全错误的。二来,在社会生活中,当我们需要谦卑和
反思的时候,它会滋长道德傲慢。我同上帝有一种特殊关系,由此我知道其
他人做的是错的,而我做的是对的,并且有上帝的庇佑,这是一种非常危险
的假设。持有这种观点的人或许是慈善和蔼的,但他们往往在道德上不可
一世。

201 没有上帝,道德就是错觉,与这一观点相关的下一个问题是:许多根本
就不是有神论宗教信徒的人和根本就没有宗教信仰的人事实上在他们的
道德行为中也是模范。整个社会亦是如此,比如那些信奉儒教、道教或佛
教,而并不信奉制定法则的神的亚洲社会。这也一样适用于亚里士多德、马
可·奥勒留(121—180)和大卫·休谟,他们都是在道德上睿智的人。论派

教徒(Unitarians)和无神论者亦是如此。他们的道德完全是真实的,而因为他们并不分享一种神圣存在的形而上学就将他们斥为错觉,这样一种行为近乎是妄想。这种自我标榜本身在道德上就是可疑的。

第3章考虑了有关哺乳动物社会性的出现的假说,以及脑干和边缘结构中的回路,这些回路将自我关心扩展到了后代,在高度社会化的物种当中,还扩展到关心他者,比如配偶、亲属、旁支,也许还有陌生人。毋庸置疑,亚里士多德对使得我们在本性上具有社会性的生理的方面并不了解。他对基因、神经元、催产素和加压素一无所知。但如孔子一样,亚里士多德并不将道德视为一件神圣或神奇的事情,而将其视为一项在本质上是实践性的事情。他将制定良好的法律并建立良好的制度视为一种合作任务,这需要智力、理解力以及对相关事实的把握力。他从未假设过道德仅仅是一种错觉。相反,承认道德问题本来就是从社会生活中产生的实际难题,这本身就否认了我们廉价的奢侈,即上帝的答案就写在我们发自内心的直觉中。

8.4 道德、信任以及文化生态位建构

休谟"描述了一种有些自私、有些同情心的人性,它能考虑与他人的相同的观点,并能发展增进其安全、幸福、便利和快乐的制度"[14]。西蒙·布莱克本对大卫·休谟的讨论表明,通过将成功的社会性的四大组成部分,即自我关怀、他者关怀、心灵理论以及解决社会问题,连接在一起,休谟究竟抓住了多少有关道德和人性的本质,本书早前的几章可以看作只是提供了许多新近发现的细节,从而来丰富休谟重要的洞见。父母子女之间、配偶之间、合作者或同事或业务伙伴之间的信任,在人类的社会性中无比重要,现在我们知道信任与催产素和血管加压素、它们的受体分布、边缘结构中复杂的回路、脑干以及前额叶皮层的结构之间有重大关系。

在现代人类生活中,信任绝不限于已被证明可以信赖的亲戚。许多日常交往,从到银行存款、在线订购书籍到请医生接骨,都建立在信任之上。信任如何以这些方式得到扩展?初步的答案是,我们在长期确立起来的、调控性制度的文化中成长,我们对这些制度的信任取决于我们对有关它们可

202

以被指望来做什么的背景知识。[15]更简单地说，我们有着因为我们的文化而存在的信仰和期望，这包括对特定制度以及身处其中之人的可信赖性的信仰。信任的"母板"仍然是家庭，随着信任的扩展，延伸到小部分或其他许多亲属和朋友中。然而，一种真正的信任，带着不同程度的谨慎和警惕，的确会扩展到熟人之外。

休谟理解他的那个时代的人以及社会行为的这一方面。他知道，尤其是当人类群体的扩张超出小宗族或村落时，建立稳定的制度让我们可以指望某种交易，而无须测试可信度，这一点使人们信任他们几乎不认识的他人成为可能，并因此提高了他们的福祉。在一个 20 人左右的小宗族中，社会的警觉可以有效遏制正在形成的欺骗或逃避的倾向。在此情况下，败坏的名誉会让一个人及其家庭的繁荣兴旺付出巨大的代价，这很容易理解。[16]然而，在较大的群体或城市中，一个人也许至多和银行出纳员或警察有点头之交，信任与其说是在从事交易的个体之间的关系，不如说是针对已经确立起来的制度的。当制度稳定时，就它得到有益于赢得信任的法律以及这些法律的执行的支持来说，每个人都有收益。有很多理由不把钱藏在床垫下，总体而言，银行是一个人金钱的安全存放地。有时，某个银行职员贪污，但这最终会被审计师发觉，在众目睽睽之下，贪污犯锒铛入狱。大体而言，合格的麻醉师会做好他们的工作，我们指望医学院淘汰不称职者，并指望医院监督委员会解雇那些虽然被鉴定为合格但却没有完成工作的人。牧师性虐待儿童之所以让人们如此气愤，是因为它是对信任做出的巨大而令人不知所措的违背。

休谟关于制度的观点总是被那些将道德核心视为无例外的规则或为义务而义务的人的忽视。对休谟而言，这些都是天上的馅饼，不切实际。同他的苏格兰同胞亚当·斯密一样，休谟意识到繁荣兴旺对于幸福的重要性，而繁荣受益于或受阻于所存在的社会制度的质量——包括看似朴实无华的制度，诸如下水道、道路、消防安排、银行（我们再次提醒），以及非常晚近的互联网。休谟意识到，除非有某种对游戏规则的强制执行，否则信任就不会存在，这里没有任何浪漫可言，因为即使一个尽责的人也会认识到，如果别人打破规则，那么当他人兴旺时，他自己的坚守会使他变得穷困。预测到生态学家加勒特·哈丁(Garrett Hardin)1968 年著名的论文中提到的为人们所知的"公地悲剧",休谟认识到,文化水平上的信任有着巨大的利益,但它是复杂的、需要与文化合作的现象。文化水平上的信任要求从文化上解决确保所有人都很好地遵守规则而没有人危害公共资源的问题。　　　　204

　　在我们这个时代,许多紧迫的道德问题是关于如何最好地调整某些习俗、组织和制度,如何最好地解决全球而不是地方性问题,如何最好地实现可持续性的问题。许多社会科学家还有记者、公务员,以及普通的勤于思考的公民,正在收集数据,致力于理解政策在何处出了问题,以及如何纠正它。人类文化变得异常复杂,以至于甚至理解某些小部分,诸如一个国家的刑法,也是一个庞大的工作。

　　考虑这样一个例子:应该用何种规则管理干细胞的研究? 为了在这个问题上取得进展,我们必须了解相当多的科学——干细胞是什么,是什么使它们适合于医学研究和治疗,通过干细胞研究可能处理何种疾病,而且针对它会有什么反对意见。再看另一些完全不同的例子,应该用什么规则控制对狼的狩猎? 应该用什么规则控制毒品,诸如大麻、可卡因和海洛因? 宗教宽容到什么程度就过分了? 对于任何这些问题,有知总是胜于无知;总有海量的东西等待着我们了解;而对于我们的文化,最大的问题之一涉及在知识领域内要信任谁。要回答这个问题,你必须了解**一些**事情,以便就谁可能值得信任这个问题有一个合理的信念。

注　释

1. 导　论

1. 埃德温·麦卡米斯(Edwin McAmis)指出英国的正义仅在 1066 年诺曼征服之后获得其鲜明的特征,这增加了我的法律史知识。起初,诺曼人并未采用神判法改变盎格鲁-撒克逊审判。事实上,他们引入了他们自己的依赖于上帝的审判——通过战斗来审判(trial by battle)。1154 年,亨利二世继位之后,所有的一切发生了改变。亨利发现,许多先前分散于英格兰的王室土地已归他人所有。困扰着亨利的前任斯蒂芬国王统治的暴力,甚至无政府状态很可能引发了许多此类摩擦。当前拥有土地的人是非法占有公地的人吗? 抑或他们曾经从前任君主那里获得俸禄? 这个问题不易回答,因为直到 1200 年英国政府都没有花功夫建立和维持对自己的法案的记录。

亨利不愿为土地动武。他提出了一个解决争议的方法,这个方法在当时的诺曼底已经为人所熟知,但在英格兰却还未有耳闻。亨利国王命令位于有争议土地上的各郡郡长,集合 12 人以决定谁对每一块土地具有优先权。被选者必须是当地人,他们知道在相关的日期土地所有权的事实。那些被召集的人开会并决定谁更可以主张拥有指定的土地。无论决定以何种方式做出,只要该决定被一致同意,亨利国王就接受该结果 。

这个方法很有效果,以至于面临相同问题的亨利的男爵们请求他授权使用相同的程序。国王代表他们的利益向所有郡长颁布令状,由皇室财政支付费用。此后,其他人也开始请求颁发令状以解决各种争议。就这样,英格兰就有了皇家司法。在那之前,司法由数以百计的郡主或庄园主执掌。国王并不被看作是其中的一部分。皇家法院及时地建立起来,而皇家法官则宣布了**普通法**(即对在英格兰的每一个人一视同仁的法)。

这时英国陪审团开始出现。首先,邻居必须知晓事实,无需在法庭上取证。又过了几百年,要求陪审员基于法庭上听到或看到的内容来确定事实而不是依靠他们自己的知识成为标准做法。

2. 菲利普·凯切尔(Philip Kitcher)肯定了这一点,参见 Philip Kitcher, "Biology and Ethics," in *The Oxford Handbook of Ethics*, ed. D. Copp (Oxford: Oxford University Press, 2006), 163-85; Catherine Wilson, "The Biological Basis and Ideational Superstructure of Ethics," *Canadian Journal of Philosophy* 26 (supplement) (2002): 211-44. 休谟实际所言的比传说的更细致入微:

> 在我迄今所遇到的每个道德体系中,我总是注意到作者有时以一种常规的推理方式进行并确立起神的存在,或对人类事物进行一番评论。突然间我却吃惊地发现,我所遇到的不再是通常的**是**和**不是**这样的命题连接词,而是再也没有命题不是由**应当**和**不应当**联系起来。这种变化虽不易觉察,但却事关根本。由于这个应当或不应当表达了某种新的关系或肯定,就必须对它做出观察和解释。与此同时,这样一种似乎完全不可设想的新关系如何能够从与它完全不同的一种关系中推演出来,这一点也需要做出说明。

David Hume, *A Treatise of Human Nature*, ed. David Fate Norton and Mary J. Norton (Oxford: Oxford University Press, 2000)', 3. 1. 1. 27.

3. David Hume, *A Treatise of Human Nature*, 2. 3. 3. 4.

4. Simon Blackburn, "Response to Marc Hauser's Princeton Tanner Lecture," unpublished manuscript, 2008, available at http://www. phil. cam. ac. uk/～swb24/PAPERS/ Hauser. pdf.

5. Simon Blackburn, *How to Read Hume* (London: Granta, 2008).

6. 正如安妮特·贝尔(Annette Baier)已经指出的:"《人性论》首先使用反思摧毁了一种理性概念,然后建立一种风俗、习惯、能力和热情,它们能够承载它们自身的道德状况。"参见 Annette Baier, *A Progress of Sentiments*:

Reflections on Hume's Treatise (Cambridge, MA: Harvard University Press, 1991),288.

7. 参见第 7 章和第 8 章。

8. Paul Thagard and Karsten Verbeurgt, "Coherence as Constraint Satisfaction," *Cognitive Science* 22,no. 1:1-24.

9. 参见 James Woodward, "Interventionist Theories of Causation in Psychological Perspective," in *Causal Learning : Psychology, Philosophy and Computation*, ed. A. Gopnik and L. Schulz (New York: Oxford University Press,2007),19-36.

10. David Danks,"The Psychology of Causal Perception and Reasoning," in *The Oxford Handbook of Causation*, ed. H. Beebee, C. Hitchcock, and P. Menzies (Oxford:Oxford University Press,2009),447-70.

11. 我直到最近才认识到,"亲朋"(kith)在美国方言中不是一个常见的词。它意指亲戚、朋友和宗族或社区的其他人。但它是有用的,因此我想使用它。

12. 参见 James Woodward and John Allman, "Moral Intuition:Its Neural Substrates and Normative Significance," *Journal of Physiology—Paris* 101,no. 4-6 (2007):179-202; Alex Mesoudi, "How Cultural Evolutionary Theory Can Inform Social Psychology and Vice Versa," *Psychological Review*,no. 116: 929-52 (2009).

13. 参见阿拉斯代尔·麦金太尔的书 *After Virtue* (Notre Dame, IN: University of Notre Dame Press,2007),这本书对于人们理解道德、价值、品德和伦理的各种方式的历史做出了精彩的讨论。当前西方文化中的方式绝不是唯一的方式。

14. Mark Johnson, *Moral Imagination : Implications of Cognitive Science for Ethics* (Chicago:University of Chicago Press,1993).

15. Eytan Avital and Eva Jablonka, *Animal Traditions : Behavioural Inheritance in Evolution* (New York:Cambridge University Press,2000); Robert Boyd and Peter J. Richerson,"Solving the Puzzle of Human Cooperation,"

207

in *Evolution and Culture*, ed. Stephen C. Levinson (Cambridge, MA: MIT Press, 2005); Peter J. Richerson and Robert Boyd, *Not by Genes Alone*: *How Culture Transformed Human Evolution* (Chicago: University of Chicago Press, 2005).

16. 原始人类是根据如下这两个方面来定义的,即现代人类(晚期智人)最后的共同祖先以及在人属亚科中所有那些灭绝的物种,包括直立人、能人、卢尔多夫人、东非直立人、弗洛瑞斯人、海德堡人和尼安德特人,以及大约十种过渡的古人类。简要的概述,参见 Bernard A. Wood, *Human Evolution*: *A Very Short Introduction* (Oxford: Oxford University Press, 2005); Chad E. Forbes and Jordan Grafman, "The Role of the Prefrontal Cortex in Social Cognition and Moral Judgment," *Annual Review of Neuroscience* no. 33 (2010): 299-324.

17. 借用由已故神经科学家保罗·麦克莱恩(Paul MacLean)创造的一个短语。例如参见 Paul D. MacLean, *The Triune Brain in Evolution*: *Role in Paleocerebral Functions* (New York: Plenum Press, 1990).

2. 基于脑的价值

1. 参见 Owen J. Flanagan, *The Really Hard Problem*: *Meaning in a Material World* (Cambridge, MA: MIT Press, 2007). 特别参见第 4 章。

2. C. Sue Carter, James Harris, and Stephen W. Porges, "Neural and Evolutionary Perspectives on Empathy," in *The Social Neuroscience of Empathy*, ed. J. Decety and W. Ickes (Cambridge, MA: MIT Press, 2009), 169-82.

3. Eric B. Keverne, "Understanding Well-Being in the Evolutionary Context of Brain Development," *Philosophical Transactions of the Royal Society of London B*: *Biological Sciences* 359, no. 1449 (2004): 1349-58.

也许,父母关怀与配偶关怀是由于趋同进化而出现在哺乳动物和鸟类中的,但拉尔夫·格林斯潘向我指出,可能存在一个共同的关怀后辈的祖先。参见 Qingjin Meng et al., "Palaeontology: Parental Care in an

Ornithischian Dinosaur," *Nature* 431,no. 7005 (2004):145-46.

4. Jaak Panksepp,"Feeling the Pain of Social Loss," *Science* 302,no. 5643 (2003):237-39. 然而,注意若幼崽尖叫,则短吻鳄将会护巢。合弓纲(synapsids)动物,或似爬行类的哺乳动物,被认为是大约 3.15 亿年前从蜥形类(爬行动物)分支出来的。哺乳动物的演化鲜为人知,这是由于哺乳动物是唯一幸存的合弓纲动物的直系后裔,其他所有的中间物种已经灭绝。

208　　5. 我提到这点,是因为一些临床心理学家对**依恋**有一个不同的用法。

6. L. Vigilant et al. ,"African Populations and the Evolution of Human Mitochondrial DNA," *Science* 253,no. 5027 (1991):1503-7.

7. Christopher S. Henshilwood et al. , "An Early Bone Tool Industry from the Middle Stone Age at Blombos Cave, South Africa: Implications for the Origins of Modern Human Behaviour, Symbolism and Language," *Journal of Human Evolution* 41,no. 6 (2001):631-78;Christopher Henshilwood et al. , "Middle Stone Age Shell Beads from South Africa," *Science* 304: 404.

8. Sally McBrearty and Alison S. Brooks,"The Revolution That Wasn't: A New Interpretation of the Origin of Modern Human Behavior," *Journal of Human Evolution* 39, no. 5 (2000): 453-563.

9. Curtis W. Marean,"When the Sea Saved Humanity," *Scientific American* 303 (2010): 55-61.

10. 同上。

11. Susan Neiman, *Moral Clarity: A Guide for Grown-up Idealists* (Orlando, FL: Harcourt, 2008).

12. Angie A. Kehagia, Graham K. Murray, and Trevor W. Robbins,"Learning and Cognitive Flexibility: Frontostriatal Function and Monoaminergic Modulation," *Current Opinion in Neurobiology* 20, no. 2 (2010): 199-204; Derek E. Lyons, Andrew G. Young, and Frank C. Keil,"The Hidden Structure of Overimitation," *Proceedings of the National Academy of Sciences* 104, no. 50 (2007): 19751-56.

13. Ian J. Deary, Lars Penke, and Wendy Johnson, "The Neuroscience of Human Intelligence Differences," *Nature Reviews Neuroscience* 11,no. 3

（2010）：201-11.

14. T. W. Robbins and A. F. T. Arnsten, "The Neuropsychopharmacology of Fronto-Executive Function: Monoaminergic Modulation," *Annual Review of Neuroscience* 32, no. 1 (2009)：267-87.

15. Matt Ridley, *The Rational Optimist* (New York: Harper Collins, 2010).

16. Roy F. Baumeister, *The Cultural Animal Human Nature*, *Meaning*, *and Social Life* (New York: Oxford University Press, 2005); Ernst Fehr and Simon Gächter, "Cooperation and Punishment in Public Goods Experiments," *American Economic Review* 90 (2000)：980-94; Herbert Gintis, *The Bounds of Reason*: *Game Theory and the Unification of the Behavioral Sciences* (Princeton: Princeton University Press, 2009); Sarah Blaffer Hrdy, *Mother Nature*: *A History of Mothers*, *Infants*, *and Natural Selection* (New York: Pantheon Books, 1999); Richard E. Nisbett and Dov Cohen, *Culture of Honor*: *The Psychology of Violence in the South* (Boulder, CO: Westview Press, 1996); Peter J. Richerson, Robert Boyd, and Joseph Henrich, "Gene-Culture Coevolution in the Age of Genomics," *Proceedings of the National Academy of Sciences* 107, Supplement 2 (2010)：8985-92.

17. Avital and Jablonka, *Animal Traditions*; Gregory Cochran and Henry Harpending, *The 10,000 Year Explosion*: *How Civilization Accelerated Human Evolution* (New York: Basic Books, 2009).

18. Avital and Jablonka, *Animal Traditions*.

19. 基因改变是否最先出现，并使得喝骆驼奶和牛奶有益，乳制品业是否早于基因改变，是否作为一种补充母乳的方式，然后才出现了基因改变，这些问题都尚未解决。 209

20. David Danks, "Constraint-Based Human Causal Learning," in *Proceedings of the 6th International Conference on Cognitive Modeling* (*ICCM-2004*), ed. M. Lovett, C. Schunn, C. Lebiere, and P. Munro (Mahwah, NJ: Lawrence Erlbaum Associates, 2004)：342-43.

21. 参见 Patricia S. Churchland, "Inference to the Best Decision," in *The Oxford Handbook of Philosophy and Neuroscience*, ed. John Bickle (New York：Oxford University Press,2009),419-30；Deborah Talmi et al., "How Humans Integrate the Prospects of Pain and Reward During Choice," *Journal of Neuroscience* 29, no. 46 (2009)：14617-26.

22. Matthew Gervais and David Sloan Wilson,"The Evolution and Functions of Laughter and Humor：A Synthetic Approach," *Quarterly Review of Biology* 80, no. 4 (2005)：395-430.

23. Robert M. Sapolsky, *A Primate's Memoir* (New York：Scribner, 2001).

24. 参见 Christine M. Korsgaard, *The Sources of Normativity* (New York：Cambridge University Press,1996).

25. 参见 Amanda M. Seed, Nicola S. Clayton, and Nathan J. Emery, "Postconflict Third-Party Affiliation in Rooks, *Corvus frugilegus*," *Current Biology* 17, no. 2 (2007)：152-58.

26. G. Cordoni and E. Palagi,"Reconciliation in Wolves (*Canis lupus*)：New Evidence for a Comparative Perspective," *Ethology* 114,no. 3 (2008)：298-308.

3. 关心与关心对象

1. 许多鸟类也具有高度的社会性，而且就目前对它们身上与催产素相应的物质，也就是鸟催产素的了解，鸟催产素在后代和配偶依恋关系中的作用类似于哺乳动物中催产素的作用。机制中某些差异是可能的，因为哺乳动物和鸟类的共同祖先生活在大约 3 亿年前，而鸟类的脑与哺乳动物的脑的组织非常不同。我在本书中的讨论重点只在于哺乳动物的神经系统，人们对它的了解更多，但不时地，我将对鸟的社会性进行观察。关于鸟的社会性，参见 Nicola S. Clayton, Joanna M. Dally, and Nathan J. Emery, "Social Cognition by Food-Caching Corvids：The Western Scrub-Jay as a

Natural Psychologist," *Philosophical Transactions of the Royal Society B*: *Biological Sciences* 362, no. 1480 (2007): 507-22; James L. Goodson, "The Vertebrate Social Behavior Network: Evolutionary Themes and Variations," *Hormones and Behavior* 48, no. 1 (2005): 11-22; James L. Goodson et al., "Mesotocin and Nonapeptide Receptors Promote Estrildid Flocking Behavior," *Science* 325 (2009): 862-66; Jaak Panksepp, *Affective Neuroscience*: *The Foundations of Human and Animal Emotions* (New York: Oxford University Press, 1998).

2. Panksepp, *Affective Neuroscience*. Antonio R. Damasio, *The Feeling*   210 *of What Happens*: *Body and Emotion in the Making of Consciousness* (New York: Harcourt Brace, 1999).

3. A. D. Craig, "A New View of Pain as a Homeostatic Emotion," *Trends in Neurosciences* 26, no. 6 (2003): 303-7; Craig, "Pain Mechanisms: Labeled Lines versus Convergence in Central Processing," *Annual Review of Neuroscience* 26, no. 1 (2003): 1-30.

4. A. D. Craig, "How Do You Feel? Interoception: The Sense of the Physiological Condition of the Body," *Nature Reviews Neuroscience* 3, no. 8 (2002): 655-66; Rodolfo R. Llinás, *I of the Vortex*: *From Neurons to Self* (Cambridge, MA: MIT Press, 2001); Damasio, *The Feeling of What Happens*; Panksepp, *Affective Neuroscience*.

5. Antonio R. Damasio, *Self Comes to Mind*: *Constructing the Conscious Brain* (New York: Knopf/Pantheon, 2010).

6. Yawei Cheng et al., "Love Hurts: An fMRI Study," *Neuroimage* 51, no. 2 (2010): 923-29.

7. 这或许是休谟在使用**道德情操**这个表达时心中所想的。参见 Blackburn, *How to Read Hume*.

8. Stephen W. Porges and C. Sue Carter, "Neurobiology and Evolution: Mechanisms, Mediators, and Adaptive Consequences of Caregiving," in *Self Interest and Beyond*: *Toward a New Understanding of Human Caregiving*, ed.

S. L. Brown, R. M. Brown, and L. A. Penner（Oxford：Oxford University Press, in press）. 又参见 Eric B. Keverne, "Genomic Imprinting and the Evolution of Sex Differences in Mammalian Reproductive Strategies," *Advances in Genetics* 59（2007）：217-43.

9. Porges and Carter, "*Neurobiology and Evolution*."

10. 转引自 Elizabeth Pennisi, "On the Origin of Cooperation," *Science* 325, no. 5945（2009）：1196-99.

11. Keverne, "Genomic Imprinting and the Evolution of Sex Differences."

12. 就这一点的精彩解释，参见 Donald W. Pfaff, *The Neuroscience of Fair Play：Why We（Usually）Follow the Golden Rule*（New York：Dana Press, 2007）.

13. K. D. Broad, J. P. Curley, and E. B. Keverne, "Mother-Infant Bonding and the Evolution of Mammalian Social Relationships," *Philosophical Transactions of the Royal Society B：Biological Sciences* 361, no. 1476（2006）：2199-214.

14. Eric B. Keverne, "Understanding Well-Being in the Evolutionary Context of Brain Development," *Philosophical Transactions of the Royal Society of London B：Biological Sciences* 359, no. 1449（2004）：1349-58.

15. Kathleen C. Light et al., "Deficits in Plasma Oxytocin Responses and Increased Negative Affect, Stress, and Blood Pressure in Mothers with Cocaine Exposure During Pregnancy," *Addictive Behaviors* 29, no. 8（2004）：1541-64.

16. 参见 Don M. Tucker, Phan Luu, and Douglas Derryberry, "Love Hurts：The Evolution of Empathic Concern through the Encephalization of Nociceptive Capacity," *Development and Psychopathology* 17, no. 3（2005）：699-713；Cheng et al., "Love Hurts：An fMRI Study."

17. A. D. Craig, K. Krout, and E. T. Zhang, "Cortical Projections of VMpo, a Specific Pain and Temperature Relay in Primate Thalamus," *Abstracts—Society for Neuroscience* 21（1995）：1165.

18. Georg F. Striedter, "Précis of Principles of Brain Evolution," *Behavioral*

211

and Brain Sciences 29,no. 1 (2006):1-12.

19. A. D. Craig,"Pain Mechanisms:Labeled Lines versus Convergence in Central Processing," *Annual Review of Neuroscience* 26,no. 1 (2003):1-30.

20. A. D. Craig,"Interoception and Emotion:A Neuroanatomical Perspective," in *Handbook of Emotions*,3rd ed. ,ed. Michael Lewis,Jeannette M. Haviland-Jones, and Lisa F. Barrett (New York:Guilford,2008),272-88.

21. A. D. Craig, "How Do You Feel—Now? The Anterior Insula and Human Awareness," *Nature Reviews Neuroscience* 10,no. 1 (2009):59-70.

22. 参见 Damasio,*The Feeling of What Happens.* 关于恐惧的作用,参见 Pfaff,*The Neuroscience of Fair Play.*

23. Naomi I. Eisenberger and Matthew D. Lieberman, "Why Rejection Hurts:A Common Neural Alarm System for Physical and Social Pain," *Trends in Cognitive Sciences* 8,no. 7 (2004):294-300.

24. 参见 Robert D. Hare,*Without Conscience:The Disturbing World of the Psychopaths among Us* (New York:Pocket Books,1993);Martha Stout,*The Sociopath Next Door:The Ruthless versus the Rest of Us* (New York:Broadway Books,2005).

25. Robert D. Hare,*Manual for the Hare Psychopathy Checklist—Revised*, 2nd ed. (Toronto:Multi-Health Systems,2003);R. D. Hare and C. N. Neumann, "The PCL-R Assessment of Psychopathy:Development, Structural Properties, and New Directions," in *Handbook of Psychopathy*,ed. C. Patrick (New York: Guilford, 2006), 58-88; R. J. R. Blair, "Neuroimaging of Psychopathy and Antisocial Behavior:A Targeted Review," *Current Psychiatry Reports* 12,no. 1 (2010):76-82. 参见科学网上沃尔特·辛诺特-阿姆斯特朗(Walter Sinnott-Armstrong) 对我的采访, http://thesciencenetwork. org/programs/the-rightful-place/the-rightful-place-with-walter-sinnott-armstrong.

26. Kent A. Kiehl,"A Cognitive Neuroscience Perspective on Psychopathy: Evidence for Paralimbic System Dysfunction," *Psychiatry Research* 142 (2006): 107-28.

27. A. Raine et al. , "Hippocampal Structural Asymmetry in Unsuccessful Psychopaths," *Biological Psychiatry* 552 (2004):185-91.

28. T. D. Gunter, M. G. Vaughn, and R. A. Philibert, "Behavioral Genetics in Antisocial Spectrum Disorders and Psychopathy: A Review of the Recent Literature," *Behavioral Sciences & the Law* 28, no. 2 (2010): 148-73.

29. 参见第 6 章"良心养成"。

30. Todd M. Preuss, "Evolutionary Specializations of Primate Brain Systems," in *Primate Origins and Adaptations*, ed. M. J. Ravoso and M. Dagosto (New York:Kluwer Academic /Plenum Press,2007),625-75.

31. Sara Jahfari et al. , "Responding with Restraint: What Are the Neurocognitive Mechanisms?" *Journal of Cognitive Neuroscience* 22, no. 7 (2010):1479-92;Caroline H. Williams-Gray et al. , "Catechol O-Methyltransferase Val[158] met Genotype Influences Frontoparietal Activity During Planning in Patients with Parkinson's Disease," *Journal of Neuroscience* 27, no. 18 (2007):4832- 38;S. E. Winder-Rhodes et al. , "Effects of Modafinil and Prazosin on Cognitive and Physiological Functions in Healthy Volunteers," *Journal of Psychopharmacology* (in press).

32. Johnson,*Moral Imagination*.

33. Stephen W. Porges, "The Polyvagal Perspective," *Biological Psychology* 74,no. 2 (2007):116-43.

34. Panksepp,*Affective Neuroscience*,chapter 13, "Love and the Social Bond:The Brain Sources of Sorrow and Grief. "

35. Broad,Curley,and Keverne, "Mother-Infant Bonding. "

36. Llinás,*I of the Vortex*.

37. 参见 Preuss, "Evolutionary Specializations of Primate Brain Systems. " 更技术性的讨论参见 Preuss, "Primate Brain Evoution in Phylogenetic Con-text," in *Evolution of Nervous Systems :A Comprehensive Reference*,vol. 4,ed. Jon H. Kaas and Todd M. Preuss (Amsterdam:Academic Press,2007),1-34.

212

38. Tucker，Luu，and Derryberry，"Love Hurts."

39. Christian Keysers and David I. Perrett，"Demystifying Social Cognition：A Hebbian Perspective," *Trends in Cognitive Sciences* 8，no. 11 (2004)：501-7.

40. 参见 Clayton，Dally，and Emery，"Social Cognition by Food-Caching Corvids."

41. Leah Krubitzer，"The Magnificent Compromise：Cortical Field Evolution in Mammals," *Neuron* 56 (2007)：201-9.

42. Panksepp，*Affective Neuroscience*，chapter 13.

43. Devra G. Kleiman，"Monogamy in Mammals," *Quarterly Review of Biology* 52，no. 1 (1977)：39-69.

44. 同上。

45. 例如，检测田鼠的沮丧，包括观察当它们被放在一桶水里时它们如何奋力地游泳，或者给它们甜点的时候，它们的快感反应是强有力的还是冷淡的。

46. 参见 Lisa Belkin，"The Evolution of Dad," *New York Times Magazine*，June 16，2010；http：//parenting. blogs. nytimes. com/2010/06/16/the-evolution-of-dad/.

47. Jacqueline M. Bishop，Colleen O'Ryan，and Jennifer U. M. Jarvis，"Social Common Mole-Rats Enhance Outbreeding Via Extra-Pair Mating," *Biology Letters* 3，no. 2（2007）：176-79；Aurélie Cohas and Dominique Allainé，"Social Structure Influences Extra-Pair Paternity in Socially Monogamous Mammals," *Biology Letters* 5，no. 3 (2009)：313-16.

48. Eric B. Keverne，"Reproductive Behaviour," in *Reproduction in Mammals*，vol. 4：*Reproductive Fitness*，ed. C. R. Austin and R. V. Short (Cambridge：Cambridge University Press，1984)，133-75；Keverne，"Central Mechanisms Underlying the Neural and Neuroendocrine Determinants of Maternal Behaviour," *Psychoneuroendocrinology* 13，no. 1-2 (1988)：127-41；Keverne and K. M. Kendrick，"Neurochemical Changes Accompanying Parturition and Their Significance for Maternal Behavior," in *Mammalian*

Parenting: *Biochemical*, *Neurobiological and Behavioral Determinants*, ed. N. A. Krasnegor and R. S. Bridges (New York: Oxford University Press, 1990), 281-304.

49. 关于这一观点的讨论参见 Porges and Carter, "Neurobiology and Evolution."

50. Michael R. Murphy et al., "Changes in Oxytocin and Vasopressin Secretion During Sexual Activity in Men," *The Journal of Clinical Endocrinology & Metabolism* 65, no. 4 (1987): 738-41.

51. A. Courtney DeVries et al., "Corticotropin-Releasing Factor Induces Social Preferences in Male Prairie Voles," *Psychoneuroendocrinology* 27, no. 6 (2002): 705-14.

52. K. L. Bales et al., "Neonatal Oxytocin Manipulations Have Long-Lasting, Sexually Dimorphic Effects on Vasopressin Receptors," *Neuroscience* 144, no. 1 (2007): 38-45; Janet K. Bester-Meredith and Catherine A. Marler, "Vasopressin and Aggression in Cross-Fostered California Mice (*Peromyscus californicus*) and White-Footed Mice (*Peromyscus leucopus*)," *Hormones and Behavior* 40, no. 1 (2001): 51-64.

53. Miranda M. Lim, Anne Z. Murphy, and Larry J. Young, "Ventral Striatopallidal Oxytocin and Vasopressin V1a Receptors in the Monogamous Prairie Vole (Microtus ochrogaster)," *Journal of Comparative Neurology* 468, no. 4 (2004): 555-70.

54. Zuoxin Wang et al., "Vasopressin in the Forebrain of Common Marmosets (*Callithrix jacchus*): Studies with In Situ Hybridization, Immunocytochemistry and Receptor Autoradiography," *Brain Research* 768, no. 1-2 (1997): 147-56.

55. Karen L. Bales et al., "Oxytocin Has Dose-Dependent Developmental Effects on Pair-Bonding and Alloparental Care in Female Prairie Voles," *Hormones and Behavior* 52, no. 2 (2007): 274-79.

56. Heike Tost et al., "A Common Allele in the Oxytocin Receptor Gene (OXTR) Impacts Prosocial Temperament and Human Hypothalamic-

Limbic Structure and Function," *Proceedings of the National Academy of Sciences* 107, no. 31 (2010):13936-41.

57. 任何基因都可能有两个或更多的等位基因,这就是 DNA 序列中的差异。因为一个人从双亲处各得到一个染色体,那么在两个染色体上特定位点的基因可能是相同的(即等位基因是相同的),也可能是不同的(即等位基因是不同的)。性状上的差异取决于这些差异的重要性,眼睛的颜色就是一个例子。

58. 催产素受体基因的变体被称为 rs53576A。萨里娜·罗德里格斯(Sarina M. Rodrigues)等人首次确定它与社会性有关。Sarina M. Rodrigues et al. , "Oxytocin Receptor Genetic Variation Relates to Empathy and Stress Reactivity in Humans," *Proceedings of the National Academy of Sciences* 106, no. 50 (2009):21437-41.

59. G. Domes et al. , "Oxytocin Attenuates Amygdala Responses to Emotional Faces Regardless of Valence," *Biological Psychiatry* 62, no. 10 (2007):1187-90.

60. Frances Champagne and Michael J. Meaney, "Like Mother, Like Daughter: Evidence for Non-Genomic Transmission of Parental Behavior and Stress Responsivity," *Progress in Brain Research* 133 (2001):287-302; Champagne and Meaney, "Transgenerational Effects of Social Environment on Variations in Maternal Care and Behavioral Response to Novelty," *Behavioral Neuroscience* 121, no. 6 (2007):1353-63.

61. Michael J. Meaney, "Maternal Care, Gene Expression, and the Transmission of Individual Differences in Stress Reactivity across Generations," *Annual Review of Neuroscience* 24, no. 1 (2003):1161-92.

62. Dario Maestripieri et al. , "Mother-Infant Interactions in Free-Ranging Rhesus Macaques: Relationships between Physiological and Behavioral Variables," *Physiology & Behavior* 96, no. 4-5 (2009):613-19.

63. Ruth Feldman, Ilanit Gordon, and Orna Zagoory-Sharon, "The Cross-Generation Transmission of Oxytocin in Humans," *Hormones and Behavior* (in

press).

214   64. M. J. Crockett et al. , "Serotonin Modulates Behavioral Reactions to Unfairness," *Science* 320 , no. 5884 (2008) : 1739.

65. 有很多的类型，但这两个可能是在此处唯一相关的。

66. Jaak Panksepp, "At the Interface of the Affective, Behavioral, and Cognitive Neurosciences : Decoding the Emotional Feelings of the Brain, " *Brain and Cognition* 52 , no. 1 (2003) : 4-14.

67. Jean-Philippe Gouin et al. , "Marital Behavior, Oxytocin, Vasopressin, and Wound Healing," *Psychoneuroendocrinology* (in press).

68. Elizabeth A. Phelps et al. , "Extinction Learning in Humans : Role of the Amygdala and vmPFC," Neuron 43 , no. 6 (2004) : 897-905 ; Miranda Olff et al. , "A Psychobiological Rationale for Oxytocin in Treatment of Posttraumatic Stress Disorder," *CNS Spectrums* 15 , no. 8 (2010) : 436-44.

69. Karen L. Bales et al. , "Both Oxytocin and Vasopressin May Influence Alloparental Behavior in Male Prairie Voles," *Hormones and Behavior* 45 , no. 5 (2004) : 354-61.

70. Sabine Fink, Laurent Excoffier, and Gerald Heckel, "Mammalian Monogamy Is Not Controlled by a Single Gene," *Proceedings of the National Academy of Sciences* 103 , no. 29 (2006) : 10956-60 ; Leslie M. Turner et al. , "Monogamy Evolves through Multiple Mechanisms : Evidence from V1ar in Deer Mice," *Molecular Biology and Evolution* 27 , no. 6 (2010) : 1269-78.

71. 我们的基因怎么样呢？来自瑞典的一项研究的早期结果发现，在两类人类成年男性之间存在着显著的配偶结合上的差异，一类男性携带位于血管加压素受体所在的微卫星区(the microsatellite region)的"非一夫一妻制"变异体(在草原田鼠身上发现，但在其他一夫一妻制物种身上没有发现)，而另一类男性则不携带 [参见 Walum et al. , "Genetic Variation in the Vasopressin Receptor la Gene (*AVPR1A*) Associates with Pair-Bonding Behavior in Humans," *Proceedings of the National Academy of Sciences* 105 , no. 37

(2008)：14153-56)]。尽管这些结果可能看起来有趣,但我必须强调"早期"这个限定词。相对于田鼠,人类有一个真正庞大的前额叶区域,正如所提及的,这使人类行为有极大的灵活性和变化性,包括由于习得的文化规范和预期而产生的变化性。人类易受文化和环境的影响,而且约80％的皮层发育和变化是在出生以后进行的。基因—环境的互相作用,以及基因—基因的互相作用,意味着有关"一夫一妻制基因"的假设过于简单,没有什么用处。(更多关于基因—行为的关系的讨论见第4章。)

72. George P. Murdock and Suzanne F. Wilson, "Settlement Patterns and Community Organization: Cross-Cultural Codes 3," *Ethnology* 11 (1972): 254-95.

73. L. Fortunato and M. Archetti, "Evolution of Monogamous Marriage by Maximization of Inclusive Fitness," *Journal of Evolutionary Biology* 23, no. 1 (2010):149-56.

74. Chad E. Forbes and Jordan Grafman, "The Role of the Human Prefrontal Cortex in Social Cognition and Moral Judgment," *Annual Review of Neuroscience* 33, no. 1 (2010):299-324.

75. Richard E. Nisbett, *The Geography of Thought: How Asians and Westerners Think Differently—and Why* (New York: Free Press, 2003); Nisbett and Cohen, *Culture of Honor*.

76. 参见 Richerson and Boyd, *Not by Genes Alone*,该书强调了模仿的 215 作用,这与 Christine A. Caldwell and Ailsa E. Millen, "Social Learning Mechanisms and Cumulative Cultural Evolution" [*Psychological Science* 20, no. 12(2009):1478-83],形成了对照,这表明情况绝非是盖棺论定的。

77. Ann M. Graybiel, "Habits, Rituals, and the Evaluative Brain," *Annual Review of Neuroscience* 31(2008):359-87.

78. Benjamin Kilham and Ed Gray, *Among the Bears: Raising Orphan Cubs in the Wild* (New York: Henry Holt, 2002).

4.合作与信任

1.参见 Avital and Jablonka, *Animal Traditions*.

2. Julianne Holt-Lunstad, Wendy A. Birmingham, and Kathleen C. Light, "Influence of a 'Warm Touch' Support Enhancement Intervention among Married Couples on Ambulatory Blood Pressure, Oxytocin, Alpha Amylase, and Cortisol," *Psychosomatic Medicine* 70, no. 9 (2008):976-85.

3. Richerson and Boyd, *Not by Genes Alone*.

4. F. Boas, *The Central Eskimo* (Lincoln: University of Nebraska Press, 1888/1964).

5. Joseph Henrich et al. , "Markets, Religion, Community Size, and the Evolution of Fairness and Punishment," *Science* 327, no. 5972 (2010):1480-84.

6. Daniel Friedman, *Morals and Markets: An Evolutionary Account of the Modern World* (New York: Palgrave Macmillan, 2008).

7. Adam Powell, Stephen Shennan, and Mark G. Thomas, "Late Pleistocene Demography and the Appearance of Modern Human Behavior," *Science* 324, no. 5932 (2009):1298-301; Michelle A. Kline and Robert Boyd, "Population Size Predicts Technological Complexity in Oceania," *Proceedings of the Royal Society B: Biological Sciences* 277, no. 1693 (2010):2559-64.

8. Henrich et al. , "Markets, Religion, Community Size, and the Evolution of Fairness and Punishment. "

9. David Remnick, *Lenin's Tomb: The Last Days of the Soviet Empire* (New York: Random House, 1993).

10. 这些定义来自一篇有用的论文, S. A. West, C. El Mouden, and A. Gardner, "16 Common Misconceptions about the Evolution of Cooperation in Humans," *Evolution and Human Behavior* (in press); http://www.zoo.ox.ac.uk/group/west/pdf/West_etal.pdf.

11. Susan Perry et al. , "White-faced Capuchins Cooperate to Rescue a Groupmate from a *Boa constrictor*," *Folia Primatologica* 74 (2003): 109-11.

12. Ming Zhang and Jing-Xia Cai, "Neonatal Tactile Stimulation Enhances Spatial Working Memory, Prefrontal Long-Term Potentiation, and D1 Receptor Activation in Adult Rats," *Neurobiology of Learning and Memory* 89, no. 4 (2008): 397-406. 另见 Champagne and Meaney, "Like Mother, Like Daughter. "

13. R. I. M. Dunbar, "Coevolution of Neocortical Size, Group Size and Language in Humans," *Behavioral and Brain Sciences* 16, no. 4 (1993): 681-94; R. I. M. Dunbar, *Grooming, Gossip and the Evolution of Language* (London: Faber and Faber, 1996).

14. Scott Creel and Nancy Marusha Creel, "Communal Hunting and Pack Size in African Wild Dogs, *Lycaon pictus*," *Animal Behaviour* 50, no. 5 (1995): 1325-39.

15. 参见两本杰出的书:*Mind of the Raven* (New York: Cliff Street Books, 1999)和 *One Man's Owl* (Princeton, NJ: Princeton University Press, 1987),作者都是贝恩德·海因里希(Bernd Heinrich)。

16. Christophe Boesch et al. , "Altruism in Forest Chimpanzees: The Case of Adoption," *PLoS ONE* 5, no. 1 (2010): e8901.

17. Natalie Vasey, "The Breeding System of Wild Red Ruffed Lemurs (*Varecia rubra*): A Preliminary Report," *Primates* 48, no. 1 (2007): 41-54.

18. Marc Bekoff and Jessica Pierce, *Wild Justice: The Moral Lives of Animals* (Chicago: University of Chicago Press, 2009), 56.

19. Mietje Germonpré et al. , "Fossil Dogs and Wolves from Palaeolithic Sites in Belgium, the Ukraine and Russia: Osteometry, Ancient DNA and Stable Isotopes," *Journal of Archaeological Science* 36, no. 2 (2009): 473-90.

20. W. Hoesch, "Uber Ziegen hutende Bärenpaviane (*Papio ursinus ruacana*)," *Zeitschrift für Tierpsychologie* 18 (1961): 297-301. From

216

Dorothy L. Cheney and Robert M. Seyfarth, *Baboon Metaphysics: The Evolution of a Social Mind* (Chicago: University of Chicago Press, 2007).

21. M. Kosfeld et al., "Oxytocin Increases Trust in Humans," *Nature* 435, no. 7042 (2005): 673-76.

22. B. King-Casas et al., "The Rupture and Repair of Cooperation in Borderline Personality Disorder," *Science* 321, no. 5890 (2008): 806-10.

23. Carsten K. W. De Dreu et al., "The Neuropeptide Oxytocin Regulates Parochial Altruism in Intergroup Conflict among Humans," *Science* 328, no. 5984 (2010): 1408-11.

24. P. J. Zak, A. A. Stanton, and S. Ahmadi, "Oxytocin Increases Generosity in Humans," *PLoS ONE* 2, no. 11 (2007): e1128.

25. Panksepp, *Affective Neuroscience*; Tucker, Luu, and Derryberry, "Love Hurts."

26. Gregor Domes et al., "Oxytocin Improves 'Mind-Reading' in Humans," *Biological Psychiatry* 61, no. 6 (2007): 731-33. 这个测试在下面的网站可用: http://www. questionwritertracker. com/index. php/quiz/display? id = 61&token=Z4MK3TB.

27. P. Kirsch et al., "Oxytocin Modulates Neural Circuitry for Social Cognition and Fear in Humans," *Journal of Neuroscience* 25, no. 49 (2005): 11489-93.

28. Gregor Domes et al., "Effects of Intranasal Oxytocin on Emotional Face Processing in Women," *Psychoneuroendocrinology* 35, no. 1 (2010): 83-93.

29. R. R. Thompson et al., "Sex-Specific Influences of Vasopressin on Human Social Communication," *Proceedings of the National Academy of Sciences* 103, no. 20 (2006): 7889-94.

30. S. E. Taylor et al., "Biobehavioral Responses to Stress in Females: Tend-and-Befriend, Not Fight-or-Flight," *Psychological Review* 107, no. 3 (2000): 411-29.

31. 参见 Karen L. Bales et al. , "Effects of Stress on Parental Care Are Sexually Dimorphic in Prairie Voles," *Physiology & Behavior* 87, no. 2 (2006):424-29.

32. C. Sue Carter et al. , "Oxytocin, Vasopressin and Sociality," in *Progress in Brain Research* 170: *Advances in Vasopressin and Oxytocin: From Genes to Behaviour to Disease*, ed. Inga D. Neumann and Rainer Landgraf (New York: Elsevier, 2008), 331-36; Louann Brizendine, *The Female Brain* (New York: Morgan Road Books, 2006), and *The Male Brain* (New York: Broadway Books, 2010).

33. 进入谷歌并搜索词组"买催产素"即可。

34. Bales et al. , "Oxytocin Has Dose-Dependent Developmental Effects. "

35. 参见社论 "Extending Trust," *Nature Neuroscience* 13, no. 8 (2010):905.

36. Thomas Baumgartner et al. , "Oxytocin Shapes the Neural Circuitry of Trust and Trust Adaptation in Humans," *Neuron* 58, no. 4 (2008): 639-50.

37. Eric Hollander et al. , "Oxytocin Increases Retention of Social Cognition in Autism," *Biological Psychiatry* 61 (2007):498-503.

38. Elissar Andari et al. , "Promoting Social Behavior with Oxytocin in High-Functioning Autism Spectrum Disorders," *Proceedings of the National Academy of Sciences* 107, no. 9 (2010):4389-94.

39. Katherine E. Tansey et al. , "Oxytocin Receptor (OXTR) Does Not Play a Major Role in the Aetiology of Autism: Genetic and Molecular Studies," *Neuroscience Letters* 474, no. 3 (2010):163-67. 综述参见 Thomas R. Insel, "The Challenge of Translation in Social Neuroscience: A Review of Oxytocin, Vasopressin, and Affiliative Behavior," *Neuron* 65, no. 6 (2010):768-79.

40. C. Heim et al. , "Lower CSF Oxytocin Concentrations in Women with a His-tory of Childhood Abuse," *Molecular Psychiatry* 14, no. 10 (2008):954-58.

41. Olff et al. , "A Psychobiological Rationale for Oxytocin in Treatment of

217

Post-traumatic Stress Disorder. ”

42. Insel,“The Challenge of Translation in Social Neuroscience. ”

43. 这部分基于克里斯托夫·苏勒(Christopher Suhler)和我之间的合作,出自我们即将发表的论文“The Neurobiological Basis of Morality,” in *The Oxford Handbook of Neuroethics* ,ed. Judy Illes and Barbara J. Sahakian (Oxford: Oxford University Press,in press).

44. Robert L. Trivers ,“The Evolution of Reciprocal Altruism,” *Quarterly Review of Biology* 46,no. 1 (1971):35.

45. Bekoff and Pierce,*Wild Justice* ,chapter 2.

46. Marc D. Hauser,“Costs of Deception:Cheaters Are Punished in Rhesus Monkeys (*Macaca mulatta*),” *Proceedings of the National Academy of Sciences of the United States of America* 89,no. 24 (1992):12137-39.

47. Tim Clutton-Brock,“Cooperation between Non-Kin in Animal Societies,” *Nature* 462,no. 7269 (2009):51-57.

48. Ernst Fehr and Simon Gächter,“Cooperation and Punishment in Public Goods Experiments. ”

49. Ernst Fehr and Simon Gächter, “Altruistic Punishment in Humans,” *Nature* 415,no. 6868 (2002):137-40.

50. 参见 Ernst Fehr and Urs Fischbacher, “Third-Party Punishment and Social Norms,” *Evolution and Human Behavior* 25, no. 2 (2004): 63-87.

51. Fehr and Gächter,“Altruistic Punishment in Humans,” 139.

52. 参见 Peggy La Cerra and Roger Bingham, *The Origin of Minds: Evolution, Uniqueness, and the New Science of the Self* (New York: Harmony Books, 2002); M. Milinski, D. Semmann, and H. J. Krambeck, “Reputation Helps Solve the ‘Tragedy of the Commons,’ ” *Nature* 415, no. 6870 (2002):424-26.

53. 一本有用的关于合作的论文集,参见 Herbert Gintis et al. , *Moral Sentiments and Material Interests:The Foundations of Cooperation in Economic*

218

Life (Cambridge, MA: MIT Press, 2004).

54. Bettina Rockenbach and Manfred Milinski, "The Efficient Interaction of Indirect Reciprocity and Costly Punishment," *Nature* 444, no. 7120 (2006): 718-23.

55. 同上。

56. Jorge M. Pacheco, Francisco C. Santos, and Fabio A. C. C. Chalub, "Stern Judging: A Simple, Successful Norm Which Promotes Cooperation under Indirect Reciprocity," *PLoS Computational Biology* 2, no. 12 (2006): e178.

57. Brian Hare et al. , "Tolerance Allows Bonobos to Outperform Chimpanzees on a Cooperative Task ," *Current Biology* 17, no. 7 (2007): 619-23.

58. 同时参见 Alicia P. Melis, Brian Hare, and Michael Tomasello, "Engineering Cooperation in Chimpanzees: Tolerance Constraints on Cooperation," *Animal Behaviour* 72, no. 2 (2006): 275-86.

59. 另一方面,在实地研究中,伯施及其同事发现("Altruism in Forest Chimpanzees")野生黑猩猩的食物分享和宽容多于被报道的圈养黑猩猩。

60. Brian Hare, "What is the Effect of Affect on Bonobo and Chimpanzee Problem Solving?" in *Neurobiology of "Umwelt": How Living Beings Perceive the World* , ed. Alain Berthoz and Yves Christen (New York: Springer, 2009), 92.

61. Richard W. Wrangham, "Ecology and Social Relationships in Two Species of Chimpanzees," in *Ecological Aspects of Social Evolution* , ed. D. Rubenstein and R. Wrangham (Princeton: Princeton University Press, 1986), 352-78.

62. Hare et al. , "Tolerance Allows Bonobos to Outperform Chimpanzees on a Cooperative Task. "

63. Odile Petit, Christine Desportes, and Bernard Thierry, "Differential Probability of 'Coproduction' in Two Species of Macaque (*Macaca tonkeana* , *M. mulatta*)," *Ethology* 90, no. 2 (1992): 107-20.

64. Hare et al. , "What is the Effect of Affect on Bonobo and Chimpanzee

Problem Solving?" 98.

65. Richerson and Boyd, *Not by Genes Alone*.

66. 参见 Sarah Blaffer Hrdy, *Mothers and Others：The Evolutionary Origins of Mutual Understanding* （Cambridge, MA：Belknap Press of Harvard University Press, 2009）,chapter 9. 另见 Hrdy, *Mother Nature*.

67. Hrdy, *Mother Nature*, 247.

68. 还有其他因素与性二型性(sexual size dimorphism)相关。某些雄性哺乳动物射精后会在雌性动物体内插上交配栓，以防止其他雄性给卵受精，因此配偶竞争和配偶守卫就没有那么强烈，并且雄性因体型上获得的利益减少了。参见 Dunham and Rudolf, "Evolution of Sexual Size Monomorphism：The Influence of Passive Mate Guarding," *Journal of Evolutionary Biology* 22, no. 7 (2009)：1376-86. 这似乎不是人类性行为中的一个因素。

69. Randolph M. Nesse, "Runaway Social Selection for Displays of Partner Value and Altruism," *Biological Theory* 2, no. 2 (2007)：143-55.

70. Richard W. Wrangham and Dale Peterson, *Demonic Males：Apes and the Origins of Human Violence* (Boston：Houghton Mifflin, 1996).

71. Judith M. Burkart et al. , "Other-Regarding Preferences in a Non-Human Primate：Common Marmosets Provision Food Altruistically," *Proceedings of the National Academy of Sciences* 104, no. 50 (2007)：19762-66.

72. Samuel Bowles, "Group Competition, Reproductive Leveling, and the Evolution of Human Altruism," *Science* 314, no. 5805 (2006)：1569-72; Jung-Kyoo Choi and Samuel Bowles, "The Coevolution of Parochial Altruism and War," *Science* 318, no. 5850 (2007)：636-40.

73. Samuel Bowles, "Did Warfare among Ancestral Hunter-Gatherers Affect the Evolution of Human Social Behaviors?" *Science* 324, no. 5932 (2009)：1293-98.

74. 然而，欧内斯特·伯奇(Ernest Burch)对美国阿拉斯加州西部的伊努皮克人的讨论（*Alliance and Conflict：The World System of the Inutpiaq Eskimos*, Lincoln：University of Nebraska Press, 2005)暗示了他们

219

之间比早期报告所显示的存在更多的战争,主要是受经济利益的驱使,例如为争夺更肥沃的捕猎区域而竞争。

5. 网络化:基因、脑和行为

1. 参见 Aristotle, *Nicomachean Ethics*, trans. Roger Crisp (New York: Cambridge University Press, 2000).

2. Jonathan Flint, Ralph J. Greenspan, and Kenneth S. Kendler, *How Genes Influence Behavior* (New York: Oxford University Press, 2010), 211. 强调为本书所加。

3. R. J. Greenspan, "E Pluribus Unum, Ex Uno Plura: Quantitative and Single-Gene Perspectives on the Study of Behavior," *Annual Review of Neuroscience* 27 (2004):79-105.

4. 同上。

5. 这是对格林斯潘的"E Pluribus Unum"第 92 页内容的转述。

6. 参见 Irwin Lucki, "The Spectrum of Behaviors Influenced by Serotonin," *Biological Psychiatry* 44, no. 3 (1998):151-62. 关于血清素在奖励和负反馈学习中的作用的研究结果,参见 Andrea Bari et al., "Serotonin Modulates Sensitivity to Reward and Negative Feedback in a Probabilistic Reversal Learning Task in Rats," *Neuropsychopharmacology* 35, no. 6 (2010):1290-301.

7. Klaus-Peter Lesch et al., "Association of Anxiety-Related Traits with a Polymorphism in the Serotonin Transporter Gene Regulatory Region," *Science* 274, no. 5292 (1996):1527-31.

8. R. J. Greenspan, "The Flexible Genome," *Nature Reviews Genetics* 2, no. 5 (2001):383-87.

9. Herman A. Dierick and Ralph J. Greenspan, "Serotonin and Neuropeptide F Have Opposite Modulatory Effects on Fly Aggression," *Nature Genetics* 39, no. 5 (2007):678-82. 神经肽-F 是神经-Y 的同系物,与哺乳动物的攻击性行为

有关。

220   10. Herman A. Dierick and Ralph J. Greenspan,"Molecular Analysis of Flies Selected for Aggressive Behavior," *Nature Genetics* 38,no. 9 (2006): 1023-31.

11. 参见网络上有关迪尔瑞克和格林斯潘的补充材料,Dierick and Greenspan,"Molecular Analysis of Flies Selected for Aggressive Behavior," table 1. 它是对这些结论的戏剧性的证明,表明在攻击型和温顺型苍蝇间 80 个基因的表达模式发生了改变。顺便提一下,睾酮常常与攻击性联系在一起,所以值得注意的是,果蝇没有睾酮,但尽管如此,它们却极具攻击性。

12. Greenspan,"The Flexible Genome," "E Pluribus Unum";并参见本章前面的"基因网络"一节。

13. Dennis L. Murphy et al. ,"How the Serotonin Story Is Being Rewritten by New Gene-Based Discoveries Principally Related to Slc6a4, the Serotonin Transporter Gene, Which Functions to Influence All Cellular Serotonin Systems," *Neuropharmacology* 55,no. 6 (2008):932-60.

14. Greenspan,"E Pluribus Unum," 93.

15. Flint,Greenspan, and Kendler, *How Genes Influence Behavior*. 论攻击性,参见 Larry J. Siever,"Neurobiology of Aggression and Violence," *American Journal of Psychiatry* 165,no. 4 (2008):429-42.

16. Gleb P. Shumyatsky et al. ,"Identification of a Signaling Network in Lateral Nucleus of Amygdala Important for Inhibiting Memory Specifically Related to Learned Fear," *Cell* 111,no. 6 (2002):905-18.

17. 已在第 2 章简要讨论过。同时参见 Tost et al. ,"A Common Allele in the Oxytocin Receptor Gene (OXTR) Impacts Prosocial Temperament. "

18. Champagne and Meaney, " Like Mother, Like Daughter," "Transgenerational Effects of Social Environment. "

19. Greenspan,"E Pluribus Unum," 99.

20. Jeffrey L. Elman et al. , *Rethinking Innateness: A Connectionist Perspective on Development* (Cambridge, MA:MIT Press, 1996); Nicholas

Evans and Stephen C. Levinson, "The Myth of Language Universals：Language Diversity and Its Importance for Cognitive Science," *Behavioral and Brain Sciences* 32, no. 5 （2009）：429-48；Morten H. Christiansen and Nick Chater,"Language as Shaped by the Brain," *Behavioral and Brain Sciences* 31, no. 5 （2008）：489-509.

21. Marc D. Hauser, *Moral Minds*：*How Nature Designed Our Universal Sense of Right and Wrong* （New York：Ecco,2006）.

22. 同上,165。

23. 同上,xviii。

24. Flint,Greenspan, and Kendler, *How Genes Influence Behavior*.

25. 关于阅读与基因,参见 Alison Gopnik, "Mind Reading," review of *Reading in the Brain—The Science and Evolution of a Human Invention*, by Stanislas Dehaene, *New York Times*, January 3,2010.

26. 参见 Richerson and Boyd, *Not by Genes Alone*,该书简明并令人叹服地讨论了为什么**先天对抗后天**的假定是误入歧途。同时参见 Robert C. Richardson, *Evolutionary Psychology as Maladapted Psychology* （Cambridge, MA：MIT Press,2007）.

27. Hauser, *Moral Minds*, xviii.　　　　　　　　　　　　　　221

28. 在交谈中,托德·普罗伊斯(Todd Preuss)诙谐地将"为……的基因"这一路径称之为"民间分子生物学",我觉得这个说法很有吸引力。

29. 埃文斯(Evans)和莱文森("The Myth of Language Universals")通过所谓的语言共性的例子阐明了这一观点。

30. 因纽特人获取木材的途径有限,他们用动物皮做皮船,不过如果他们能够获得浮木,他们就能做更大的捕鲸船。

31. 对演化心理学家的主张的审慎批评,参见 Richardson, *Evolutionary Psychology as Maladapted Psychology*.

32. 这是肯定后件式的谬误(如果 P,那么 Q；Q,因此 P)。我们可能同意如果一只狗从 5000 英尺(1 英尺＝0.3048 米)高的地方摔下来,那么它会死。现在假定我们知道某只狗死了。仅仅知道狗死了并不意味着它是从

5000 英尺高的地方摔下来摔死的——或许它是老死，或许它被车碾压，或许它吃了老鼠药，等等。

33. Jonathan Michael Kaplan, "Historical Evidence and Human Adaptations," *Philosophy of Science* 69, no. s3 (2002): S294-S304; David J. Buller, "Four Fallacies of Pop Evolutionary Psychology," *Scientific American* 300 (2009): 74-81.

34. Charles G. Gross, "Making Sense of Printed Symbols," *Science* 327, no. 5965 (2010): 524-25.

35. Flint, Greenspan, and Kendler, *How Genes Influence Behavior*.

36. Siever, "Neurobiology of Aggression and Violence."

37. Philip G. Zimbardo, *The Lucifer Effect: Understanding How Good People Turn Evil* (New York: Random House, 2007). 或者如斯图亚特·安斯蒂斯 (Stuart Anstis) 在交谈中所说："我在剑桥学到一件重要的事情：绝不做问卷调查。"

38. Bill Bryson, *At Home: A Short History of Private Life* (New York: Doubleday, 2010).

39. Graybiel, "Habits, Rituals, and the Evaluative Brain."

40. 豪瑟并非没有意识到在某些事件上文化的变异性，他意识到制度即使不是天然就有的，也是强有力的。这使得理解他选定什么原则作为先天给定的"道德语法"有些困难。

41. Simon Blackburn, "Response to Hauser's Tanner Lecture," unpublished, 90. http://ww.phil.cam.au.uk/~swb24/PAPERS/Hauser.pdf.

42. Blackburn, "Response to Hauser's Tanner Lecture."

43. Christiansen and Chater, "Language as Shaped by the Brain"; Elman et al., *Rethinking Innateness*; Evans and Levinson, "The Myth of Language Universals."

44. 这些文章大部分都是与克雷格·约瑟夫，或者与杰西·格雷厄姆 (Jesse Graham) 合作的，其他的由海特独著。出于简便，我只提到海特。

45. 这个清单来自乔纳森·海特与克雷格·约瑟夫，"Planet of the Durkheimians, Where Community, Authority, and Sacredness are Foundations of

Morality," in *Social and Psychological Bases of Ideology and System Justification*, ed. J. Jost, A. C. Kay, and H. Thorisdottir (New York: Oxford University Press, 2009), 371-401. 同时参见 Jonathan Haidt and Craig Joseph, "The Moral Mind: How Five Sets of Innate Intuitions Guide the Development of Many Culture-Specific Virtues, and Perhaps Even Modules," in *The Innate Mind*, vol. 3: *Foundations and the Future*, ed. Peter Carruthers, Stephen Laurence, and Stephen Stich (New York: Oxford University Press, 2007), 367-92; Jonathan Haidt and Craig Joseph, "Intuitive Ethics: How Innately Prepared Intuitions Generate Culturally Variable Virtues. *Daedalus* 133, no. 4 (2004): 55-66.

222

46. 参见弗拉纳根在 *The Really Hard Problem* 第 4 章中的讨论。在语言上我有些随意,四圣谛有时也被称为四梵住。

47. 对不同的道德守则和构建基本美德的不同方法的详细而清晰的讨论,参见 MacIntyre, *After Virtue*。

48. William J. Bennett, *The Book of Virtues: A Treasury of Great Moral Stories* (New York: Simon & Schuster, 1993).

49. 对海特观点更完整的批判,包括他关于自由派和保守派间道德差异的假说,参见 Christopher Suhler and Patricia Churchland, "Can Innate, Modular 'Foundations' Explain Morality? Challenges for Haidt's Moral Foundations Theory," *Journal of Cognitive Neuroscience* (forthcoming).

50. 一个相关但不同的批判,参见 Owen Flanagan and Robert Anthony Williams, "What Does the Modularity of Morals Have to Do with Ethics? Four Moral Sprouts Plus or Minus a Few," *Topics in Cognitive Science* (in press).

51. 参见 R. Sosis and C. Alcorta, "Signaling, Solidarity, and the Sacred: The Evolution of Religious Behavior," *Evolutionary Anthropology: Issues, News, and Reviews* 12, no. 6 (2003): 264-74.

52. Michael J. Murray and Lyn Moore, "Costly Signaling and the Origin of Religion," *Journal of Cognition and Culture* 9 (2009): 225-45. 这篇文章

很好地解释了需要什么证据才能支持有关宗教的天生模块假说。

53. Dominic Johnson, "Darwinian Selection in Asymmetric Warfare: The Natural Advantage of Insurgents and Terrorists," *Journal of the Washington Academy of Sciences* 95 (2009): 89-112.

54. David B. Larson, James P. Swyers, and Michael E. McCullough, *Scientific Research on Spirituality and Health: A Report Based on the Scientific Progress in Spirituality Conferences* (Rockville, MD: National Institute for Healthcare Research, 1998).

55. Kenneth I. Pargament et al., "Religious Struggle as a Predictor of Mortality among Medically Ill Elderly Patients: A 2-Year Longitudinal Study," *Archives of Internal Medicine* 161, no. 15 (2001): 1881-85.

56. O. Freedman et al., "Spirituality, Religion and Health: A Critical Appraisal of the Larson Reports," *Annals* (*Royal College of Physicians and Surgeons of Canada*) 35 (2002): 89-93.

57. William Dalrymple, *Nine Lives: In Search of the Sacred in Modern India* (London: Bloomsbury, 2009).

58. 关于一系列的研究路径,参见 J. Bulbulia et al., eds., *The Evolution of Religion: Studies, Theories, and Critiques* (Santa Margarita, CA: Collins Foundation Press, 2008).

59. Haidt and Graham, "Planet of the Durkheimians."

223 6. 社会生活的技能

1. 有一个在线视频展示了脑结构的位置, http://www.youtube.com/watch? v＝gVjpfPNpoGA＆feature＝related。

2. 参见 Joaquin M. Fuster, *The Prefrontal Cortex* (Boston: Academic Press, 2008); A. C. Roberts, Trevor W. Robbins, and Lawrence Weiskrantz, *The Prefrontal Cortex: Executive and Cognitive Functions* (New York: Oxford University Press, 1998); David H. Zald and Scott L. Rauch, *The*

Orbitofrontal Cortex (New York：Oxford University Press，2006).

3. Todd M. Preuss，"The Cognitive Neuroscience of Human Uniqueness," in *The Cognitive Neurosciences*，ed. M. S. Gazzaniga (Cambridge，MA：MIT Press，2009).

4. Elkhonon Goldberg and Dmitri Bougakov，"Goals，Executive Control，and Action," in *Cognition，Brain，and Consciousness：Introduction to Cognitive Neuroscience*，ed. Bernard J. Baars and Nicole M. Gage (London：Academic Press，2007)，343.

5. Fuster，*The Prefrontal Cortex*；Josef Parvizi，"Corticocentric Myopia：Old Bias in New Cognitive Sciences," *Trends in Cognitive Sciences* 13，no. 8 (2009)：354-59.

6. 有一个相关的简单解释，参见西门子的描述，http：// www. medical. siemens. com /siemens /de_DE /gg_mr_FBAs /files /brochures /DTI_HT _FINAL_ HI. pdf.

7. Ed Bullmore and Olaf Sporns，"Complex Brain Networks：Graph Theoretical Analysis of Structural and Functional Systems," *Nature Reviews Neuroscience* 10，no. 3 (2009)：186-98；Danielle Smith Bassett and Ed Bullmore，"Small-World Brain Networks," *The Neuroscientist* 12 (2006)：512-23.

8. Elliot S. Valenstein，*Great and Desperate Cures：The Rise and Decline of Psychosurgery and Other Radical Treatments for Mental Illness* (New York：Basic Books，1986).

9. Amy F. T. Arnsten，"Catecholamine and Second Messenger Influences on Prefrontal Cortical Networks of 'Representational Knowledge'：A Rational Bridge between Genetics and the Symptoms of Mental Illness," *Cerebral Cortex* 17 (suppl. 1) (2007)：6-15；Robbins and Arnsten，"Neuropsychopharmacology of Fronto-Executive Function."

10. M. J. Crockett，"The Neurochemistry of Fairness," *Annals of the New York Academy of Sciences* 1167，no. 1 (2009)：76-86.

11. M. J. Crockett et al. ，"Serotonin Modulates Behavioral Reactions to

Unfairness," *Science* 320, no. 5884 (2008):1739.

12. Kaspar Meyer and Antonio Damasio, "Convergence and Divergence in a Neural Architecture for Recognition and Memory," *Trends in Neurosciences* 32, no. 7 (2009):376-82.

13. Anne K. Churchland, Roozbeh Kiani, and Michael N. Shadlen, "Decision-Making with Multiple Alternatives," *Nature Neuroscience* 11, no. 6 (2008):693-702.

14. 我知道随着各种名字难以识记的区域的出现,人们会有些不知所措。约翰·克利斯还就此做过一个讽刺性的作品,参见 http://funkwarehouse.com/jcpods/john_cleese_podcast_33.mp4.

15. 感谢特里·斯诺克西(Terry Sejnowksi)及其实验室提供的近似值。

16. 有关功能磁共振成像的优点和弱点的清楚解释,参见 Adina Roskies, "Neuroimaging and Inferential Distance," *Neuroethics* 1, no. 1 (2008):19-30.

17. Leda Cosmides, John Tooby, and Jerome H. Barkow, "Introduction: Evolutionary Psychology and Conceptual Integration," in *The Adapted Mind: Evolutionary Psychology and the Generation of Culture*, ed. Jerome H. Barkow, Leda Cosmides, and John Tooby (New York: Oxford University Press, 1992), 3-15; John Tooby and Leda Cosmides, "The Psychological Foundations of Culture," in *The Adapted Mind: Evolutionary Psychology and the Generation of Culture*, ed. J. Barkow, L. Cosmides, and J. Tooby (New York: Oxford University Press, 1992).

18. Kaspar Meyer and Antonio Damasio, "Convergence and Divergence in a Neural Architecture for Recognition and Memory," *Trends in Neurosciences* 32, no. 7 (2009):376-82.

19. 一个更为详细的针对利用神经解剖学和神经生理学提出的增强版本的模块性理论的批评,参见 Suhler and Churchland, "Can Innate, Modular 'Foundations' Explain Morality?" 尤其参见关于独立模块的第 5 节。关于功能磁共振成像是否揭示了脑内部的模块组织,参见 Stephen José Hanson and Yaroslav O. Halchenko, "Brain Reading Using Full Brain Support

224

Vector Machines for Object Recognition: There Is No 'Face' Identification Area," *Neural Computation* 20, no. 2 (2008): 486-503.

20. Russell A. Poldrack, Yaroslav O. Halchenko, and Stephen José Hanson, "Decoding the Large-Scale Structure of Brain Function by Classifying Mental States across Individuals," *Psychological Science* 20, no. 11 (2009): 1364-72.

21. Cheney and Seyfarth, *Baboon Metaphysics*, chapter 2.

22. 邓巴(Dunbar)(*Grooming, Gossip and the Evolution of Language*)相信我们只能与 150 人保持紧密的联系 [现在以"邓巴数"(Dunbar number)著称],但是可以传递更多人的知识。

23. Michael Tomasello, *The Cultural Origins of Human Cognition* (Cambridge, MA: Harvard University Press, 1999); Michael Tomasello et al., "Understanding and Sharing Intentions: The Origins of Cultural Cognition," *Behavioral and Brain Sciences* 28, no. 5 (2005): 675-91.

24. Albert Bandura, *Social Learning Theory* (Englewood Cliffs, NJ: Prentice Hall, 1977). 同时参见 Elizabeth Pennisi, "Conquering by Copying," *Science* 328, no. 5975 (2010): 165-67.

25. 尼基·克莱顿(Nicky Clayton)对此进行了讨论,在 http://www.youtube.com/watch? v=y_MnwNyX0Ds 中你可以看到鸟的舞蹈。

26. Avital and Jablonka, *Animal Traditions*, 90-100.

27. Andrew Whiten, Victoria Horner, and Frans B. M. de Waal, "Conformity to Cultural Norms of Tool Use in Chimpanzees," *Nature* 437, no. 7059 (2005): 737-40; Victoria Horner and Frans B. M. de Waal, "Controlled Studies of Chimpanzee Cultural Transmission," *Progress in Brain Research* 178 (2009): 3-15. 进一步的讨论,参见 Andrew Whiten et al., "Transmission of Multiple Traditions within and between Chimpanzee Groups," *Current Biology* 17, no. 12 (2007): 1038-43; F. B. M. de Waal and K. E. Bonnie, "In Tune with Others: The Social Side of Primate Culture," in *The Question of Animal Culture*, ed. K. Laland and G. Galef (Cambridge, MA: Harvard University Press, 2009), 19-39. 关于黑猩猩使用工具的简洁而信息丰富的讨论,参见　225

William C. McGrew, "Chimpanzee Technology," *Science* 328, no. 5978 (2010):579-80.

28. 参见 S. Perry and J. H. Manson, "Traditions in Monkeys," *Evolutionary Anthropology: Issues, News, and Reviews* 12, no. 2 (2003):71-81.

29. Pier F. Ferrari et al. , "Neonatal Imitation in Rhesus Macaques," *PLoS Biology* 4, no. 9 (2006):e302.

30. Marina Davila Ross, Susanne Menzler, and Elke Zimmermann, "Rapid Facial Mimicry in Orangutan Play," *Biology Letters* 4, no. 1 (2008):27-30.

31. Panksepp, *Affective Neuroscience*, chapter 15.

32. Steven Quartz and Terrence J. Sejnowski, *Liars, Lovers, and Heroes: What the New Brain Science Reveals About How We Become Who We Are* (New York: William Morrow, 2002), chapter 2.

33. Jay A. Gottfried, John O'Doherty, and Raymond J. Dolan, "Encoding Predictive Reward Value in Human Amygdala and Orbitofrontal Cortex," *Science* 301, no. 5636 (2003):1104-7; Ann M. Graybiel, "The Basal Ganglia: Learning New Tricks and Loving It," *Current Opinion in Neurobiology* 15, no. 6 (2005):638-44.

34. R. M. Hare, *Moral Thinking: Its Levels, Method, and Point* (Oxford: Clarendon Press, 1981).

35. Blackburn, "Response to Hauser's Tanner Lecture. "

36. 关于激发变化的条件,参见 Boyd and Richerson, "Solving the Puzzle of Human Cooperation. "

37. Hickok, "Eight Problems. "同时参见 Gregory Hickok, Kayoko Okada, and John T. Serences, "Area SPT in the Human Planum Temporale Supports Sensory-Motor Integration for Speech Processing," *Journal of Neurophysiology* 101, no. 5 (2009):2725-32.

38. Nathan J. Emery and Nicola S. Clayton, "Comparative Social Cognition," *Annual Review of Psychology* 60, no. 1 (2008):87-113; Clayton, Dally, and Emery, "Social Cognition by Food-Caching Corvids. "

39. Chris D. Frith and Uta Frith, "The Neural Basis of Mentalizing," *Neuron* 50, no. 4 (2006):531-34.

40. Vittorio Gallese, "Motor Abstraction: A Neuroscientific Account of How Action Goals and Intentions Are Mapped and Understood," *Psychological Research* 73, no. 4 (2009):486-98; Giacomo Rizzolatti and Laila Craighero, "The Mirror-Neuron System," *Annual Review of Neuroscience* 27, no. 1 (2004):169-92.

41. G. Pellegrino et al., "Understanding Motor Events: A Neurophysiological Study," *Experimental Brain Research* 91, no. 1 (1992):176-80. 关于历史回顾,参见 Giacomo Rizzolatti and Maddalena Fabbri-Destro, "Mirror Neurons: From Discovery to Autism," *Experimental Brain Research* 200, no. 3 (2010): 223-37.

42. Vittorio Gallese et al., "Action Recognition in the Premotor Cortex," *Brain* 119, no. 2 (1996):593-609.

43. Leonardo Fogassi et al., "Parietal Lobe: From Action Organization to Intention Understanding," *Science* 308, no. 5722 (2005):662-67.

44. Gallese, "Motor Abstraction"; Lindsay M. Oberman et al., "EEG Evidence for Mirror Neuron Dysfunction in Autism Spectrum Disorders," *Cognitive Brain Research* 24, no. 2 (2005):190-98.

45. Vittorio Gallese and Alvin Goldman, "Mirror Neurons and the Simulation Theory of Mind-Reading," *Trends in Cognitive Sciences* 2, no. 12 (1998):493-501. 对该主张详细的批评,参见 Rebecca Saxe, "The Neural Evidence for Simulation Is Weaker Than I Think You Think It Is," *Philosophical Studies* 144, no. 3 (2009):447-56.

46. Fogassi et al., "Parietal Lobe," 665.

47. Cecilia Heyes, "Where Do Mirror Neurons Come From?" *Neuroscience & Biobehavioral Reviews* 34, no. 4 (2010): 575-83. Meyer and Damasio, "Convergence and Divergence in a Neural Architecture for Recognition and Memory."

226

48. 相关讨论参见 Erhan Oztop, Mitsuo Kawato, and Michael Arbib, "Mirror Neurons and Imitation: A Computationally Guided Review," *Neural Networks* 19, no. 3 (2006):254-71. 对模仿镜像神经元学说的批评，参见 Pierre Jacob, "What Do Mirror Neurons Contribute to Human Social Cognition?" *Mind & Language* 23, no. 2 (2008): 190-223. 同时参见 Gregory Hickok, "Eight Problems for the Mirror Neuron Theory of Action Understanding in Monkeys and Humans," *Journal of Cognitive Neuroscience* 21, no. 7 (2009):1229-43.

49. Fogassi et al., "Parietal Lobe," 666. 另见 Marco Iacoboni et al., "Grasping the Intentions of Others with One's Own Mirror Neuron System," *PLoS Biology* 3, no. 3 (2005):e79.

50. Hickok, "Eight Problems."

51. Oztop, Kawato, and Arbib, "Mirror Neurons and Imitation."

52. Pierre Jacob and Marc Jeannerod("The Motor Theory of Social Cognition: A Critique," *Trends in Cognitive Sciences* 9, no. 1 [2005]:21-25)对有关镜像神经元的假说做出了概括的阐述。

53. 公正地说，我应当提到，奥兹托普、川户和阿尔比布并没有声称他们对心智归因做出了一般的解释，他们清楚地知道他们模型的局限性。

54. Marc A. Sommer and Robert H. Wurtz, "Brain Circuits for the Internal Monitoring of Movements," *Annual Review of Neuroscience* 31, no. 1 (2008): 317-38.

55. 参见 Robert P. Spunt, Ajay B. Satpute, and Matthew D. Lieberman, "Identifying the What, Why, and How of an Observed Action: An fMRI Study of Mentalizing and Mechanizing During Action Observation," *Journal of Cognitive Neuroscience* (2010):1-12; Scott T. Grafton and Antonia F. de C. Hamilton, "Evidence for a Distributed Hierarchy of Action Representation in the Brain," *Human Movement Science* 26, no. 4 (2007):590-616; Susan S. Jones, "Imitation in Infancy," *Psychological Science* 18, no. 7 (2007): 593-99.

56. 关于这一点及相关现象的讨论，参见 Matthew Roser and Michael

S. Gazzaniga, "Automatic Brains—Interpretive Minds," *Current Directions in Psychological Science* 13, no. 2 (2004):56-59.

57. Richard E. Nisbett and Timothy D. Wilson, "Telling More Than We Can Know:Verbal Reports on Mental Processes," *Psychological Review* 8 (1977):231-59.

58. Petter Johansson et al., "Failure to Detect Mismatches between Intention and Outcome in a Simple Decision Task," *Science* 310, no. 5745 (2005):116-9.

59. 一个让人吃惊的有关推理的讨论参见 Hugo Mercier and Dan Sperber, "Why Do Humans Reason? Arguments for an Argumentative Theory," *Behavioral and Brain Sciences* (in press).

60. Tucker, Luu, and Derryberry, "Love Hurts";G. Buzsáki, *Rhythms of the Brain* (Oxford:Oxford University Press,2006).

61. Roy F. Baumeister and E. J. Masicampo, "Conscious Thought Is for Facilitating Social and Cultural Interactions:How Mental Simulations Serve the Animal-Culture Interface," *Psychological Review* 117, no. 3 (2010):945-71.

62. 参见下一节中对手术过程中疼痛数据的讨论，来自 W. D. Hutchison et al., "Pain-Related Neurons in the Human Cingulate Cortex," *Nature Neuroscience* 2, no. 5 (1999):403-5.

63. 对群体与单个被试分析对比的讨论，参见 India Morrison and Paul E. Downing, "Organization of Felt and Seen Pain Responses in Anterior Cingulate Cortex," *Neuroimage* 37, no. 2 (2007):642-51.

64. Valeria Gazzola and Christian Keysers, "The Observation and Execution of Actions Share Motor and Somatosensory Voxels in All Tested Subjects: Single-Subject Analyses of Unsmoothed fMRI Data," *Cerebral Cortex* 19, no. 6 (2009):1239-55.

65. 参见 Hickok, "Eight Problems."对人类脑损伤患者的研究提供了相当混杂的答案，正如希科克(Hickok)注意到的，损伤局限于布洛卡区的患者似乎在语言理解或对意图和目标做出归因方面没有缺陷。

227

66. 同时参见 Spunt, Satpute, and Lieberman, "Identifying the What, Why, and How of an Observed Action"; Grafton and Hamilton, "Evidence for a Distributed Hierarchy of Action Representation."

67. Liane Young and Rebecca Saxe, "An fMRI Investigation of Spontaneous Mental State Inference for Moral Judgment," *Journal of Cognitive Neuroscience* 21, no. 7 (2008): 1396-405. 同时参见 Frith and Frith, "The Neural Basis of Mentalizing."

68. John-Dylan Haynes et al., "Reading Hidden Intentions in the Human Brain," *Current Biology* 17, no. 4 (2007): 323-28. 同时参见 Todd S. Braver and Susan R. Bongiolatti, "The Role of Frontopolar Cortex in Subgoal Processing During Working Memory," *Neuroimage* 15, no. 3 (2002): 523-36.

69. 参见 Alvin Goldman and Frederique de Vignemont, "Is Social Cognition Embodied?" *Trends in Cognitive Sciences* 13, no. 4 (2009): 154-59.

70. Marco Iacoboni, "Neurobiology of Imitation," *Current Opinion in Neurobiology* 19, no. 6 (2009): 663.

71. 参见 Marco Iacoboni, Mirroring People: *The New Science of How We Connect with Others* (New York: Farrar, Straus and Giroux, 2008), 111 ff.

72. Bruno Wicker et al., "Both of Us Disgusted in My Insula: The Common Neural Basis of Seeing and Feeling Disgust," *Neuron* 40, no. 3 (2003): 655-64.

73. Hutchison et al., "Pain-Related Neurons in the Human Cingulate Cortex."

74. Grit Hein and Tania Singer, "I Feel How You Feel but Not Always: The Empathic Brain and Its Modulation," *Current Opinion in Neurobiology* 18, no. 2 (2008): 153-58. 同时参见以下两个评论: J. A. C. J. Bastiaansen, M. Thioux, and C. Keysers, "Evidence for Mirror Systems in Emotions," *Philosophical Transactions of the Royal Society B: Biological Sciences* 364, no. 1528 (2009): 2391-404; Christian Keysers, Jon H. Kaas, and Valeria

Gazzola,"Somatosensation in Social Perception," *Nature Reviews Neuroscience* 11,no. 6 (2010):417-28.

75. Yawei Cheng et al. ,"Expertise Modulates the Perception of Pain in Others," *Current Biology* 17,no. 19 (2007):1708-13.

76. Cheng et al. ,"Love Hurts:An fMRI Study. "

77. Barbara Wild et al. ,"Why Are Smiles Contagious? An fMRI Study of the In-teraction between Perception of Facial Affect and Facial Movements," *Psychiatry Research* 123,no. 1 (2003):17-36.

78. Lindsay M. Oberman,Piotr Winkielman,and Vilayanur S. Ramachandran, "Face to Face:Blocking Facial Mimicry Can Selectively Impair Recognition of Emotional Expressions," *Social Neuroscience* 2,no. 3-4 (2007):167-78.

79. Morrison and Downing,"Organization of Felt and Seen Pain Responses in Anterior Cingulate Cortex. "

80. Iacoboni,*Mirroring People* ,"Neurobiology of Imitation. "

81. 参见 Mbemba Jabbi and Christian Keysers,"Inferior Frontal Gyrus Activity Triggers Anterior Insula Response to Emotional Facial Expressions," *Emotion* 8 (2008):775-80. 这是一个探讨因果关系的报告。

82. Ralph Adolphs et al. ,"A Mechanism for Impaired Fear Recognition after Amygdala Damage," *Nature* 433,no. 7021 (2005):68-72;Adam K. Anderson and Elizabeth A. Phelps,"Is the Human Amygdala Critical for the Subjective Experience of Emotion? Evidence of Intact Dispositional Affect in Patients with Amygdala Lesions," *Journal of Cognitive Neuroscience* 14,no. 5 (2006):709-20;Christian Keysers and Valeria Gazzola,"Towards a Unifying Neural Theory of Social Cognition," *Progress in Brain Research* 156 (2006): 379-401. 或许,正如贝思缇安森(Bastiaansen)及其同事 ("Evidence for Mirror Systems in Emotions")建议的,杏仁核仅仅间接地支持恐惧加工过程,它可能主要与注意过程相关。

83. Elizabeth A. Ascher et al. ,"Relationship Satisfaction and Emotional Language in Frontotemporal Dementia and Alzheimer Disease Patients and

228

Spousal Caregivers," *Alzheimer Disease & Associated Disorders* 24, no. 1 (2010):49-55.

84. S.-J. Blakemore et al. ,"Somatosensory Activations During the Observation of Touch and a Case of Vision-Touch Synaesthesia," *Brain* 128,no. 7 (2005):1571-83.

85. Alvin I. Goldman, *Simulating Minds*:*The Philosophy*,*Psychology*,*and Neuroscience of Mindreading* (New York:Oxford University Press,2006).

86. Stephanie D. Preston and Frans B. M. de Waal, "Empathy:Its Ultimate and Proximate Bases," *Behavioral and Brain Sciences* 25, no. 1 (2001):1-20.

87. Cheng et al. ,"Love Hurts:An fMRI Study. "

88. A. N. Meltzoff, "Roots of Social Cognition:The Like-Me Framework," in *Minnesota Symposia on Child Psychology*:*Meeting the Challenge of Translational Research in Child Psychology*, ed. D. Cicchetti and M. R. Gunnar (Hoboken,NJ:Wiley,2009),29-58.

89. Buzsáki,*Rhythms of the Brain*,371.

90. Iacoboni,"Neurobiology of Imitation. "

91. Pascal Molenberghs,Ross Cunnington,and Jason B. Mattingley, "Is the Mirror Neuron System Involved in Imitation? A Short Review and Meta-Analysis," *Neuroscience & Biobehavioral Reviews* 33,no. 7 (2009): 975-80.

92. Susan S. Jones,"The Role of Mirror Neurons in Imitation:A Commentary on Gallese," in *Perspectives on Imitation*:*From Neuroscience to Social Science*,vol. 1:*Mechanisms of Imitation and Imitation in Animals*, ed. Susan Hurley and Nick Chater (Cambridge,MA:MIT Press,2005),205-10.

93. Simon Baron-Cohen,*Mindblindness*:*An Essay on Autism and Theory of Mind* (Cambridge,MA:MIT Press,1995).

94. Justin Williams,Andrew Whiten,and Tulika Singh,"A Systematic Review of Action Imitation in Autistic Spectrum Disorder," *Journal of*

229

Autism and Developmental Disorders 34 , no. 3 (2004) : 285-99.

95. John R. Hughes, "Update on Autism : A Review of 1300 Reports Published in 2008," *Epilepsy & Behavior* 16 , no. 4 (2009) : 569-89.

96. 参见 Sally Ozonoff, Bruce F. Pennington, and Sally J. Rogers, "Executive Function Deficits in High-Functioning Autistic Individuals : Relationship to Theory of Mind," *Journal of Child Psychology and Psychiatry* 32 , no. 7 (1991) : 1081-105.

97. Daniel N. McIntosh et al. , "When the Social Mirror Breaks : Deficits in Automatic, but Not Voluntary, Mimicry of Emotional Facial Expressions in Autism," *Developmental Science* 9 , no. 3 (2006) : 295-302.

98. Oberman, Winkielman, and Ramachandran, "Face to Face. "

99. M. Dapretto et al. , "Understanding Emotions in Others : Mirror Neuron Dysfunction in Children with Autism Spectrum Disorders," *Nature Neuroscience* 9 , no. 1 (2006) : 28-30.

100. Lindsay M. Oberman, Jaime A. Pineda, and Vilayanur S. Ramachandran, "The Human Mirror Neuron System : A Link between Action Observation and Social Skills," *Social Cognitive and Affective Neuroscience* 2 , no. 1 (2007) : 62-66.

101. Ruth Raymaekers, Jan Roelf Wiersema, and Herbert Roeyers, "EEG Study of the Mirror Neuron System in Children with High Functioning Autism," *Brain Research* 1304 (2009) : 113-21.

102. Claudio Tennie , Josep Call, and Michael Tomasello , "Ratcheting up the Ratchet : On the Evolution of Cumulative Culture," *Philosophical Transactions of the Royal Society B : Biological Sciences* 364 , no. 1528 (2009) : 2405-15.

103. T. L. Chartrand and J. A. Bargh, "The Chameleon Effect : The Perception-Behavior Link and Social Interaction," *Journal of Personality and Social Psychology* 76 , no. 6 (1999) : 893-910 ; Clara Michelle Cheng and Tanya L. Chartrand, "Self-Monitoring without Awareness : Using Mimicry as a Nonconscious Affiliation Strategy," *Journal of Personality and Social*

Psychology 85, no. 6 (2003): 1170-79; J. L. Lakin and T. L. Chartrand, "Using Nonconscious Behavioral Mimicry to Create Affiliation and Rapport," *Psychological Science* 14, no. 4 (2003): 334-39; Jessica L. Lakin et al., "The Chameleon Effect as Social Glue: Evidence for the Evolutionary Significance of Nonconscious Mimicry," *Journal of Nonverbal Behavior* 27, no. 3 (2003): 145-62.

104. 参见 Lakin et al., "The Chameleon Effect as Social Glue."

105. Chris D. Frith, "Social Cognition," *Philosophical Transactions of the Royal Society B: Biological Sciences* 363, no. 1499 (2008): 2033-9; Tomasello et al., "Understanding and Sharing Intentions."

106. Hrdy, *Mother Nature*.

107. Masako Myowa-Yamakoshi et al., "Imitation in Neonatal Chimpanzees (*Pan troglodytes*)," *Developmental Science* 7, no. 4 (2004): 437-42; Ferrari et al., "Neonatal Imitation in Rhesus Macaques"; Davila Ross, Menzler, and Zimmermann, "Rapid Facial Mimicry in Orangutan Play."

108. Susan S. Jones, "Infants Learn to Imitate by Being Imitated," in *Proceedings of the International Conference on Development and Learning (ICDL)*, ed. C. Yu, L. B. Smith, and O. Sporns (Bloomington: Indiana University, 2006).

109. 当我在牛津读研究生时，我被要求去参加例行的雪莉酒聚会，这是我在巴里奥尔学院的导师为他的男大学生举办的。我总是感到不舒服，因为作为一个殖民地居民，加之又是一个乡巴佬，我完全不知道要怎样做。试图与在英国"公立（私立）"学校受教育的年轻英国人的表现得一样，这完全超出了我的能力。不用说，除了一个一样有着社交障碍的非常尴尬的爱尔兰小伙子外，没有人和我说话超过一分钟。

110. Liam Kavanagh et al., "People who mimic unfriendly individuals suffer reputational costs" (submitted).

111. Richerson and Boyd, *Not by Genes Alone*.

230

7. 并非作为规则

1. Peter J. Bayley, Jennifer C. Frascino, and Larry R. Squire, "Robust Habit Learning in the Absence of Awareness and Independent of the Medial Temporal Lobe," *Nature* 436, no. 7050 (2005): 550-53; Aaron R. Seitz et al., "Unattended Exposure to Components of Speech Sounds Yields Same Benefits as Explicit Auditory Training," *Cognition* 115, no. 3 (2010): 435-43.

2. 不同文化之间,不带有侮辱的帮助的界限是不同的。例如因纽特人通常对于向一个成年人提供非侮辱性的帮助有着更高的门槛,对于不了解这一点的人,他们有可能将这一点误解为对某人奋力地复原皮艇这件事漠不关心。

3. 一个不太重要的例子,参见 Edward C. Wallace, "Putting Vendors in Their Place" (*New York Times*, April 17, 2010).

4. Johnson, *Moral Imagination*.

5. A. C. Grayling, *What Is Good? The Search for the Best Way to Live* (London: Weidenfeld & Nicolson, 2003), 9-55.

6. Michael S. Bendiksby and Michael L. Platt, "Neural Correlates of Reward and Attention in Macaque Area LIP," *Neuropsychologia* 44, no. 12 (2006): 2411-20; Anne K. Churchland, Roozbeh Kiani, and Michael N. Shadlen, "Decision-Making with Multiple Alternatives," *Nature Neuroscience* 11, no. 6 (2008): 693-702; Robert O. Deaner, Stephen V. Shepherd, and Michael L. Platt, "Familiarity Accentuates Gaze Cuing in Women but Not Men," *Biology Letters* 3, no. 1 (2007): 65-68.

7. Graybiel, "Habits, Rituals, and the Evaluative Brain."

8. Suhler and Churchland, "Control: Conscious and Otherwise."

9. Robert C. Solomon, *Introducing Philosophy: A Text with Integrated Readings* (New York: Oxford University Press, 2008), 487.

231

10. 参见,John Rawls,*A Theory of Justice* (Oxford:Clarendon Press, 1972).

11. Flanagan,*The Really Hard Problem*,140.

12. Johnson,*Moral Imagination*,5.

13. Simon Blackburn, *Ethics:A Very Short Introduction* (New York: Oxford University Press,2003).

14. Marc Bekoff,*Animal Passions and Beastly Virtues:Reflections on Redecorating Nature* (Philadelphia:Temple University Press,2006). Bekoff and Pierce,*Wild Justice*;Boesch et al. ,"Altruism in Forest Chimpanzees. "

15. Souter, David. " Commencement Address to Harvard University. " http://news. harvard. edu/gazette/story/2010/05/text-of-justice-david-souters-speech/,Spring 2010.

16. Edward Slingerland, "Toward an Empirically Responsible Ethics: Cognitive Science,Virtue Ethics and Effortless Attention in Early Chinese Thought," in *Effortless Attention:A New Perspective in the Cognitive Science of Attention and Action*, ed. Brian Bruya (Cambridge, MA:MIT Press,2010),247-86.

17. 参见 Sheri Fink,"The Deadly Choices at Memorial," *New York Times Magazine*,August 30,2009.

18. Stephen Anderson, "The Golden Rule:Not So Golden Anymore," *Philosophy Now*,July/August 2009.

19. 基督徒强烈反对接种疫苗和麻醉剂,他们将其视为对上帝工作的干预。参见 Patricia S. Churchland, "Human Dignity from a Neurophilosophical Perspective," in *Human Dignity and Bioethics:Essays Commissioned by the President's Council on Bioethics* (Washington,DC:President's Council on Bioethics,2008),99-121.

20. La Cerra and Bingham,*The Origin of Minds*,chapters 3 and 4.

21. Blackburn,*How to Read Hume*.

22. 用康德的话说[玛丽·格雷戈尔(Mary Gregor)翻译],绝对命令就是"仅仅依照这样的准则行动,你能够同时意愿它成为普遍的法则"(Kant, *Groundwork of the Metaphysics of Morals*, New York：Cambridge University Press,1998). 在一个可访问的讨论中,Robert Johnson ["Kant's Moral Philosophy," in *Stanford Encyclopedia of Philosophy* (Winter 2009 Edition), ed. Edward N. Zalta,2008,http：//plato. stanford. edu / archives / win2009 /entries /kant-moral] 对决定程序做了如下的解释：

第一,表述一个准则,你打算采取行为的理由完全符合这个准则。

第二,重塑该准则,使其作为规范所有理性能动者的普遍的自然法则,并这样认为,即根据自然法则,所有人必须在这些情况下像你自己打算行动的那样行动。第三,思考你的准则在被这一自然法则所支配的世界中是否是可以设想的。如果是,那么,第四,问问你自己是否会或可能在这样的世界中理性地决意按照你的准则行动。

当我还是一个大学生时,面对这个观点,我不得不怀疑善良而正直的人实际上很少经历这个程序,或者我们会**想让**他们经历这个过程。

23. 同时参见 Blackburn,*Ethics：A Very Short Introduction*.

24. Ronald De Sousa, *The Rationality of Emotion* (Cambridge, MA：MIT Press,1987)；Ronald De Sousa,*Why Think? Evolution and the Rational Mind* (New York：Oxford University Press, 2007)；Flanagan, *The Really Hard Problem*；Johnson,*Moral Imagination*.

25. 关于这些文章的详细讨论,参见 D. G. Brown, "Mill's Moral Theory：Ongoing Revisionism," *Politics*,*Philosophy* & *Economics* 9,no. 1 (2010)：5-45.

26. 参见 Dale Jamieson, "When Utilitarians Should Be Virtue Theorists," *Utilitas* 19,no. 2 (2007)：160-83.

27. John Stuart Mill, Utilitarianism, in *On Liberty and Other Essays*, ed. John Gray (New York：Oxford University Press,1998),129-201. 密尔的学识广博而复杂,因此,此处简要的讨论必定只是一个概述。

28. 再次参见苏特法官在哈佛大学的毕业演讲。

29. 例如,就像理查德·道金斯(Richard Dawkins)和克里斯托夫·希钦斯(Christopher Hitchens)提议教皇访问英国,这使许多罗马天主教徒不开

232

心,而且可能非常不开心,但是即使这样我们也允许它。

30. Brown,"Mill's Moral Theory."

31. 同上,16。

32. 例如参见 Peter Singer,*Animal Liberation*:*A New Ethics for Our Treatment of Animals* (New York:Random House,1975),*Practical Ethics* (New York:Cambridge University Press,1979).

33. 参见 *Peter Singer under Fire*:*The Moral Iconoclast Faces His Critics*,ed. Jeffrey Schaler (Chicago:Open Court,2009),特别是第421—424页中辛格的讨论。同时参见 Thomas Nagel,"What Peter Singer Wants of You," *New York Review of Books*,March 25,2010.

34. Thomas Scanlon,*The Difficulty of Tolerance*:*Essays in Political Philosophy* (New York:Cambridge University Press,2003),131. (强调为本书所加)

35. 大多数日常范畴都具有放射状的结构,原型处于结构的中心位置,相似度较小的其他例子则从中心向外呈放射状。道德范畴具有相似的组织:原型位于中心,在这里有强烈的一致性,中间的事例就没有那么轮廓分明,而在模糊的边界上则充满了分歧,这种相似的组织解释了许多的人类讨论和道德协商,这与如下的观察是一致的:道德哲学家的分歧以及大多数其他的分歧都不是关于原型事例的分歧,而是有关在相似性上远离原型的那些事例的分歧。学院派后果论者之间的有些争论是如下这种分歧的道德上的对等物,即有关欧芹是否是蔬菜,而不是关于胡萝卜是否是蔬菜。然而,其他一些重要的分歧非常遗憾没有得到解决,例如有关使器官捐赠成为默认案例的分歧,或者允许父母基于宗教的考虑不给孩子进行医学治疗的分歧。

36. William D. Casebeer,*Natural Ethical Facts*:*Evolution,Connectionism, and Moral Cognition* (Cambridge, MA:MIT Press, 2003);Sam Harris,*The Moral Landscape*:*How Science Can Determine Human Values* (New York: Free Press,2010).

37. Flanagan,*The Really Hard Problem*,141.

38. Paul M. Churchland,"Toward a Cognitive Neurobiology of the Moral

Virtues," *Topoi* 17 (1998):1-14.

39. Steven Bogaerts and David Leake, "A Framework for Rapid and 233
Modular Case-Based Reasoning System Development," Technical Report
TR 617, Computer Science Department, Indiana University, Bloomington,
IN, 2005; Jonathan Haidt, "The Emotional Dog and Its Rational Tail: A Social
Intuitionist Approach to Moral Judgment," *Psychological Review* 108, no. 4
(2001):814-34; David B. Leake, *Case-Based Reasoning: Experiences, Lessons and
Future Directions* (Cambridge, MA: MIT Press, 1996).

40. 参见 Dedre Gentner, Keith James Holyoak, and Boicho N. Kokinov
The Analogical Mind: Perspectives from Cognitive Science (Cambridge,
MA: MIT Press, 2001).

41. 参见 Churchland, "Inference to the Best Decision. "

42. Paul M. Churchland, "Rules, Know-How, and the Future of Moral
Cognition," in *Moral Epistemology Naturalized*, ed. Richmond Campbell
and Bruce Hunter (Calgary: University of Calgary Press, 2000), 291-306;
George Lakoff and Mark Johnson, *Philosophy in the Flesh: The Embodied
Mind and Its Challenge to Western Thought* (New York: Basic Books, 1999);
Johnson, *Moral Imagination*.

43. Bernard Gert, "The Definition of Morality," in *Stanford Encyclopedia
of Philosophy* (Fall 2008 Edition), ed. Edward N. Zalta, 2008, http://plato.
stanford. edu/entries/morality-definition/. 强调为本书所加。

44. 值得注意的例外,包括马克·约翰逊,A. C. 格雷林 (A. C.
Grayling),欧文·弗拉纳根,西蒙·布莱克本,尼尔·莱维 (Neil Levy) 和阿
拉斯代尔·麦金太尔。

45. G. E. Moore, *Principia Ethica* (Cambridge: Cambridge University
Press, 1903). 关于自然主义谬误的赞成性评价,参见,例如 Joshua Greene,
"From Neural 'Is' to Moral 'Ought': What Are the Moral Implications of
Neuroscientific Moral Psychology?" *Nature Reviews Neuroscience* 4, no. 10
(2003):847-50.

46. 对摩尔非常清晰的讨论,来自 Thomas Hurka,"Moore's Moral Philosophy" in *Stanford Encyclopedia of Philosophy*, ed. Edward M. Zalta, January 2005, with revisions in March 2010, http://plato.stanford.edu/entries/moore-moral/.

47. Grayling,*What Is Good*? chapter 8.

8. 宗教与道德

1. Francis S. Collins, *The Language of God: A Scientist Presents Evidence for Belief* (New York:Free Press,2006).

2. 我并不是说我喜欢扭断它们的脖子,但是我的确克服了在这件事上的畏缩,如果下手快速一点,母鸡不会痛苦。

3. Franklin Graham, *The Name* (Nashville, TN:Thomas Nelson Publishers, 2002).

4. 苏格拉底的确使用了"piety"这个词,但是这个词的意思是我们所指的善。

5. 对此有更新的观点,参见 William Casebeer,*Natural Ethical Facts*; Owen Flanagan, *Varieties of Moral Personality: Ethics and Psychological Realism* (Cambridge,MA:Harvard University Press,1991).

6.《利末记》25∶44-46(King James 版本)的完全文本如下:

234

⁴⁴至于你的奴仆、婢女,可以从你四围的国家中买。

⁴⁵并且那些寄居在你们中间的外人和他们的家属,他们是在你们的土地上所生的,你也可以从他们中买人,他们是属于你的。

⁴⁶你要将他们作为遗产留给你们的子孙,他们永远是你的奴婢;只是你们的以色列人弟兄,你们不可严格地管辖。

7. 关于这些问题更完整的讨论,参见前面与规则有关的第 7 章。

8. 例如,这句儒家的警告:"复仇者必自绝。"

9. 以及生物学的——参见 Pascal Boyer, *Religion Explained: The Evolutionary Origins of Religious Thought* (New York: Basic Books,

2001）；Loyal D. Rue, *Religion Is Not About God : How Spiritual Traditions Nurture Our Biological Nature and What to Expect When They Fail* (New Brunswick, NJ : Rutgers University Press, 2005).

10. 参见弗拉纳根在 *The Really Hard Problem* 第 6 章中诙谐而又严肃的讨论。

11. 柯林斯的言论来自于 2008 年在加州大学伯克利分校所做的讲座，被萨姆·哈里斯（Sam Harris）在 "Science Is in the Details," *New York Times*, July 26, 2009 中重新叙述和讨论。

12. 虽然这个言论通常被归功于陀思妥耶夫斯基，但最多可以说陀思妥耶夫斯基斯的小说《卡拉马佐夫兄弟》中的人物伊凡·卡拉马佐夫持有类似的一些想法。有一些人认为这个说法是萨特在讨论《卡拉马佐夫兄弟》时提出的，虽然这显然并不意味着萨特本人相信它。

13. 同时参见 Harris, *The Moral Landscape.*

14. Blackburn, *How to Read Hume.*

15. 数据证实了这一点，参见 Henrich et al. , "Markets, Religion, Community Size, and the Evolution of Fairness and Punishment. "

16. 近来对这些问题的深度讨论，参见 Douglass C. North, John Joseph Wallis, and Barry R. Weingast, *Violence and Social Orders : A Conceptual Framework for Interpreting Recorded Human History* (Cambridge : Cambridge University Press, 2009).

参考文献

Adolphs, Ralph, Frederic Gosselin, Tony W. Buchanan, Daniel Tranel, Philippe Schyns, and Antonio R. Damasio. "A Mechanism for Impaired Fear Recognition after Amygdala Damage. " *Nature* 433, no. 7021 (2005): 68-72.

Andari, Elissar, Jean-René Duhamel, Tiziana Zalla, Evelyn Herbrecht, Marion Leboyer, and Angela Sirigu. "Promoting Social Behavior with Oxytocinin High-Functioning Autism Spectrum Disorders. " *Proceedings of the National Academy of Sciences* 107, no. 9 (2010): 4389-94.

Anderson, AdamK. , and Elizabeth A. Phelps. "Is the Human Amygdala Critical for the Subjective Experience of Emotion? Evidence of Intact Dispositional Affectin Patientswith Amygdala Lesions. " *Journal of Cognitive Neuroscience* 14, no. 5 (2006): 709-20.

Anderson, Stephen. "The Golden Rule: Not So Golden Anymore. " *Philosophy Now*, July/August 2009.

Aristotle. *Nicomachean Ethics*. Translated by Roger Crisp. New York: Cambridge University Press, 2000.

Arnsten, Amy F. T. "Catecholamine and Second Messenger Influences on Prefrontal Cortical Networks of "Representational Knowledge": A Rational Bridge between Genetics and the Symptoms of Mental Illness. " *Cerebral Cortex* 17 (2007): 6-15.

Ascher, Elizabeth A. , Virginia E. Sturm, Benjamin H. Seider, Sarah R.

Holley, Bruce L. Miller, and Robert W. Levenson. "Relationship Satisfaction and Emotional Language in Frontotemporal Dementia and Alzheimer Disease Patients and Spousal Caregivers." *Alzheimer Disease & Associated Disorders* 24, no. 1 (2010):49-55.

Avital, Eytan, and Eva Jablonka. *Animal Traditions: Behavioural Inheritance in Evolution*. New York: Cambridge University Press, 2000.

Baier, Annette. *A Progress of Sentiments: Reflections on Hume's Treatise*. Cambridge, MA: Harvard University Press, 1991.

Bales, Karen L., Albert J. Kim, Antoniah D. Lewis-Reese, and C. Sue Carter. "Both Oxytocin and Vasopressin May Influence Alloparental Behavior in Male Prairie Voles." *Hormones and Behavior* 45, no. 5 (2004):354-61.

Bales, Karen L., Kristin M. Kramer, Antoniah D. Lewis-Reese, and C. Sue Carter. "Effects of Stress on Parental Care Are Sexually Dimorphic in Prairie Voles." *Physiology & Behavior* 87, no. 2 (2006):424-29.

Bales, Karen L., P. M. Plotsky, L. J. Young, M. M. Lim, N. Grotte, E. Ferrer, and C. S. Carter. "Neonatal Oxytocin Manipulations Have Long-Lasting, Sexually Dimorphic Effects on Vasopressin Receptors." *Neuroscience* 144, no. 1 (2007):38-45.

Bales, Karen L., Julie A. van Westerhuyzen, Antoniah D. Lewis-Reese, Nathaniel Grotte, Jalene A. Lanter, and C. Sue Carter. "Oxytocin Has Dose-Dependent Developmental Effects on Pair-Bonding and Alloparental Care in Female Prairie Voles." *Hormones and Behavior* 52, no. 2 (2007):274-79.

Bandura, Albert. *Social Learning Theory*. Englewood Cliffs, NJ: Prentice Hall, 1977.

Bari, Andrea, David E. Theobald, Daniele Caprioli, Adam C. Mar, Alex Aidoo-Micah, Jeffrey W. Dalley, and Trevor W. Robbins. "Serotonin Modulates Sensitivity to Reward and Negative Feedback in a Probabilistic

Reversal Learning Task in Rats." *Neuropsychopharmacology* 35, no. 6 (2010):1290-301.

Baron-Cohen, Simon. *Mindblindness: An Essay on Autism and Theory of Mind, Learning, Development, and Conceptual Change*. Cambridge, MA:MIT Press,1995.

Bassett, Danielle Smith, and Ed Bullmore. "Small-World Brain Networks." *The Neuroscientist* 12 (2006):512-23.

Bastiaansen, J. A. C. J., M. Thioux, and C. Keysers. "Evidence for Mirror Systems in Emotions." *Philosophical Transactions of the Royal Society B: Biological Sciences* 364, no. 1528 (2009):2391-404.

Baumeister, Roy F. *The Cultural Animal: Human Nature, Meaning, and Social Life*. New York:Oxford University Press,2005.

Baumeister, Roy F., and Eli J. Finkel, eds. *Advanced Social Psychology: The State of the Science*. New York:Oxford University Press,2010.

Baumeister, Roy F., and E. J. Masicampo. "Conscious Thought Is for Facilitating Social and Cultural Interactions: How Mental Simulations Serve the Animal-Culture Interface." *Psychological Review* 117, no. 3 (2010): 945-71.

Baumgartner, Thomas, Markus Heinrichs, Aline Vonlanthen, Urs Fischbacher, and Ernst Fehr. "Oxytocin Shapes the Neural Circuitry of Trust and Trust Adaptation in Humans." *Neuron* 58, no. 4(2008):639-50.

Bayley, Peter J., Jennifer C. Frascino, and Larry R. Squire. "Robust Habit Learning in the Absence of Awareness and Independent of the Medial Temporal Lobe." *Nature* 436, no. 7050 (2005):550-53.

Bekoff, Marc. *Animal Passions and Beastly Virtues: Reflectionson Redecorating Nature*. Philadelphia:Temple University Press,2006.

Bekoff, Marc, and Jessica Pierce. *Wild Justice: The Moral Lives of Animals*. Chicago:University of Chicago Press,2009.

Belkin, Lisa. "The Evolution of Dad," *New York Times Magazine*, June 16,

2010; http: // parenting. blogs. nytimes. com /2010 /06 /16 /the-evolution-of-dad /.

Bendiksby, Michael S. , and Michael L. Platt. "Neural Correlates of Reward and Attention in Macaque Area LIP. " *Neuropsychologia* 44, no. 12 (2006):2411-20.

Bennett, William J. *The Book of Virtues: A Treasury of Great Moral Stories*. New York: Simon & Schuster, 1993.

Berridge, Kent, and Morten Kringelbach. "Affective Neuroscience of Pleasure: Reward in Humans and Animals. "*Psychopharmacology* 199, no. 3 (2008): 457-80.

Bester-Meredith, Janet K. , and Catherine A. Marler. " Vasopressin and Aggression in Cross-Fostered California Mice (*Peromyscuscalifornicus*) and White-Footed Mice(*Peromyscusleucopus*). "*Hormones and Behavior* 40, no. 1 (2001):51-64.

Bishop, Jacqueline M, ColleenO' Ryan, and Jennifer U. M. Jarvis. "Social Common Mole-Rats Enhance Outbreeding Via Extra-Pair Mating. " *Biology Letters* 3, no. 2 (2007):176-79.

Blackburn, Simon. *Ethics: A Very Short Introduction*. New York: Oxford University Press, 2003.

Blackburn, Simon. *How to Read Hume*. London: Granta, 2008.

Blackburn, Simon. "Response to Marc Hauser's Princeton Tanner Lecture. " http: // www. phil. cam. ac. uk /~swb24 / PAPERS / Hauser. pdf, 2008.

Blair, R. J. R. "Neuroimaging of Psychopathy and Antisocial Behavior: A Targeted Review. " *Current Psychiatry Reports* 12, no. 1 (2010): 76-82.

Blakemore, S. -J. , D. Bristow, G. Bird, C. Frith, and J. Ward. "Somatosensory Activations During the Observation of Touch and a Case of Vision-Touch Synaesthesia. " *Brain* 128, no. 7 (2005):1571-83.

Boas, Franz. *The Central Eskimo*. Lincoln, NE: University of Nebraska

Press,1888 /1964.

Boesch, Christophe, Camille Bolé, Nadin Eckhardt, and Hedwige Boesch. "Altruism in Forest Chimpanzees: The Case of Adoption. " *PLoS ONE* 5, no. 1 (2010): e8901.

Bogaerts, Steven, and David Leake. "A Framework for Rapid and Modular Case-Based Reasoning System Development. " Technical Report TR 617, Computer Science Department, Indiana University, Bloomington, Ind. , 2005.

Bowles, Samuel. "Did Warfare among Ancestral Hunter-Gatherers Affect the Evolution of Human Social Behaviors?" *Science* 324, no. 5932 (2009): 1293-98.

Bowles, Samuel. "Group Competition, Reproductive Leveling, and the Evolution of Human Altruism. " *Science* 314, no. 5805 (2006): 1569-72.

Boyd, Robert, and Peter J. Richerson. "Solving the Puzzle of Human Cooperation. " In *Evolution and Culture*, edited by Stephen C. Levinson, 105-32. Cambridge, MA: MIT Press, 2005.

Boyer, Pascal. *Religion Explained : The Evolutionary Origins of Religious Thought*. New York: Basic Books, 2001.

Braver, Todd S. , and Susan R. Bongiolatti. "The Role of Frontopolar Cortex in Sub-goal Processing During Working Memory. " *Neuroimage* 15, no. 3 (2002): 523-36.

Brizendine, Louann. *The Female Brain*. New York: Morgan Road Books, 2006.

Brizendine, Louann. *The Male Brain*. New York: Broadway Books, 2010.

Broad, K. D. , J. P. Curley, and E. B. Keverne. "Mother-Infant Bonding and the Evolution of Mammalian Social Relationships. " *Philosophical Transactions of the Royal Society B: Biological Sciences* 361, no. 1476 (2006): 2199-214.

Brown, D. G. "Mill's Moral Theory: Ongoing Revisionism. " *Politics, Philosophy & Economics* 9, no. 1 (2010): 5-45.

Bryson, Bill. *At Home: A Short History of Private Life*. New York:

Doubleday, 2010.

Bulbulia, J. , R. Sosis, E. Harris, R. Genet, C. Genet, and K. Wyman, eds. *The Evolution of Religion: Studies, Theories, and Critiques.* Santa Margarita, CA: Collins Foundation Press, 2008.

Buller, David J. "Four Fallacies of Pop Evolutionary Psychology." *Scientific American* 300 (2009): 74-81.

Bullmore, Ed, and Olaf Sporns. "Complex Brain Networks: Graph Theoretical Analysis of Structural and Functional Systems." *Nature Reviews Neuroscience* 10, no. 3 (2009): 186-98.

Burch, Ernest S. *Alliance and Conflict: The World System of the Inūtpiaq Eskimos.* Lincoln: University of Nebraska Press, 2005.

Burkart, Judith M. , Ernst Fehr, Charles Efferson, and Carel P. van Schaik. "Other-Regarding Preferences in a Non-Human Primate: Common Marmosets Provision Food Altruistically." *Proceedings of the National Academy of Sciences* 104, no. 50 (2007): 19762-66.

Buzsáki, G. *Rhythms of the Brain.* Oxford: Oxford University Press, 2006.

Caldwell, Christine A. , and Ailsa E. Millen. "Social Learning Mechanisms and Cumulative Cultural Evolution." *Psychological Science* 20, no. 12 (2009): 1478-83.

Carroll, Robert P. , and Stephen Prickett, eds. *The Bible: Authorized King James Version.* New York: Oxford University Press, 2008.

Carter, C. Sue, Angela J. Grippo, Hossein Pournajafi-Nazarloo, Michael G. Ruscio, and Stephen W. Porges. "Oxytocin, Vasopressin and Sociality." In *Progress in Brain Research 170: Advances in Vasopressin and Oxytocin: From Genes to Behaviour to Disease*, edited by Inga D. Neumann and Rainer Landgraf, 331-36. New York: Elsevier, 2008.

Carter, C. Sue. , J. Harris, and Stephen W. Porges. Neural and Evolutionary Perspectives on Empathy. In *The Social Neuroscience of Empathy*, edited by J. Decety and W. Ickes, 169-82, Cambridge, MA: MIT Press, 2009.

Carter, C. Sue, H. Pournajafi-Nazarloo, K. M. Kramer, T. E. Ziegler, R. White-Traut, D. Bello, and D. Schwertz. "Oxytocin: behavioral associations and potential as a salivary biomarker." *Annals of the New York Academy of Sciences* 1098 (2007):312-22.

Casebeer, William D. *Natural Ethical Facts: Evolution, Connectionism, and Moral Cognition*. Cambridge, MA: MIT Press, 2003.

Champagne, Frances A., and Michael J. Meaney. "Like Mother, Like Daughter: Evidence for Non-Genomic Transmission of Parental Behavior and Stress Responsivity." *Progress in Brain Research* 133(2001):287-302.

Champagne, Frances A., and Michael J. Meaney. "Transgenerational Effects of Social Environment on Variations in Maternal Care and Behavioral Response to Novelty." *Behavioral Neuroscience* 121, no. 6 (2007): 1353-63.

Chartrand, T. L., and J. A. Bargh. "The Chameleon Effect: The Perception-Behavior Link and Social Interaction." *Journal of Personality and Social Psychology* 76, no. 6 (1999):893-910.

Cheney, Dorothy L., and Robert M. Seyfarth. *Baboon Metaphysics: The Evolution of a Social Mind*. Chicago: University of Chicago Press, 2007.

Cheng, Clara Michelle, and Tanya L. Chartrand. "Self-Monitoring without Awareness: Using Mimicry as a Nonconscious Affiliation Strategy." *Journal of Personality and Social Psychology* 85, no. 6(2003):1170-79.

Cheng, Yawei, Chenyi Chen, Ching-Po Lin, Kun-Hsien Chou, and Jean Decety. "Love Hurts: An fMRI Study." *Neuroimage* 51, no. 2(2010): 923-29.

Cheng, Yawei, Ching-Po Lin, Ho-Ling Liu, Yuan-Yu Hsu, Kun-Eng Lim, Daisy Hung, and Jean Decety. "Expertise Modulates the Perception of Pain in Others." *Current Biology* 17, no. 19 (2007):1708-13.

Choi, Jung-Kyoo, and Samuel Bowles. "The Coevolution of Parochial Altruism and War." *Science* 318, no. 5850(2007):636-40.

Christiansen, Morten H. , and Nick Chater. "Language as Shaped by the Brain. "*Behavioral and Brain Sciences* 31, no. 5 (2008): 489-509.

Churchland, Anne K. , Roozbeh Kiani, and Michael N. Shadlen. "Decision-Making with Multiple Alternatives. " *Nature Neuroscience* 11, no. 6 (2008): 693-702.

Churchland, Patricia S. "Human Dignity from a Neurophilosophical Perspective. " In *Human Dignity and Bioethics : Essays Commissioned by the President's Council on Bioethics*, 99-121, Washington, DC: President's Council on Bioethics, 2008.

Churchland, Patricia S. "Inference to the Best Decision. " In *The Oxford Handbook of Philosophy and Neuroscience*, edited by John Bickle, 419-30. New York: Oxford University Press, 2009.

Churchland, Paul M. "Rules, Know-How, and the Future of Moral Cognition. "In *Moral Epistemology Naturalized*, edited by Richmond Campbell and Bruce Hunter, 291-306. Calgary: University of Calgary Press, 2000.

Churchland, Paul M. "Toward a Cognitive Neurobiology of the Moral Virtues. " *Topoi* 17 (1998): 1-14.

Clayton, Nicola S. , Joanna M. Dally, and Nathan J. Emery. "Social Cognition by Food-Caching Corvids: The Western Scrub-Jay as a Natural Psychologist. " *Philosophical Transactions of the Royal Society B : Biological Sciences* 362, no. 1480 (2007): 507-22.

Clutton-Brock, Tim. "Cooperation between Non-Kin in Animal Societies. " *Nature* 462, no. 7269 (2009): 51-57.

Cochran, Gregory, and Henry Harpending. *The 10, 000 Year Explosion: How Civilization Accelerated Human Evolution*. New York: Basic Books, 2009.

Cohas, Aurélie, and Dominique Allainé. "Social Structure Influences Extra-Pair Paternity in Socially Monogamous Mammals. " *Biology Letters* 5, no. 3 (2009): 313-16.

Collins, Francis S. *The Language of God: A Scientist Presents Evidence for Belief*. New York: Free Press, 2006.

Cordoni, G., and E. Palagi. "Reconciliation in Wolves (*Canis lupus*): New Evidence for a Comparative Perspective." *Ethology* 114, no. 3 (2008): 298-308.

Cosmides, Leda, John Tooby, and Jerome H. Barkow. "Introduction: Evolutionary Psychology and Conceptual Integration." In *The Adapted Mind: Evolutionary Psychology and the Generation of Culture*, edited by. Jerome H. Barkow, Leda Cosmides, and John Tooby, 3-15. New York: Oxford University Press, 1992.

Craig, A. D. "How Do You Feel? Interoception: The Sense of the Physiological Condition of the Body." *Nature Reviews Neuroscience* 3, no. 8 (2002): 655-66.

Craig, A. D. "How Do You Feel—Now? The Anterior Insula and Human Awareness." *Nature Reviews Neuroscience* 10, no. 1 (2009): 59-70.

Craig, A. D. "Interoception and Emotion: A Neuroanatomical Perspective." In *Handbook of Emotions*, 3rd ed., edited by Michael Lewis, Jeannette M. Haviland-Jones, and Lisa F. Barrett, 272-88. New York: Guilford, 2008.

Craig, A. D. "A New View of Pain as a Homeostatic Emotion." *Trends in Neurosciences* 26, no. 6 (2003): 303-7.

Craig, A. D. "Pain Mechanisms: Labeled Lines versus Convergence in Central Processing." *Annual Review of Neuroscience* 26, no. 1 (2003): 1-30.

Craig, A. D., K. Krout, and E. T. Zhang. "Cortical Projections of VMpo, a Specific Pain and Temperature Relay in Primate Thalamus." *Abstracts—Society for Neuroscience* 21 (1995): 1165.

Creel, Scott, and Nancy Marusha Creel. "Communal Hunting and Pack Size in African Wild Dogs, *Lycaon pictus*." *Animal Behaviour* 50, no. 5

(1995):1325-39.

Crockett, M. J. "The Neurochemistry of Fairness." *Annals of the New York Academy of Sciences* 1167, no. 1 (2009):76-86.

Crockett, M. J., L. Clark, G. Tabibnia, M. D. Lieberman, and T. W. Robbins. "Serotonin Modulates Behavioral Reactions to Unfairness." *Science* 320, no. 5884 (2008):1739.

Damasio, Antonio R. *The Feeling of What Happens: Body and Emotion in the Making of Consciousness*. New York: Harcourt Brace, 1999.

Damasio, Antonio R. *Self Comes to Mind: Constructing the Conscious Brain*. New York: Knopf /Pantheon, 2010.

Dalrymple, William. *Nine Lives: In Search of the Sacred in Modern India*. London: Bloomsbury, 2009.

Danks, David. "Constraint-Based Human Causal Learning." In *Proceedings of the 6th International Conference on Cognitive Modeling (ICCM-2004)*, edited by M. Lovett, C. Schunn, C. Lebiere, and P. Munro, 342-43. Mahwah, NJ: Lawrence Erlbaum Associates, 2004.

Danks, David. "The Psychology of Causal Perception and Reasoning." In *The Oxford Handbook of Causation*, edited by H. Beebee, C. Hitchcock, and P. Menzies, 447-70. Oxford: Oxford University Press, 2009.

Dapretto, M., M. S. Davies, J. H. Pfeifer, A. A. Scott, M. Sigman, S. Y. Bookheimer, and M. Iacoboni. "Understanding Emotions in Others: Mirror Neuron Dysfuncion in Children with Autism Spectrum Disorders." *Nature Neuroscience* 9, no. 1 (2006):28-30.

Davila Ross, Marina, Susanne Menzler, and Elke Zimmermann. "Rapid Facial Mimicry in Orangutan Play." *Biology Letters* 4, no. 1 (2008): 27-30.

De Dreu, Carsten K. W., Lindred L. Greer, Michel J. J. Handgraaf, Shaul Shalvi, Gerben A. Van Kleef, Matthijs Baas, Femke S. Ten Velden, Eric Van Dijk, and Sander W. W. Feith. "The Neuropeptide Oxytocin

Regulates Parochial Altruism in Intergroup Conflict among Humans. " *Science* 328, no. 5984 (2010) :1408-11.

De Sousa, Ronald. *The Rationality of Emotion*. Cambridge, MA: MIT Press, 1987.

De Sousa, Ronald. *Why Think? Evolution and the Rational Mind*. Oxford: Oxford University Press, 2007.

de Waal, F. B. M. , and K. E. Bonnie. "In Tune with Others: The Social Side of Primate Culture. "In *The Question of Animal Culture*, edited by K. Laland and G. Galef, 19-39, Cambridge, MA: Harvard University Press, 2009.

Deaner, Robert O. , Stephen V. Shepherd, and Michael L. Platt. "Familiarity Accentuates Gaze Cuing in Women but Not Men. " *Biology Letters* 3, no. 1 (2007):65-68.

Deary, Ian J. , Lars Penke, and Wendy Johnson. "The Neuroscience of Human Intelligence Differences. " *Nature Reviews Neuroscience* 11, no. 3 (2010):201-11.

DeVries, A. Courtney, Tarra Guptaa, Serena Cardillo, Mary Cho, and C. Sue Carter. "Corticotropin-Releasing Factor Induces Social Preferences in Male Prairie Voles. " *Psychoneuroendocrinology* 27, no. 6 (2002): 705-14.

Dierick, Herman A. , and Ralph J. Greenspan. "Molecular Analysis of Flies Selected for Aggressive Behavior. " *Nature Genetics* 38, no. 9 (2006): 1023-31.

Dierick, Herman A. , and Ralph J. Greenspan. "Serotonin and Neuropeptide F Have Opposite Modulatory Effects on Fly Aggression. " *Nat Genet* 39, no. 5 (2007):678-82.

Domes, Gregor, M. Heinrichs, J. Glascher, C. Buchel, D. F. Braus, and S. C. Herpertz. "Oxytocin Attenuates Amygdala Responses to Emotional Faces Regardless of Valence. " *Biological Psychiatry* 62, no. 10 (2007):1187-90.

Domes, Gregor, Markus Heinrichs, Andre Michel, Christoph Berger, and Sabine C. Herpertz. "Oxytocin Improves 'Mind-Reading' in Humans." *Biological Psychiatry* 61, no. 6 (2007): 731-33.

Domes, Gregor, Alexander Lischke, Christoph Berger, Annette Grossmann, Karlheinz Hauenstein, Markus Heinrichs, and Sabine C. Herpertz. "Effects of Intranasal Oxytocinon Emotional Face Processing in Women." *Psychoneuroendocrinology* 35, no. 1 (2010): 83-93.

Dunbar, R. I. M. "Coevolution of Neocortical Size, Group Size and Language in Humans." *Behavioral and Brain Sciences* 16, no. 04(1993): 681-94.

Dunbar, R. I. M. *Grooming, Gossip and the Evolution of Language.* London: Faber and Faber, 1996.

Dunham, A. E., and V. H. W. Rudolf. "Evolution of Sexual Size Monomorphism: The Influence of Passive Mate Guarding." *Journal of Evolutionary Biology* 22, no. 7 (2009): 1376-86.

Dupanloup, Isabelle, Luísa Pereira, Giorgio Bertorelle, Francesc Calafell, Maria João Prata, Antonio Amorim, and Guido Barbujani. "A Recent Shift from Polygyny to Monogamy in Humans Is Suggested by the Analysis of Worldwide Y-Chromosome Diversity." *Journal of Molecular Evolution* 57, no. 1(2003): 85-97.

Eisenberger, Naomi I., and Matthew D. Lieberman. "Why Rejection Hurts: A Common Neural Alarm System for Physical and Social Pain." *Trends in Cognitive Sciences* 8, no. 7 (2004): 294-300.

Eisenberger, Naomi I., Matthew D. Lieberman, and Kipling D. Williams. "Does Rejection Hurt? An fMRI Study of Social Exclusion." *Science* 302, no. 5643 (2003): 290-92.

Elman, Jeffrey L., Elizabeth A. Bates, Mark H. Johnson, Annette Karmiloff-Smith, Domenico Parisi, and Kim Plunkett. *Rethinking Innateness: A Connectionist Perspective on Development*, Neural Network Modeling and Connectionism. Cambridge, MA: MIT Press, 1996.

Emery, Nathan J. , and Nicola S. Clayton. "Comparative Social Cognition. " *Annual Review of Psychology* 60, no. 1(2008):87-113.

Erickson, Kirk I. , Walter R. Boot, Chandramallika Basak, Mark B. Neider, Ruchika S. Prakash, Michelle W. Voss, Ann M. Graybiel, Daniel J. Simons, Monica Fabiani, Gabriele Gratton, and Arthur F. Kramer. "Striatal Volume Predicts Level of Video Game Skill Acquisition. " *Cerebral Cortex* (2010):bhp293.

"Extending Trust. " Editorial, *Nature Neuroscience* 13, no. 8(2010):905.

Evans, Nicholas, and Stephen C. Levinson. "The Myth of Language Universals: Language Diversity and Its Importance for Cognitive Science. " *Behavioral and Brain Sciences* 32, no. 5 (2009):429-48.

Fehr, Ernst, and Simon Gächter. "Altruistic Punishment in Humans. " *Nature* 415, no. 6868 (2002):137-40.

Fehr, Ernst, and Simon Gächter. "Cooperation and Punishment in Public Goods Experiments. " *American Economic Review* 90(2000):980-94.

Fehr, Ernst, and Urs Fischbacher. "Third-Party Punishment and Social Norms. " *Evolution and Human Behavior* 25, no. 2 (2004):63-87.

Feldman, Ruth, Ilanit Gordon, and Orna Zagoory-Sharon, "The Cross-Generation Transmission of Oxytocin in Humans, " *Hormones and Behavior* (in press).

Ferrari, Pier F. , Elisabetta Visalberghi, Annika Paukner, Leonardo Fogassi, Angela Ruggiero, and Stephen J. Suomi. "Neonatal Imitation in Rhesus Macaques. " *PLoS Biology* 4, no. 9 (2006):e302.

Fink, Sabine, Laurent Excoffier, and Gerald Heckel. "Mammalian Monogamy Is Not Controlled by a Single Gene. " *Proceedings of the National Academy of Sciences* 103, no. 29 (2006):10956-60.

Fink, Sheri. "The Deadly Choicesat Memorial. " *New York Times Magazine*, August 30, 2009.

Flanagan, Owen J. *The Really Hard Problem: Meaning in a Material World*. Cambridge, MA: MIT Press, 2007.

Flanagan, Owen J. *Varieties of Moral Personality: Ethics and Psychological Realism*. Cambridge, MA: Harvard University Press, 1991.

Flanagan, Owen, and Robert Anthony Williams. "What Does the Modularity of Morals Have to Do with Ethics? Four Moral Sprouts Plus or Minus a Few." *Topics in Cognitive Science* (in press).

Flint, Jonathan, RalphJ. Greenspan, and Kenneth S. Kendler. *How Genes Influence Behavior*. New York: Oxford University Press, 2010.

Fogassi, Leonardo, Pier Francesco Ferrari, Benno Gesierich, Stefano Rozzi, Fabian Chersi, and Giacomo Rizzolatti. "Parietal Lobe: From Action Organization to Intention Understanding." *Science* 308, no. 5722 (2005): 662-67.

Forbes, Chad E., and Jordan Grafman. "The Role of the Human Prefrontal Cortex in Social Cognition and Moral Judgment." *Annual Review of Neuroscience* 33, no. 1 (2010): 299-324.

Fortunato, L., and M. Archetti. "Evolution of Monogamous Marriage by Maximization of Inclusive Fitness." *Journal of Evolutionary Biology* 23, no. 1 (2010): 149-56.

Freedman, O., S. Ornstein, P. Boston, T. Amour, J. Seely, and B. M. Mount. "Spirituality, Religion and Health: A Critical Appraisal of the Larson Reports." *Annals (Royal College of Physicians and Surgeons of Canada)* 35 (2002): 89-93.

Friedman, Daniel. *Morals and Markets: An Evolutionary Account of the Modern World*. New York: Palgrave Macmillan, 2008.

Frith, Chris D. "Social Cognition." *Philosophical Transactions of the Royal Society B: Biological Sciences* 363, no. 1499 (2008): 2033-39.

Frith, Chris D., and Uta Frith. "The Neural Basis of Mentalizing." *Neuron* 50, no. 4 (2006): 531-34.

Fuster, Joaquin M. *The Prefrontal Cortex*. 4th ed. Boston: Academic Press, 2008.

Gallese, Vittorio. "Motor Abstraction: A Neuroscientific Account of How Action Goals and Intentions Are Mapped and Understood." *Psychological Research* 73, no. 4 (2009): 486-98.

Gallese, Vittorio, Luciano Fadiga, Leonardo Fogassi, and Giacomo Rizzolatti. "Action Recognition in the Premotor Cortex." *Brain* 119, no. 2 (1996): 593-609.

Gallese, Vittorio, and Alvin Goldman. "Mirror Neurons and the Simulation Theory of Mind-Reading." *Trends in Cognitive Sciences* 2, no. 12 (1998): 493-501.

Gazzola, Valeria, and Christian Keysers. "The Observation and Execution of Actions Share Motor and Somatosensory Voxels in All Tested Subjects: Single-Subject Analyses of Unsmoothed fMRI Data." *Cerebral Cortex* 19, no. 6 (2009): 1239-55.

Gentner, Dedre, Keith James Holyoak, and Boicho N. Kokinov. *The Analogical Mind: Perspectives from Cognitive Science*. Cambridge, MA: MIT Press, 2001.

Germonpré, Mietje, Mikhail V. Sablin, Rhiannon E. Stevens, Robert E. M. Hedges, Michael Hofreiter, Mathias Stiller, and Viviane R. Després. "Fossil Dogs and Wolves from Palaeolithic Sites in Belgium, the Ukraine and Russia: Osteometry, Ancient DNA and Stable Isotopes." *Journal of Archaeological Science* 36, no. 2 (2009): 473-90.

Gert, Bernard. "The Definition of Morality." In *Stanford Encyclopedia of Philosophy* (Fall 2008 Edition), edited by. Edward N. Zalta. http://plato. stanford. edu/entries/morality-definition/, 2008.

Gervais, Matthew, and David Sloan Wilson. "The Evolution and Functions of Laughter and Humor: A Synthetic Approach." *Quarterly Review of Biology* 80, no. 4 (2005): 395-430.

Gintis, Herbert. *The Bounds of Reason: Game Theory and the Unification of the Behavioral Sciences*. Princeton, NJ: Princeton University Press,

2009.

Gintis, Herbert, Samuel Bowles, Robert Boyd, and Ernst Fehr. *Moral Sentiments and Material Interests : The Foundations of Cooperation in Economic Life*. Cambridge, MA : MIT Press, 2004.

Goldberg, Elkhonon, and Dmitri Bougakov. "Goals, Executive Control, and Action." In *Cognition, Brain, and Consciousness : Introduction to Cognitive Neuroscience*, edited by Bernard J. Baars and Nicole M. Gage. London : Academic Press, 2007.

Goldman, Alvin I. *Simulating Minds : The Philosophy, Psychology, and Neuroscience of Mindreading*, Philosophy of Mind. New York : Oxford University Press, 2006.

Goldman, Alvin, and Frederique de Vignemont. "Is Social Cognition Embodied?" *Trends in Cognitive Sciences* 13, no. 4 (2009) : 154-59.

Goodson, James L. "The Vertebrate Social Behavior Network : Evolutionary Themes and Variations." *Hormones and Behavior* 48, no. 1 (2005) : 11-22.

Goodson, James L., Sara E. Schrock, James D. Klatt, David Kabelik, and Marcy A. Kingsbury. "Mesotocin and Nonapeptide Receptors Promote Estrildid Flocking Behavior." *Science* 325 (2009) : 862-66.

Gopnik, Alison. "Mind Reading." Review of *Reading in the Brain—The Science and Evolution of a Human Invention*, by Stanislas Dehaene. *New York Times*, January 3, 2010.

Gottfried, Jay A., John O'Doherty, and Raymond J. Dolan. "Encoding Predictive Reward Value in Human Amygdala and Orbitofrontal Cortex." *Science* 301, no. 5636 (2003) : 1104-7.

Gouin, Jean-Philippe, C. Sue Carter, Hossein Pournajafi-Nazarloo, Ronald Glaser, William B. Malarkey, Timothy J. Loving, Jeffrey Stowell, and Janice K. Kiecolt-Glaser. "Marital Behavior, Oxytocin, Vasopressin, and Wound Healing." *Psychoneuroendocrinology* (in press).

Grafton,Scott T. , and Antonia F. de C. Hamilton. "Evidence for a Distributed Hierarchy of Action Representation in the Brain. "*Human Movement Science* 26,no. 4 (2007):590-616.

Graham,Franklin. *The Name*. Nashville,TN:Thomas Nelson Publishers,2002.

Graham,Jesse,Jonathan Haidt,and Brian A. Nosek. "Liberals and Conservatives Rely on Different Sets of Moral Foundations. "*Journal of Personality and Social Psychology* 96,no. 5 (2009):1029-46.

Graybiel,Ann M. "The Basal Ganglia:Learning New Tricks and Loving It. " *Current Opinion in Neurobiology* 15,no. 6 (2005):638-44.

Graybiel, Ann M. " Habits, Rituals, and the Evaluative Brain. " *Annual Review of Neuroscience* 31 (2008):359-87.

Grayling, A. C. *What Is Good? The Search for the Best Way to Live.* London:Weidenfeld & Nicolson,2003.

Greene,Joshua. "From Neural 'Is' to Moral 'Ought':What Are the Moral Implications of Neuroscientific Moral Psychology?" *Nature Reviews Neuroscience* 4,no. 10 (2003):846-50.

Greenspan,R. J. "E Pluribus Unum,Ex Uno Plura:Quantitative and Single-Gene Perspectives on the Study of Behavior. " *Annual Review of Neuroscience* 27(2004):79-105.

Greenspan,R. J. "The Flexible Genome. "*Nature Reviews Genetics* 2,no. 5 (2001):383-87.

Gross,Charles G. "Making Sense of Printed Symbols. "*Science* 327,no. 5965 (2010):524-25.

Gunter,T. D. , M. G. Vaughn,and R. A. Philibert. "Behavioral Genetics in Antisocial Spectrum Disorders and Psychopathy:A Review of the Recent Literature. "*Behavioral Sciences & the Law* 28,no. 2 (2010): 148-73.

Haidt,Jonathan. "The Emotional Dog and Its Rational Tail:A Social Intuitionist Approach to Moral Judgment. "*Psychological Review* 108,no. 4(2001):814-

34.

Haidt, Jonathan, and Jesse Graham. "Planet of the Durkheimians, Where Community, Authority, and Sacredness are Foundations of Morality." In *Social and Psychological Bases of Ideology and System Justification*, edited by John T. Jost, Aaron C. Kay, and Hulda Thorisdottir, 371-401. New York: Oxford University Press, 2009.

Haidt, Jonathan, and Craig Joseph. "Intuitive Ethics: How Innately Prepared Intuitions Generate Culturally Variable Virtues." *Daedalus*, 133, no. 4 (2004): 55-66.

Haidt, Jonathan, and Craig Joseph. "The Moral Mind: How Five Sets of Innate Intuitions Guide the Development of Many Culture-Specific Virtues, and Perhaps Even Modules." In *The Innate Mind*, vol. 3: *Foundations and the Future*, edited by Peter Carruthers, Stephen Laurence, and Stephen Stich, 367-92. New York: Oxford University Press, 2007.

Hanson, Stephen José, and Yaroslav O. Halchenko. "Brain Reading Using Full Brain Support Vector Machines for Object Recognition: There Is No 'Face' Identification Area." *Neural Computation* 20, no. 2 (2008): 486-503.

Hare, Brian. "What Is the Effect of Affect on Bonobo and Chimpanzee Problem Solving?" In *Neurobiology of "Umwelt": How Living Beings Perceive the World*, edited by Alain Berthoz and Yves Christen, 89-102. New York: Springer, 2009.

Hare, Brian, Alicia P. Melis, Vanessa Woods, Sara Hastings, and Richard Wrangham. "Tolerance Allows Bonobos to Outperform Chimpanzees on a Cooperative Task." *Current Biology* 17, no. 7 (2007): 619-23.

Hare, R. M. *Moral Thinking: Its Levels, Method, and Point.* Oxford: Clarendon Press, 1981.

Hare, Robert D. *Manual for the Hare Psychopathy Checklist-Revised*, 2nd ed. Toronto:Multi-Health Systems,2003.

Hare,Robert D. *Without Conscience*:*The Disturbing World of the Psychopaths among Us*. New York:Pocket Books,1993.

Hare,Robert D. ,and C. N. Neumann. "The PCL-R Assessment of Psychopathy: Development,Structural Properties,and New Directions. "In *Handbook of Psychopathy*,edited by C. Patrick,58-88. New York:Guilford,2006.

Harris,Sam. *The Moral Landscape*:*How Science Can Determine Human Values*. New York:Free Press,2010.

Harris,Sam. "Science Is in the Details. "*New York Times*,July 26,2009.

Hauser,Marc D. "Costs of Deception:Cheaters Are Punished in Rhesus Monkeys(*Macacamulatta*). " *Proceedings of the National Academy of Sciences of the United States of America* 89, no. 24 (1992): 12137-39.

Hauser,Marc D. *Moral Minds*:*How Nature Designed Our Universal Sense of Right and Wrong*. New York:Ecco,2006.

Haynes, John-Dylan, Katsuyuki Sakai, Geraint Rees, Sam Gilbert, Chris Frith,and Richard E. Passingham. "Reading Hidden Intentions in the Human Brain. "*Current Biology* 17,no. 4(2007):323-28.

Heim,C. ,L. J. Young, D. J. Newport, T. Mletzko, A. H. Miller,and C. B. Nemeroff. "Lower Csf Oxytocin Concentrations in Women with a History of Childhood Abuse. "*Molecular Psychiatry* 14,no. 10(2008): 954-58.

Hein,Grit,and Tania Singer. "I Feel How You Feel but Not Always:The Empathic Brain and Its Modulation. "*Current Opinionin Neurobiology* 18, no. 2(2008):153-58.

Heinrich,Bernd. *Mind of the Raven*:*Investigations and Adventures with Wolf-Birds*. New York:Cliff Street Books,1999.

Heinrich,Bernd. *One Man's Owl*. Princeton,NJ:Princeton University Press, 1987.

Henrich, Joseph, Jean Ensminger, Richard McElreath, Abigail Barr, Clark Barrett, Alexander Bolyanatz, Juan Camilo Cardenas, Michael Gurven, Edwins Gwako, Natalie Henrich, Carolyn Lesorogol, Frank Marlowe, David Tracer, and John Ziker. "Markets, Religion, Community Size, and the Evolution of Fairness and Punishment. " *Science* 327, no. 5972 (2010):1480-84.

Henshilwood, Christopher S. , Francesco D'Errico, Curtis W. Marean, Richard G. Milo, and Royden Yates. "An Early Bone Tool Industry from the Middle Stone Age at Blombos Cave, South Africa: Implications for the Origins of Modern Human Behaviour, Symbolism and Language. " *Journal of Human Evolution* 41, no. 6(2001):631-78.

Henshilwood, Christopher S. , Francesco d'Errico, Marian Vanhaeren, Karen van Niekerk, and Zenobia Jacobs. "Middle Stone Age Shell Beads from South Africa. " *Science* 304 (2004):404.

Heyes, Cecilia. "Where Do Mirror Neurons Come From?" *Neuroscience & Biobehavioral Reviews* 34, no. 4(2010):575-83.

Hickok, Gregory. "Eight Problems for the Mirror Neuron Theory of Action Understanding in Monkeys and Humans. " *Journal of Cognitive Neuroscience* 21, no. 7 (2009):1229-43.

Hickok, Gregory, Kayoko Okada, and John T. Serences. "Area SPT in the Human Planum Temporale Supports Sensory-Motor Integration for Speech Processing. " *Journal of Neurophysiology* 101, no. 5 (2009): 2725-32.

Hoesch, W. "Uber Ziegen hutende Bärenpaviane(*Papio ursinus ruacana*). " *Zeitschrift für Tierpsychologie*(1961)18:297-301.

Hollander, Eric, Jennifer Bartz, William Chaplin, Ann Phillips, Jennifer Sumner, Latha Soorya, Evdokia Anagnostou, and Stacey Wasserman. "Oxytocin Increases Retention of Social Cognition in Autism. " *Biological Psychiatry* 61 (2007):498-503.

Holt-Lunstad, Julianne, Wendy A. Birmingham, and Kathleen C. Light. "Influence of a 'Warm Touch' Support Enhancement Intervention among Married Couples on Ambulatory Blood Pressure, Oxytocin, Alpha Amylase, and Cortisol." *Psychosomatic Medicine* 70, no. 9 (2008):976-85.

Horner, Victoria, and Frans B. M. de Waal. "Controlled Studies of Chimpanzee Cultural Transmission." *Progress in Brain Research* 178 (2009):3-15.

Hrdy, Sarah Blaffer. *Mother Nature: A History of Mothers, Infants, and Natural Selection.* New York: Pantheon Books, 1999.

Hrdy, Sarah Blaffer. *Mothers and Others: The Evolutionary Origins of Mutual Understanding.* Cambridge, MA: Belknap Press of Harvard University Press, 2009.

Hughes, John R. "Update on Autism: A Review of 1300 Reports Published in 2008." *Epilepsy & Behavior* 16, no. 4 (2009):569-89.

Hume, David. *A Treatise of Human Nature*, edited by David Fate Norton and Mary J. Norton. Oxford: Oxford University Press, 2000.

Hurka, Thomas. "Moore's Moral Philosophy." In *Stanford Encyclopedia of Philosophy*, edited by. Edward M. Zalta. http://plato. stanford. edu/entries/moore-moral/, January 2005, with revisions in March 2010.

Hutchison, W. D., K. D. Davis, A. M. Lozano, R. R. Tasker, and J. O. Dostrovsky. "Pain-Related Neurons in the Human Cingulate Cortex." *Nature Neuroscience* 2, no. 5 (1999):403-5.

Iacoboni, Marco. *Mirroring People: The New Science of How We Connect with Others.* New York: Farrar, Straus and Giroux, 2008.

Iacoboni, Marco. "Neurobiology of Imitation." *Current Opinion in Neurobiology* 19, no. 6 (2009):661-65.

Iacoboni, Marco, Istvan Molnar-Szakacs, Vittorio Gallese, Giovanni Buccino, John C. Mazziotta, and Giacomo Rizzolatti. "Grasping the Intentions of Others with One's Own Mirror Neuron System." *PLoS Biology* 3, no.

3 (2005):e79.

Insel, Thomas R. "The Challenge of Translation in Social Neuroscience: A Review of Oxytocin, Vasopressin, and Affiliative Behavior. " *Neuron* 65, no. 6 (2010):768-79.

Jabbi, Mbemba, and Christian Keysers. "Inferior Frontal Gyrus Activity Triggers Anterior Insula Response to Emotional Facial Expressions. " *Emotion* 8 (2008):775-80.

Jacob, Pierre. "What Do Mirror Neurons Contribute to Human Social Cognition?" *Mind & Language* 23, no. 2 (2008):190-223.

Jacob, Pierre, and Marc Jeannerod. "The Motor Theory of Social Cognition: A Critique. "*Trends in Cognitive Sciences* 9, no. 1(2005):21-25.

Jahfari, Sara, Cathy M. Stinear, Mike Claffey, Frederick Verbruggen, and Adam R. Aron. "Responding with Restraint: What Are the Neurocognitive Mechanisms?" *Journal of Cognitive Neuroscience* 22, no. 7(2010):1479-92.

Jamieson, Dale. "When Utilitarians Should Be Virtue Theorists. " *Utilitas* 19, no. 2 (2007):160-83.

Johansson, Petter, Lars Hall, Sverker Sikstrom, and Andreas Olsson. "Failure to Detect Mismatches between Intention and Outcome in a Simple Decision Task. "*Science* 310, no. 5745 (2005):116-19.

Johnson, Dominic. "Darwinian Selection in Asymmetric Warfare: The Natural Advantage of Insurgents and Terrorists. " *Journal of the Washington Academy of Sciences* 95 (2009):89-112.

Johnson, Mark. *Moral Imagination: Implications of Cognitive Science for Ethics.* Chicago: University of Chicago Press, 1993.

Johnson, Robert. "Kant's Moral Philosophy. " In *Stanford Encyclopedia of Philosophy* (Winter 2009 Edition), edited by Edward N. Zalta. http://plato. stanford. edu/archives/win2009/entries/kant-moral, 2008.

Jones, Susan S. "Imitation in Infancy. " *Psychological Science* 18, no. 7 (2007):593-99.

Jones, Susan S. "Infants Learn to Imitate by Being Imitated. " In *Proceedings of the International Conference on Development and Learning* (ICDL), edited by C. Yu, L. B. Smith, and O. Sporns. Bloomington: Indiana University, 2006.

Jones, Susan S. "The Role of Mirror Neurons in Imitation: A Commentary on Gallese. " In *Perspectives on Imitation: From Neuroscience to Social Science*, vol. 1: *Mechanisms of Imitation and Imitation in Animals*, edited by Susan Hurley and Nick Chater, 205-10. Cambridge, MA: MIT Press, 2005.

Kant, Immanuel. *Groundwork of the Metaphysics of Morals*, edited by Mary J. Gregor. New York: Cambridge University Press, 1998.

Kaplan, Jonathan Michael. "Historical Evidence and Human Adaptations. " *Philosophy of Science* 69, no. s3 (2002): S294-S304.

Kavanagh, L. , C. Suhler, P. Churchland, and P. Winkielman. "People Who Mimic Unfriendly Individuals Suffer Reputational Costs"(submitted).

Kehagia, Angie A. , Graham K. Murray, and Trevor W. Robbins. "Learning and Cognitive Flexibility: Frontostriatal Function and Monoaminergic Modulation. " *Current Opinion in Neurobiology* 20, no. 2 (2010): 199-204.

Keverne, Eric B. "Central Mechanisms Underlying the Neural and Neuroendocrine Determinants of Maternal Behaviour. " *Psychoneuroendocrinology* 13, no. 1-2 (1988): 127-41.

Keverne, Eric B. "Genomic Imprinting and the Evolution of Sex Differences in Mammalian Reproductive Strategies. " *Advances in Genetics* 59 (2007): 217-43.

Keverne, Eric B. "Reproductive Behaviour. "In *Reproductionin Mammals*, vol. 4: *Reproductive Fitness*, edited by C. R. Austin and R. V. Short, 133-75. Cambridge: Cambridge University Press, 1984.

Keverne, Eric B. "Understanding Well-Being in the Evolutionary Context of Brain Development. " *Philosophical Transactions of the Royal Society of London B: Biological Sciences* 359, no. 1449 (2004):1349-58.

Keverne, Eric B., and K. M. Kendrick. "Neurochemical Changes Accompanying Parturition and Their Significance for Maternal Behavior." In *Mammalian Parenting: Biochemical, Neurobiological and Behavioral Determinants*, edited by N. A. Krasnegor and R. S. Bridges, 281-304. New York: Oxford University Press, 1990.

Keysers, Christian, and Valeria Gazzola. "Towards a Unifying Neural Theory of Social Cognition." *Progress in Brain Research* 156(2006):379-401.

Keysers, Christian, Jon H. Kaas, and Valeria Gazzola. "Somatosensation in Social Perception." *Nature Reviews Neuroscience* 11, no. 6 (2010): 417-28.

Keysers, Christian, and David I. Perrett. "Demystifying Social Cognition: A Hebbian Perspective." *Trends in Cognitive Sciences* 8, no. 11(2004): 501-7.

Kiehl, Kent A. "A Cognitive Neuroscience Perspective on Psychopathy: Evidence for Paralimbic System Dysfunction." *Psychiatry Research* 142 (2006):107-28.

Kilham, Benjamin, and Ed Gray. *Among the Bears: Raising Orphan Cubs in the Wild*. New York: Henry Holt, 2002.

King-Casas, B., C. Sharp, L. Lomax-Bream, T. Lohrenz, P. Fonagy, and P. R. Montague. "The Rupture and Repair of Cooperation in Borderline Personality Disorder." *Science* 321, no. 5890(2008):806-10.

Kirsch, P., C. Esslinger, Q. Chen, D. Mier, S. Lis, S. Siddhanti, H. Gruppe, V. S. Mattay, B. Gallhofer, and A. Meyer-Lindenberg. "Oxytocin Modulates Neural Circuitry for Social Cognition and Fear in Humans." *The Journal of Neuroscience* 25, no. 49 (2005):11489-93.

Kitcher, Philip. "Biology and Ethics." In *The Oxford Handbook of Ethics*, edited by D. Copp, 163-85. Oxford: Oxford University Press, 2006.

Kleiman, Devra G. "Monogamy in Mammals." *Quarterly Review of Biology* 52, no. 1 (1977): 39-69.

Kline, Michelle A. , and Robert Boyd. "Population Size Predicts Technological Complexity in Oceania. "*Proceedings of the Royal Society B : Biological Sciences* 277, no. 1693 (2010): 2559-64.

Korsgaard, Christine M. *The Sources of Normativity*. New York: Cambridge University Press, 1996.

Kosfeld, M. , M. Heinrichs, P. J. Zak, U. Fischbacher, and E. Fehr. "Oxytocin Increases Trust in Humans. "*Nature* 435, no. 7042 (2005): 673-76.

Krubitzer, Leah. "The Magnificent Compromise: Cortical Field Evolution in Mammals. "*Neuron* 56(2007): 201-9.

La Cerra, Peggy, and Roger Bingham. *The Origin of Minds : Evolution, Uniqueness, and the New Science of the Self*. New York: Harmony Books, 2002.

Lakin, Jessica L. , and T. L. Chartrand. "Using Nonconscious Behavioral Mimicry to Create Affiliation and Rapport. "*Psychological Science* 14, no. 4(2003): 334-39.

Lakin, Jessica L. , Valerie E. Jefferis, Clara Michelle Cheng, and Tanya L. Chartrand. "The Chameleon Effect as Social Glue: Evidence for the Evolutionary Significance of Nonconscious Mimicry. " *Journal of Nonverbal Behavior* 27, no. 3 (2003): 145-62.

Lakoff, George, and Mark Johnson. *Philosophy in the Flesh : The Embodied Mind and Its Challenge to Western Thought*. New York: Basic Books, 1999.

Larson, David B. , James P. Swyers, and Michael E. McCullough. *Scientific Research on Spirituality and Health : A Report Based on the Scientific Progress in Spirituality Conferences*. Rockville, MD: National Institute for Healthcare Research, 1998.

Leake, David B. *Case-Based Reasoning : Experiences, Lessons and Future*

Directions. Cambridge, MA: MIT Press, 1996.

Lesch, Klaus-Peter, Dietmar Bengel, Armin Heils, Sue Z. Sabol, Benjamin D. Greenberg, Susanne Petri, Jonathan Benjamin, Clemens R. Muller, Dean H. Hamer, and Dennis L. Murphy. "Association of Anxiety-Related Traits with a Polymorphism in the Serotonin Transporter Gene Regulatory Region." *Science* 274, no. 5292 (1996): 1527-31.

Light, Kathleen C., Karen M. Grewen, Janet A. Amico, Maria Boccia, Kimberly A. Brownley, and Josephine M. Johns. "Deficits in Plasma Oxytocin Responses and Increased Negative Affect, Stress, and Blood Pressure in Mothers with Cocaine Exposure During Pregnancy." *Addictive Behaviors* 29, no. 8 (2004): 1541-64.

Lim, Miranda M., Anne Z. Murphy, and Larry J. Young. "Ventral Striatopallidal Oxytocin and Vasopressin V1a Receptors in the Monogamous Prairie Vole (*Microtus ochrogaster*)." *Journal of Comparative Neurology* 468, no. 4 (2004): 555-70.

Llinás, Rodolfo R. *I of the Vortex: From Neurons to Self*. Cambridge, MA: MIT Press, 2001.

Lucki, Irwin. "The Spectrum of Behaviors Influenced by Serotonin." *Biological Psychiatry* 44, no. 3 (1998): 151-62.

Lyons, Derek E., Andrew G. Young, and Frank C. Keil. "The Hidden Structure of Overimitation." *Proceedings of the National Academy of Sciences* 104, no. 50 (2007): 19751-56.

MacIntyre, Alasdair C. *After Virtue: A Study in Moral Theory*. 3rd ed. Notre Dame, IN: University of Notre Dame Press, 2007.

MacLean, Paul D. *The Triune Brain in Evolution: Role in Paleocerebral Functions*. New York: Plenum Press, 1990.

Maestripieri, Dario, Christy L. Hoffman, George M. Anderson, C. Sue Carter, and James D. Higley. "Mother-Infant Interactionsin Free-Ranging Rhesus Macaques: Relationships between Physiological and Behavioral

Variables. " *Physiology & Behavior* 96 , no. 4-5 (2009):613-19.

Marean, Curtis W. "When the Sea Saved Humanity. " *Scientific American* 303 (2010): 55-61.

Mc Brearty, Sally, and AlisonS. Brooks. "The Revolution That Wasn't: A New Interpretation of the Origin of Modern Human Behavior. " *Journal of Human Evolution* 39 , no. 5 (2000):453-563.

McGrew, William C. "Chimpanzee Technology. " *Science* 328 , no. 5978 (2010):579-80.

McIntosh, Daniel N. , Aimee Reichmann-Decker, Piotr Winkielman, and Julia L. Wilbarger. "When the Social Mirror Breaks: Deficits in Automatic, but Not Voluntary, Mimicry of Emotional Facial Expressions in Autism. " *Developmental Science* 9 , no. 3 (2006):295-302.

Meaney, Michael J. "Maternal Care, Gene Expression, and the Transmission of Individual Differences in Stress Reactivity across Generations. " *Annual Review of Neuroscience* 24 , no. 1 (2003):1161-92.

Melis, Alicia P. , Brian Hare, and Michael Tomasello. "Engineering Cooperation in Chimpanzees: Tolerance Constraints on Cooperation. " *Animal Behaviour* 72 , no. 2 (2006):275-86.

Mello, Claudio V. , Tarciso A. F. Velho, and Raphael Pinaud. "Song-Induced Gene Expression: A Window on Song Auditory Processing and Perception. " *Annals of the New York Academy of Sciences* 1016(2004):263-81.

Meltzoff, A. N. "Roots of Social Cognition: The Like-Me Framework. " In *Minnesota Symposia on Child Psychology: Meeting the Challenge of Translational Research in Child Psychology* , edited by D. Cicchetti and M. R. Gunnar, 29-58. Hoboken, NJ: Wiley, 2009.

Meng, Qingjin, Jinyuan Liu, David J. Varricchio, Timothy Huang, and Chunling Gao. "Palaeontology: Parental Care in an Ornithischian Dinosaur. " *Nature* 431 , no. 7005 (2004):145-46.

Mercier, Hugo, and Dan Sperber. "Why Do Humans Reason? Arguments for an Argumentative Theory." *Behavioral and Brain Sciences* (in press).

Mesoudi, Alex. "How Cultural Evolutionary Theory Can Inform Social Psychology and Vice Versa." *Psychological Review*, no. 116 (2009): 929-952.

Meyer, Kaspar, and Antonio Damasio. "Convergence and Divergence in a Neural Architecture for Recognition and Memory." *Trends in Neurosciences* 32, no. 7 (2009): 376-82.

Milinski, M., D. Semmann, and H. J. Krambeck. "Reputation Helps Solve the 'Tragedy of the Commons.'" *Nature* 415, no. 6870 (2002): 424-26.

Mill, John Stuart. *Utilitarianism*. In *On Liberty and Other Essays*, edited by John Gray, 129-201, New York: Oxford University Press, 1998.

Molenberghs, Pascal, Ross Cunnington, and Jason B. Mattingley. "Is the Mirror Neuron System Involved in Imitation? A Short Review and Meta-Analysis." *Neuroscience & Biobehavioral Reviews* 33, no. 7 (2009): 975-80.

Moore, G. E. *Principia Ethica*. Cambridge: Cambridge University Press, 1903.

Morrison, India, and Paul E. Downing. "Organization of Felt and Seen Pain Responses in Anterior Cingulate Cortex." *Neuroimage* 37, no. 2 (2007): 642-51.

Murdock, George P., and Suzanne F. Wilson. "Settlement Patterns and Community Organization: Cross-Cultural Codes 3." *Ethnology* 11 (1972): 254-95.

Murphy, Dennis L., Meredith A. Fox, Kiara R. Timpano, Pablo R. Moya, Renee Ren-Patterson, Anne M. Andrews, Andrew Holmes, Klaus-Peter Lesch, and Jens R. Wendland. "How the Serotonin Story Is Being Rewritten by New Gene-Based Discoveries Principally Related to Slc6a4, the Seroton in Transporter Gene, Which Functions to Influence All Cellular Serotonin Systems." *Neuropharmacology* 55, no. 6 (2008): 932-60.

Murphy, Michael R., Jonathan R. Seckl, Steven Burton, Stuart A. Checkley, and Stafford L. Lightman. "Changes in Oxytocin and Vasopressin Secretion During Sexual Activity in Men. "*The Journal of Clinical Endocrinology & Metabolism* 65 , no. 4 (1987) :738-41.

Murray, Michael J. , and Lyn Moore. "Costly Signaling and the Origin of Religion. "*Journal of Cognition and Culture* 9 (2009) :225-45.

Myowa-Yamakoshi, Masako, Masaki Tomonaga , Masayuki Tanaka , and Tetsuro Matsuzawa. "Imitation in Neonatal Chimpanzees (*Pan troglodytes*). " *Developmental Science* 7 , no. 4 (2004) :437-42.

Nagel, Thomas. "What Peter Singer Wants of You. "*New York Review of Books* , March 25 , 2010.

Neiman, Susan. *Moral Clarity : A Guide for Grown-up Idealists*. Orlando, FL : Harcourt , 2008.

Nesse, Randolph M. "Runaway Social Selection for Displays of Partner Value and Altruism. "*Biological Theory* 2 , no. 2(2007) :143-55.

Nisbett, Richard E. *The Geography of Thought* : *How Asians and Westerners Think Differently—and Why*. New York : Free Press , 2003.

Nisbett, Richard E. , and Dov Cohen. *Culture of Honor : The Psychology of Violence in the South* , New Directions in Social Psychology. Boulder, CO : Westview Press , 1996.

Nisbett, Richard E. , and Timothy D. Wilson. "Telling More Than We Can Know : Verbal Reports on Mental Processes. " *Psychological Review* 8 (1977) :231-59.

North, Douglass C. , John Joseph Wallis, and Barry R. Weingast. *Violence and Social Orders : A Conceptual Framework for Interpreting Recorded Human History*. Cambridge : Cambridge University Press , 2009.

Oberman, Lindsay M. , Edward M. Hubbard, Joseph P. McCleery, Eric L. Altschuler, Vilayanur S. Ramachandran, and Jaime A. Pineda. "EEG Evidence for Mirror Neuron Dysfunction in Autism Spectrum Disorders. " *Cognitive Brain Research* 24 , no. 2 (2005) :190-98.

Oberman, Lindsay M. , Jaime A. Pineda, and Vilayanur S. Ramachandran. "The Human Mirror Neuron System: A Link between Action Observation and Social Skills. " *Social Cognitive and Affective Neuroscience* 2, no. 1 (2007): 62-66.

Oberman, Lindsay M. , Piotr Winkielman, and Vilayanur S. Ramachandran. "Face to Face: Blocking Facial Mimicry Can Selectively Impair Recognition of Emotional Expressions. " *Social Neuroscience* 2, no. 3-4(2007): 167-78.

Olff, Miranda, Willie Langeland, Anke Witteveen, and Damiaan Denys. " A Psychobiological Rationale for Oxytocin in Treatment of Posttraumatic Stress Disorder. " *CNS Spectrums* 15, no. 8 (2010): 436-44.

Ozonoff, Sally, Bruce F. Pennington, and Sally J. Rogers. "Executive Function Deficits in High-Functioning Autistic Individuals: Relationship to Theory of Mind. " *Journal of Child Psychology and Psychiatry* 32, no. 7(1991): 1081-105.

Oztop, Erhan, Mitsuo Kawato, and Michael Arbib. "Mirror Neurons and Imitation: A Computationally Guided Review. " *Neural Networks* 19, no. 3 (2006): 254-71.

Pacheco, Jorge M. , Francisco C. Santos, and Fabio A. C. C. Chalub. "Stern-Judging: A Simple, Successful Norm Which Promotes Cooperation under Indirect Reciprocity. " *PLoS Computational Biology* 2, no. 12 (2006): e178.

Panksepp, Jaak. *Affective Neuroscience: The Foundations of Human and Animal Emotions*, Series in Affective Science. New York: Oxford University Press, 1998.

Panksepp, Jaak. "At the Interface of the Affective, Behavioral, and Cognitive Neurosciences: Decoding the Emotional Feelings of the Brain. " *Brain and Cognition* 52, no. 1 (2003): 4-14.

Panksepp, Jaak. "Feeling the Pain of Social Loss. " *Science* 302, no. 5643 (2003): 237-39.

Pargament, Kenneth I. , Harold G. Koenig, Nalini Tarakeshwar, and June Hahn. "Religious Struggle as a Predictor of Mortality among Medically Ill Elderly Patients: A 2-Year Longitudinal Study. " *Archives of Internal Medicine* 161, no. 15 (2001):1881-85.

Parvizi, Josef. "Corticocentric Myopia: Old Bias in New Cognitive Sciences. " *Trends in Cognitive Sciences* 13, no. 8(2009):354-59.

Pellegrino, G. , L. Fadiga, L. Fogassi, V. Gallese, and G. Rizzolatti. "Understanding Motor Events: A Neurophysiological Study. " *Experimental Brain Research* 91, no. 1 (1992):176-80.

Pennisi, Elizabeth. "Conquering by Copying. " *Science* 328, no. 5975 (2010): 165-67.

Pennisi, Elizabeth. "On the Origin of Cooperation. " *Science* 325, no. 5945 (2009):1196-99.

Perry, Susan, and Joseph H. Manson. "Traditions in Monkeys. " *Evolutionary Anthropology: Issues, News, and Reviews* 12, no. 2(2003):71-81.

Perry, Susan, Joseph H. Manson, Gayle Dower, and Eva Wikberg. "White-faced Capuchins Cooperate to Rescue a Groupmate from a *Boa constrictor*. " *Folia Primatologica* 74 (2003):109-11.

Petit, Odile, Christine Desportes, and Bernard Thierry. "Differential Probability of 'Coproduction' in Two Species of Macaque (*Macaca tonkeana*, *M. mulatta*). " *Ethology* 90, no. 2 (1992):107-20.

Pfaff, Donald W. *The Neuroscience of Fair Play: Why We (Usually) Follow the Golden Rule*. New York: Dana Press, 2007.

Phelps, Elizabeth A. , Mauricio R. Delgado, Katherine I. Nearing, and Joseph E. LeDoux. "Extinction Learning in Humans: Role of the Amygdala and vmPFC. " *Neuron* 43, no. 6 (2004):897-905.

Poldrack, Russell A. , Yaroslav O. Halchenko, and Stephen José Hanson. "Decoding the Large-Scale Structure of Brain Function by Classifying Mental States across Individuals. " *Psychological Science* 20, no. 11

(2009):1364-72.

Popper, Karl R. *Conjectures and Refutations : The Growth of Scientific Knowledge*. London: Routledge, 1963.

Porges, Stephen W. "The Polyvagal Perspective." *Biological Psychology* 74, no. 2 (2007):116-43.

Porges, Stephen W., and C. Sue Carter. "Neurobiology and Evolution: Mechanisms, Mediators, and Adaptive Consequences of Caregiving." In *Self Interest and Beyond : Toward a New Understanding of Human Caregiving*, edited by S. L. Brown, R. M. Brown, and L. A. Penner. Oxford: Oxford University Press, in press.

Powell, Adam, Stephen Shennan, and Mark G. Thomas. "Late Pleistocene Demography and the Appearance of Modern Human Behavior." *Science* 324, no. 5932 (2009):1298-301.

Preston, Stephanie D., and Frans B. M. de Waal. "Empathy: Its Ultimate and Proximate Bases." *Behavioral and Brain Sciences* 25, no. 1(2001): 1-20.

Preuss, Todd M. "The Cognitive Neuroscience of Human Uniqueness." In *The Cognitive Neurosciences*, edited by M. S. Gazzaniga, 49-64. Cambridge, MA: MIT Press, 2009.

Preuss, Todd M. "Evolutionary Specializations of Primate Brain Systems." In *Primate Origins and Adaptations*, edited by M. J. Ravoso and M. Dagosto, 625-75. New York: Kluwer Academic /Plenum Press, 2007.

Preuss, Todd M. "Primate Brain Evolution in Phylogenetic Context." In *Evolution of Nervous Systems : A Comprehensive Reference*, vol. 4, edited by Jon H. Kaas and Todd M. Preuss, 1-34. Amsterdam: Academic Press, 2007.

Quartz, Steven, and Terrence J. Sejnowski. *Liars, Lovers, and Heroes : What the New Brain Science Reveals about How We Become Who We Are*. New York: William Morrow, 2002.

Raine, A. , S. S. Ishikawa, E. Arce, T. Lencz, K. H. Knuth, S. Bihrle, L. La Casse, and P. Colletti. "Hippocampal Structural Asymmetry in Unsuccessful Psychopaths. " *Biological Psychiatry* 552 (2004):185-91.

Rawls, John. *A Theory of Justice*. Oxford:Clarendon Press, 1972.

Raymaekers, Ruth, Jan Roelf Wiersema, and Herbert Roeyers. "EEG Study of the Mirror Neuron System in Children with High Functioning Autism. "*Brain Research* 1304 (2009):113-21.

Remnick, David. *Lenin's Tomb: The Last Days of the Soviet Empire*. New York:Random House, 1993.

Richardson, Robert C. *Evolutionary Psychology as Maladapted Psychology*. Cambridge, MA:MIT Press, 2007.

Richerson, Peter J. , and Robert Boyd. *Not by Genes Alone: How Culture Transformed Human Evolution*. Chicago:University of Chicago Press, 2005.

Richerson, Peter J. , Robert Boyd, and Joseph Henrich. "Gene-Culture Coevolutionin the Age of Genomics. " *Proceedings of the National Academy of Sciences*107, Supplement 2(2010): 8985-92.

Ridley, Matt. *The Rational Optimist*. New York: Harper Collins, 2010.

Rizzolatti, Giacomo, and Laila Craighero. "The Mirror-Neuron System. " *Annual Review of Neuroscience* 27, no. 1(2004): 169-92.

Rizzolatti, Giacomo, and Maddalena Fabbri-Destro. "Mirror Neurons: From Discovery to Autism. "*Experimental Brain Research* 200, no. 3(2010): 223-37.

Robbins, T. W. , and A. F. T. Arnsten. "The Neuropsychopharmacology of Fronto-Executive Function:Monoaminergic Modulation. "*Annual Review of Neuroscience* 32, no. 1 (2009):267-87.

Roberts, A. C. , Trevor W. Robbins, and Lawrence Weiskrantz. *The Prefrontal Cortex: Executive and Cognitive Functions*. New York:Oxford University Press, 1998.

Rockenbach, Bettina, and Manfred Milinski. "The Efficient Interaction of Indirect Reciprocity and Costly Punishment." *Nature* 444, no. 7120 (2006):718-23.

Rodrigues, Sarina M., Laura R. Saslow, Natalia Garcia, Oliver P. John, and Dacher Keltner. "Oxytocin Receptor Genetic Variation Relates to Empathy and Stress Reactivity in Humans." *Proceedings of the National Academy of Sciences* 106, no. 50 (2009):21437-41.

Roser, Matthew, and Michael S. Gazzaniga. "Automatic Brains—Interpretive Minds." *Current Directions in Psychological Science* 13, no. 2 (2004): 56-59.

Roskies, Adina. "Neuroimaging and Inferential Distance." *Neuroethics* 1, no. 1 (2008):19-30.

Rue, Loyal D. *Religion Is Not about God : How Spiritual Traditions Nurture Our Biological Nature and What to Expect When They Fail*. New Brunswick, NJ : Rutgers University Press, 2005.

Sapolsky, Robert M. *A Primate's Memoir*. New York : Scribner, 2001.

Saxe, Rebecca. "The Neural Evidence for Simulation Is Weaker Than I Think You Think It Is." *Philosophical Studies* 144, no. 3 (2009): 447-56.

Scanlon, Thomas. *The Difficulty of Tolerance : Essays in Political Philosophy*. New York : Cambridge University Press, 2003.

Schaler, Jeffrey A., ed. *Peter Singer under Fire : The Moral Iconoclast Faces His Critics*. Chicago : Open Court, 2009.

Seed, Amanda M., Nicola S. Clayton, and Nathan J. Emery. "Postconflict Third-Party Affiliation in Rooks, *Corvus frugilegus*." *Current Biology* 17, no. 2 (2007):152-58.

Seitz, Aaron R., Athanassios Protopapas, Yoshiaki Tsushima, Eleni L. Vlahou, Simone Gori, Stephen Grossberg, and Takeo Watanabe. "Unattended Exposure to Components of Speech Sounds Yields Same Benefits as

Explicit Auditory Training. " *Cognition* 115, no. 3 (2010):435-43.

Sha, Ky. "A Mechanistic View of Genomic Imprinting. " *Annual Review of Genomics and Human Genetics* 9, no. 1 (2008):197-216.

Shumyatsky, Gleb P. , Evgeny Tsvetkov, Gaël Malleret, Svetlana Vronskaya, Michael Hatton, Lori Hampton, James F. Battey, Catherine Dulac, Eric R. Kandel, and Vadim Y. Bolshakov. "Identification of a Signaling Network in Lateral Nucleus of Amygdala Important for Inhibiting Memory Specifically Related to Learned Fear. " *Cell* 111, no. 6 (2002):905-18.

Siever, Larry J. "Neurobiology of Aggression and Violence. " *American Journal of Psychiatry* 165, no. 4(2008):429-42.

Singer, Peter. *Animal Liberation: A New Ethics for Our Treatment of Animals*. New York: Random House, 1975.

Singer, Peter. *Practical Ethics*. New York: Cambridge University Press, 1979.

Edward, Slingerland, "Toward an Empirically Responsible Ethics: Cognitive Science, Virtue Ethics and Effortless Attention in Early Chinese Thought. " In *Effortless Attention: A New Perspective in the Cognitive Science of Attention and Action*, edited by. Brian Bruya, 247-86. Cambridge, MA: MIT Press, 2010.

Solomon, Robert C. *Introducing Philosophy: A Text with Integrated Readings*. 9th ed. New York: Oxford University Press, 2008.

Sommer, Marc A. , and Robert H. Wurtz. "Brain Circuits for the Internal Monitoring of Movements. " *Annual Review of Neuroscience* 31, no. 1 (2008):317-38.

Sosis, R. , and C. Alcorta. "Signaling, Solidarity, and the Sacred: The Evolution of Religious Behavior. " *Evolutionary Anthropology: Issues, News, and Reviews* 12, no. 6 (2003):264-74.

Souter, David. "Commencement Address to Harvard University. " http://news. harvard. edu/gazette/story/2010/05/text-of-justice-david-souters-speech/,

Spring 2010.

Spunt, Robert P. , Ajay B. Satpute, and Matthew D. Lieberman. "Identifying the What, Why, and How of an Observed Action: An fMRI Study of Mentalizing and Mechanizing During Action Observation. " *Journal of Cognitive Neuroscience* (2010):1-12.

Stout, Martha. *The Sociopath Next Door: The Ruthless Versus the Rest of Us*. New York: Broadway Books, 2005.

Striedter, Georg F. "Précis of *Principles of Brain Evolution. " Behavioral and Brain Sciences* 29, no. 1 (2006):1-12.

Suhler, Christopher L. , and Patricia S. Churchland. "Can Innate, Modular 'Foundations' Explain Morality? Challenges for Haidt's Moral Foundations Theory. " J*ournal of Cognitive Neuroscience* (forthcoming).

Suhler, Christopher L. , and Patricia S. Churchland. "Control: Conscious and Otherwise. " *Trends in Cognitive Sciences* 13, no. 8(2009):341-47.

Suhler, Christopher L. , and Patricia S. Churchland. "The Neurobiological Basis of Morality. "In *The Oxford Handbook of Neuroethics* , edited by Judy Illes and Barbara J. Sahakian, Oxford: Oxford University Press.

Talmi, Deborah, Peter Dayan, Stefan J. Kiebel, Chris D. Frith, and Raymond J. Dolan. "How Humans Integrate the Prospects of Pain and Reward During Choice. " *Journal of Neuroscience* 29, no. 46 (2009):14617-26.

Tansey, Katherine E. , Keeley J. Brookes, Matthew J. Hill, Lynne E. Cochrane, Michael Gill, David Skuse, Catarina Correia, Astrid Vicente, Lindsey Kent, Louise Gallagher, and Richard J. L. Anney. "Oxytocin Receptor (Oxtr) Does Not Play a Major Role in the Aetiology of Autism: Genetic and Molecular Studies. " *Neuroscience Letters* 474, no. 3 (2010):163-67.

Taylor, S. E. , L. C. Klein, B. P. Lewis, T. L. Gruenewald, R. A. Gurung, and J. A. Updegraff. "Biobehavioral Responses to Stress in Females: Tend-and-Befriend, Not Fight-or-Flight. " *Psychological Review* 107, no. 3

(2000):411-29.

Tennie, Claudio, Josep Call, and Michael Tomasello. "Ratcheting up the Ratchet: On the Evolution of Cumulative Culture." *Philosophical Transactions of the Royal Society B:Biological Sciences* 364, no. 1528 (2009):2405-15.

Thagard, Paul, and Karsten Verbeurgt. "Coherence as Constraint Satisfaction." *Cognitive Science* 22, no. 1:1-24.

Thompson, R. R. , K. George, J. C. Walton, S. P. Orr, and J. Benson. "Sex-Specific Influences of Vasopressin on Human Social Communication." *Proceedings of the National Academy of Sciences* 103, no. 20 (2006): 7889-94.

Thompson, William Forde. *Music, Thought, and Feeling : Understanding the Psychology of Music*. New York:Oxford University Press, 2009.

Tomasello , Michael. *The Cultural Origins of Human Cognition*. Cambridge, MA:Harvard University Press, 1999.

Tomasello, Michael, Malinda Carpenter, Josep Call, Tanya Behne, and Henrike Moll. "Understanding and Sharing Intentions: The Origins of Cultural Cognition." *Behavioral and Brain Sciences* 28, no. 5 (2005): 675-91.

Tooby, John, and Leda Cosmides, "The Psychological Foundations of Culture." In *The Adapted Mind : Evolutionary Psychology and the Generation of Culture* , edited by J. Barkow, L. Cosmides, and J. Tooby, New York: Oxford University Press, 1992.

Tost, Heike, Bhaskar Kolachana, Shabnam Hakimi, Herve Lemaitre, Beth A. Verchinski, Venkata S. Mattay, Daniel R. Weinberger, and Andreas Meyer-Lindenberg. "A Common Allele in the Oxytocin Receptor Gene (OXTR) Impacts Prosocial Temperament and Human Hypothalamic-Limbic Structure and Function." *Proceedings of the National Academy of Sciences* 107, no. 31 (2010):13936-41.

Trivers, Robert L. "The Evolution of Reciprocal Altruism." *Quarterly Review of Biology* 46, no. 1 (1971):35.

Tucker, Don M., Phan Luu, and Douglas Derryberry. "Love Hurts: The Evolution of Empathic Concern through the Encephalization of Nociceptive Capacity." *Development and Psychopathology* 17, no. 3 (2005): 699-713.

Turella, Luca, Andrea C. Pierno, Federico Tubaldi, and Umberto Castiello. "Mirror Neurons in Humans: Consisting or Confounding Evidence?" *Brain and Language* 108, no. 1 (2009):10-21.

Turner, Leslie M., Adrian R. Young, Holger Rompler, Torsten Schoneberg, Steven M. Phelps, and Hopi E. Hoekstra. "Monogamy Evolves through Multiple Mechanisms: Evidence from Vlar in Deer Mice." *Molecular Biology and Evolution* 27, no. 6 (2010):1269-78.

Uhlmann, Eric L., David A. Pizarro, David Tannenbaum, and Peter H. Ditto. "The Motivated Use of Moral Principles." *Judgment and Decision Making* 4(2009):476-91.

Valenstein, Elliot S. *Great and Desperate Cures: The Rise and Decline of Psychosurgery and Other Radical Treatments for Mental Illness*. New York: Basic Books, 1986.

Vasey, Natalie. "The Breeding System of Wild Red Ruffed Lemurs(*Vareciarubra*): A Preliminary Report." *Primates* 48, no. 1(2007):41-54.

Vigilant, L., M. Stoneking, H. Harpending, K. Hawkes, and A. C. Wilson. "African Populations and the Evolution of Human Mitochondrial DNA." *Science* 253, no. 5027 (1991):1503-7.

Wallace, Edward C. "Put Vendors in Their Place." *New York Times*, April 17, 2010.

Walum, Hasse, Lars Westberg, Susanne Henningsson, Jenae M. Neiderhiser, David Reiss, Wilmar Igl, Jody M. Ganiban, Erica L. Spotts, Nancy L. Pedersen, Elias Eriksson, and Paul Lichtenstein. "Genetic Variation in the Vasopressin Receptor 1a Gene (AVPR1A) Associates with Pair-Bonding Behavior in Humans. " *Proceedings of the National Academy of Sciences* 105, no. 37 (2008):14153-56.

Wang, Zuoxin, Diane Toloczko, Larry J. Young, Kathleen Moody, John D. Newman, and Thomas R. Insel. "Vasopressin in the Forebrain of Common Marmosets (*Callithrix jacchus*): Studies with in Situ Hybridization, Immunocytochemistry and Receptor Autoradiography. " *Brain Research* 768, no. 1-2 (1997):147-56.

West, S. A. , C. El Mouden, and A. Gardner. "16 Common Misconceptions about the Evolution of Cooperation in Humans. " *Evolution and Human Behavior* (in press). http://www. zoo. ox. ac. uk /group /west /pubs. html.

Whiten, Andrew, Victoria Horner, and Frans B. M. de Waal. "Conformity to Cultural Norms of Tool Use in Chimpanzees. " *Nature* 437, no. 7059 (2005):737-40.

Whiten, Andrew, Antoine Spiteri, Victoria Horner, Kristin E. Bonnie, Susan P. Lambeth, Steven J. Schapiro, and Frans B. M. de Waal. "Transmission of Multiple Traditions within and between Chimpanzee Groups. " *Current Biology* 17, no. 12(2007):1038-43.

Wicker, Bruno, Christian Keysers, Jane Plailly, Jean-Pierre Royet, Vittorio Gallese, and Giacomo Rizzolatti. "Both of Us Disgusted in *My* Insula: The Common Neural Basis of Seeing and Feeling Disgust. " *Neuron* 40, no. 3(2003):655-64.

Wild, Barbara, Michael Erb, Michael Eyb, Mathias Bartels, and Wolfgang Grodd. "Why Are Smiles Contagious? An fMRI Study of the Interaction between Perception of Facial Affect and Facial Movements. " *Psychiatry Research* 123, no. 1 (2003):17-36.

Williams, Justin, Andrew Whiten, and Tulika Singh. "A Systematic Review of Action Imitation in Autistic Spectrum Disorder. " *Journal of Autism and Developmental Disorders* 34, no. 3 (2004):285-99.

Williams-Gray, Caroline H., Adam Hampshire, Trevor W. Robbins, Adrian M. Owen, and Roger A. Barker. "Catechol O-Methyltransferase Val 158met Genotype Influences Frontoparietal Activity During Planning in Patients with Parkinson's Disease." *Journal of Neuroscience* 27, no. 18(2007):4832-38.

Wilson, Catherine. "The Biological Basis and Ideational Superstructure of Ethics." *Canadian Journal of Philosophy* 26 (supplement) (2002):211-44.

Winder-Rhodes, S. E., S. R. Chamberlain, M. I. Idris, T. W. Robbins, B. J. Sahakian, and U. Müller. "Effects of Modafinil and Prazosin on Cognitive and Physiological Functions in Healthy Volunteers." *Journal of Psychopharmacology* (in press).

Wood, Bernard A. *Human Evolution: A Very Short Introduction.* Oxford: Oxford University Press, 2005.

Woodward, James. "Interventionist Theories of Causation in Psychological Perspective." In *Causal Learning: Psychology, Philosophy and Computation,* edited by. A. Gopnik and L. Schulz, 19-36. New York: Oxford University Press, 2007.

Woodward, James, and John Allman. "Moral Intuition: Its Neural Substrates and Normative Significance." *Journal of Physiology Paris* 101, no. 4-6 (2007):179-202.

Wrangham, Richard W. "Ecology and Social Relationships—in Two Species of Chimpanzees." In *Ecological Aspects of Social Evolution,* edited by D. Rubenstein and R. Wrangham, 352-78, Princeton, NJ: Princeton University Press, 1986.

Wrangham, Richard W., and Dale Peterson. *Demonic Males: Apes and the Origins of Human Violence.* Boston: Houghton Mifflin, 1996.

Young, Liane, and Rebecca Saxe. "An fMRI Investigation of Spontaneous

Mental State Inference for Moral Judgment. " *Journal of Cognitive Neuroscience* 21, no. 7 (2008):1396-405.

Zak, P. J. , A. A. Stanton, and S. Ahmadi. "Oxytocin Increases Generosity in Humans. " *PLoS ONE* 2, no. 11 (2007):e1128.

Zald, David H. , and Scott L. Rauch. *The Orbitofrontal Cortex*. New York: Oxford University Press, 2006.

Zhang, Ming, and Jing-Xia Cai. "Neonatal Tactile Stimulation Enhances Spatial Working Memory, Prefrontal Long-Term Potentiation, and D1 Receptor Activation in Adult Rats. " *Neurobiology of Learning and Memory* 89, no. 4(2008):397-406.

Zimbardo, Philip G. *The Lucifer Effect :Understanding How Good People Turn Evil*. New York: Random House, 2007.

索　引

（条目后的数字为原书页码,即本书边码）

致　谢

　　有许许多多耐心而又智慧的科学家和哲学家帮助我学习他们的知识。我尤其要感谢 Roger Bingham，Simon Blackburn，Don Brown，Sue Carter，Bud Craig，Antonio Damasio，Hanna Damasio，Owen Flanagan，A. C. Grayling，Greg Hickok，Sarah Hrdy，Barry Keverne，George Koob，Randy Nesse，Jaak Panksepp，Don Pfaff，V. S. Ramachandran，Matt Ridley，Terry Sejnowski，Michael Stack，Ajit Varki 以及 Piotr Winkielman。美国空军中校 Bill Casebeer（那时他还在加利福尼亚大学圣地亚哥分校学习）让我确信，反对对道德根源做出科学解释的那些常见论点都是有缺陷的，而亚里士多德和休谟都是道德哲学家，对他们而言，道德的神经生物学会是完全可以理解的。Ralph Greenspan 和我共同教授一门神经生物学和道德的研究生课程，它给我带来很大的乐趣和启发，而 Ralph 在明确本书观点的过程中起到了重要作用。此外，我特别想感谢加利福尼亚大学圣地亚哥分校的研究生 Chris Suhler，他为完成本书提供了许多观点和想法，并贡献了超出他年龄的才智、文采以及良好的判断力。特别感谢埃德温·麦卡米斯的慷慨支持以及其以律师的眼光在阅读原稿时表现出的对清晰性和一致性的要求。同时也感谢哲学家、艺术家和一丝不苟的批评家 Sue Fellows。Mark Churchland 和 Anne Churchland 都对本书做出了评论，他们帮助我避免各种愚蠢的错误，并为道德的神经生物学注入了新的思考方法。在将近 45 年的时间里，Paul Churchland 和我共同完成了每一个思考；我根本就分不清某个观点是他的还是我的，而我们认为这并不重要。特别感谢普林斯顿大学出版社的高级编辑 Rob Tempio、文字编辑 Jodi Bede，他们殚精竭虑，帮助我准备书稿，感谢 Debbie Tegarden 鞭策我推进工作。

图书在版编目（CIP）数据

　　信任脑：来自神经科学的道德认识 ／（美）帕特里
夏·S. 丘奇兰德(Patricia S. Churchland)著；袁鋆，
安晖译. —杭州：浙江大学出版社，2018.8
　　书名原文：Braintrust：What Neuroscience Tells
Us about Morality
　　ISBN 978-7-308-17788-7

　　Ⅰ.①信… Ⅱ.①帕… ②袁… ③安… Ⅲ.①神经科
学—医学哲学 Ⅳ.①R74-02

　　中国版本图书馆 CIP 数据核字(2017)第 329621 号

浙江省版权局著作权合同登记图字：11-2016-128 号

信任脑：来自神经科学的道德认识

[美]帕特里夏·S. 丘奇兰德　著

袁　鋆　安　晖 译　李恒熙　校

责任编辑	吴伟伟（weiweiwu@zju. edu. cn）
责任校对	梁　容　仲亚萍
封面设计	卓义云天
出版发行	浙江大学出版社
	（杭州市天目山路 148 号　邮政编码 310007）
	（网址：http：//www. zjupress. com）
排　　版	杭州中大图文设计有限公司
印　　刷	浙江印刷集团有限公司
开　　本	710mm×1000mm　1/16
印　　张	18.75
字　　数	307 千
版 印 次	2018 年 8 月第 1 版　2018 年 8 月第 1 次印刷
书　　号	ISBN 978-7-308-17788-7
定　　价	68.00 元